摂食嚥下障害の栄養食事指導マニュアル

嚥下調整食　学会分類2013に基づくコード別解説

藤谷順子
小城明子　編集

医歯薬出版株式会社

This book was originally published in Japanese
under the title of :

SESSHOKU ENGE SHOUGAI NO EIYOU SHOKUJI SHIDOU MANYUARU
(Nutrition Counseling For Dysphagia Patients)

Editors :

FUJITANI, Junko
Director, Department of Physical Medicine and Rehabilitation,
Center Hospital of the National Center for Global Health and Medicine
KOJO, Akiko
Professor, Division of Medical Nutrition,
Faculty of Healthcare, Tokyo Healthcare University

ISHIYAKU PUBLISHERS, INC.
7-10, Honkomagome 1 chome, Bunkyo-ku,
Tokyo 113-8612, Japan

●本書は「臨床栄養別冊　JCN セレクト 12　摂食嚥下障害の栄養食事指導マニュアル——嚥下調整食 学会分類 2013 に基づくコード別解説」(2016 年 10 月発行) に，発行時から変更があった箇所を中心に加筆・修正するとともに「臨床栄養」135 巻 2 号掲載記事を加え，書籍として再刊したものです.

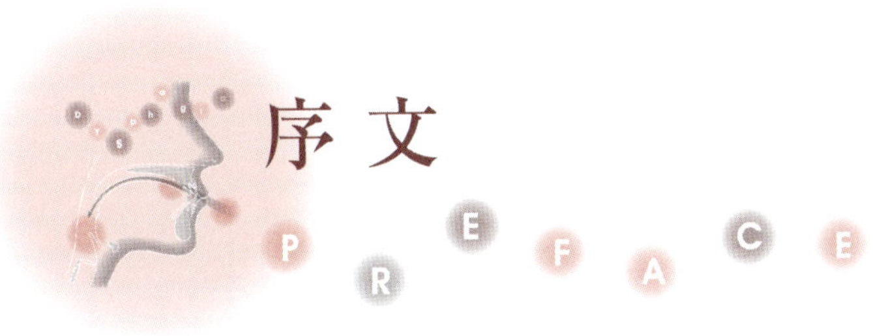

序文

PREFACE

このたび，雑誌『臨床栄養』の別冊として発刊された本書が，書籍化される運びとなり，たいへんうれしく思っています．

摂食嚥下障害の栄養食事指導の知識は，管理栄養士さんである読者にとって，下記のようなときに役に立ちます．

- 摂食嚥下障害でお食事に制限のある方の在宅療養（準備）の強力な支援
- 摂食嚥下障害が軽症，あるいは自覚しておられない方の，悪化予防・低栄養予防
- ほかの疾患や病態での栄養食事指導の場合であっても，嚥下障害が併存している場合
- 管理栄養士さんが，個別指導以外の，市民啓発活動をする場合
- 入所・入院中で嚥下調整食を提供する際の知識，利用者からの要望に応える際の参考に

また，管理栄養士さん以外の，嚥下障害の方に接する可能性のあるすべての職種の人にとっても，本書の内容は役に立ちます．

本書は，25名以上の，第一線のベテラン管理栄養士さんの知識と知恵を集めたものです．編集作業で読ませていただいているときから，すぐに使える内容が豊富で，臨床に直結して役に立ちました．

摂食嚥下障害の栄養食事指導は，単に食形態の指導に留まらず，その食形態を実際にどうやっておいしく実現するかの，相手に合わせた内容，そして，栄養面での指導，QOL面での配慮，さまざまな要素を含みます．そのどれをとっても奥が深く，そして適切な指導は，患者さんの医療的な安全と回復に寄与し，ご本人ご家族の生活を支え，喜びを届けることになる，とても重要なお手伝いです．食事は個別性の高い生活習慣であり，個々に合わせた指導がたいへん重要であるため，知識や表現の引き出しは多いにこしたことはありません．

ぜひ，日本中の多くの管理栄養士さんに，この書籍を利用してよりよい栄養食事指導を行い，摂食嚥下障害の患者さんと家族の支援をしていただきたいと思います．

2019年9月　**藤谷順子**

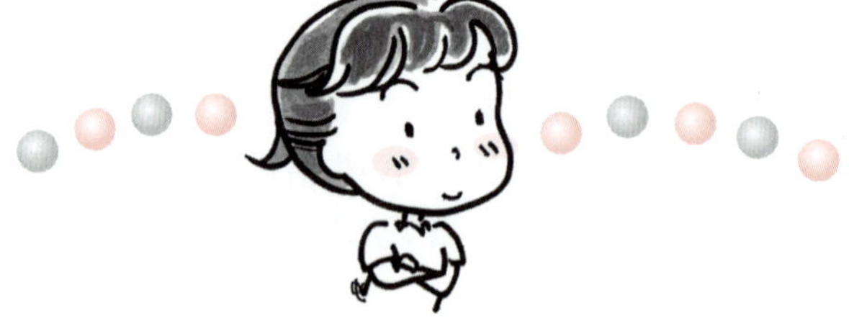

編 集

藤谷順子 Fujitani, Junko
国立国際医療研究センター病院リハビリテーション科

小城明子 Kojo, Akiko
東京医療保健大学医療保健学部医療栄養学科

執 筆（五十音順）

井戸由美子 Ido, Yumiko
梅花女子大学食文化学部管理栄養学科

宇野 薫 Uno, Kaoru
消費者庁食品表示企画課保健表示室

江頭文江 Egashira, Fumie
地域栄養ケアPEACH 厚木

海老原 覚 Ebihara, Satoru
東邦大学医療センター大森病院リハビリテーション科

大塚純子 Otsuka, Junko
聖隷横浜病院栄養課

大森まいこ Omori, Maiko
慶應義塾大学医学部リハビリテーション医学教室

小川滋彦 Ogawa, Shigehiko
小川医院

尾関麻衣子 Ozeki, Maiko
日本歯科大学口腔リハビリテーション多摩クリニック

栢下 淳 Kayashita, Jun
県立広島大学人間文化学部健康科学科

河野公子 Kawano, Kimiko
千葉県立保健医療大学健康科学部栄養学科

川村順子 Kawamura, Junko
オフィスJ-kawamura

菊谷 武 Kikutani, Takeshi
日本歯科大学附属病院口腔リハビリテーション科／
日本歯科大学口腔リハビリテーション多摩クリニック

桐谷裕美子 Kiriya, Yumiko
初台リハビリテーション病院栄養部

工藤美香 Kudou, Mika
駒沢女子大学人間健康学部健康栄養学科

栗原明子 Kurihara, Akiko
株式会社ケアサービス事業統括本部第1事業部配食サービス課

小澤惠子 Kozawa, Keiko
元・滋賀県立大学人間文化学部生活栄養学科

小城明子 Kojo, Akiko 編集に同じ

下田 静 Shimoda, Shizuka
熱海ちとせ病院栄養科

下田正人 Shimoda, Masahito
東邦大学医療センター大森病院栄養部

高橋賢晃 Takahashi, Noriaki
日本歯科大学附属病院口腔リハビリテーション科

田中弥生 Tanaka, Yayoi
関東学院大学栄養学部管理栄養学科

手塚波子 Tezuka, Namiko
元・小川医院栄養ケアセンター

徳永佐枝子 Tokunaga, Saeko
東海学園大学健康栄養学部管理栄養学科

中村芽以子 Nakamura, Meiko
東邦大学医療センター大森病院栄養部

西村一弘 Nishimura, Kazuhiro
駒沢女子大学人間健康学部健康栄養学科／緑風荘病院

波多野 桃 Hatano, Momo
在宅総合ケアセンター成城

原 純也 Hara, Junya
武蔵野赤十字病院栄養課

東野昭浩 Higashino, Akihiro
農林水産省食料産業局食品製造課

藤井文子 Fujii, Fumiko
広島修道大学健康科学部健康栄養学科

古田 雅 Furuta, Masashi
東邦大学医療センター大森病院栄養部

房 晴美 Bou, Harumi
羽衣国際大学人間生活学部

前田佳予子 Maeda, Kayoko
武庫川女子大学生活環境学部食物栄養学科

増田邦子 Masuda, Kuniko
特別養護老人ホームしゃんぐりら

松野さおり Matsuno, Saori
武蔵野赤十字病院栄養課

水島美保 Mizushima, Miho
在宅栄養管理ステーションもぐもぐ大阪

安田淑子 Yasuda, Yoshiko
beside びさいど

安原みずほ Yasuhara, Mizuho
松江赤十字病院医療技術部栄養課

米山久美子 Yoneyama, Kumiko
認定栄養ケア・ステーションeatcoco／
医療法人社団白木会地域栄養サポート自由が丘

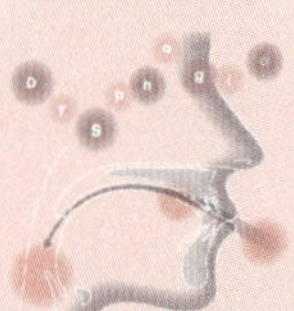

摂食嚥下障害の栄養食事指導マニュアル 嚥下調整食 学会分類2013に基づくコード別解説

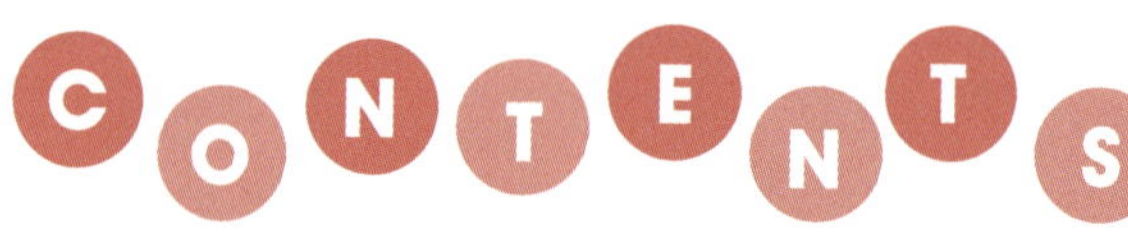

CONTENTS

CONTENTS

CONTENTS

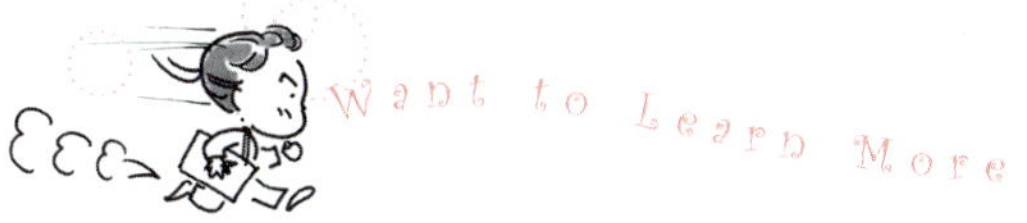

表紙・本文デザイン M's 杉山光章 表紙・本文イラスト インディゆたか

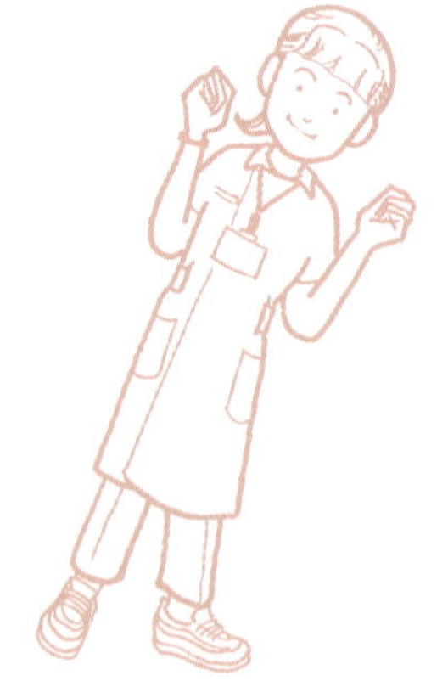
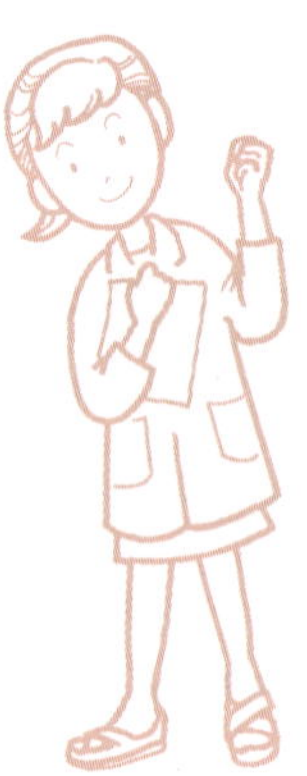

●本書に記載されている内容，および商品情報は 2019 年 7 月時点のものです．

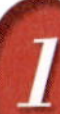

栄養食事指導の進め方 ―情報収集のポイント

はじめに

平成28年度の診療報酬改定で，外来・入院・在宅訪問栄養食事指導料の対象者に，新たに「摂食嚥下機能低下者」が加わった．ここで，私たち管理栄養士は，入院，外来，在宅のすべての場面で，摂食嚥下障害者と出会うことになる．摂食嚥下障害者への栄養食事指導では，患者や家族はどのような情報を求めているのだろうか．

通常の栄養食事指導であれば，疾病に対応して，何をどのくらい食べたらよいか，という栄養摂取量や組み合わせなどが中心になる．しかし，摂食嚥下障害は，低栄養（参照→P139）などの栄養障害への対応に加え，噛みやすく，飲み込みやすくするための食形態の工夫が必要となる．摂食嚥下障害者への栄養食事指導では，必要な栄養摂取ということと同時に，安全でおいしく食べてもらうための食事作りの工夫という視点が必要になる．

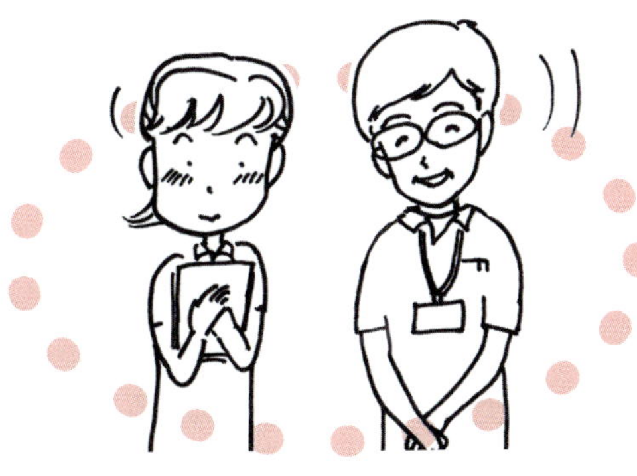

すなわち，私たちが行う食支援は，**①栄養状態の適正化と②食形態の適正化**であり，栄養食事指導では，この2点について，患者や家族が十分理解して実行できるために，何をどのくらい食べたらよいのか，またはどのように調理工夫したらよいのか，さらにはどのように食べさせたらよいのか，などについて，わかりやすく伝えていかなければならない．

表1に入院，外来，在宅場面での情報収集と栄養食事指導の特徴をあげた．

入院栄養食事指導

入院時の栄養食事指導では，退院後の生活を見据え，主病名をはじめ，入院歴とその経過をおさえながら，現状の栄養管理や食形態の状況などを伝えていく．入院中は毎日の栄養管理・給食提供として実践しているため，**病院に足を運んでいる介護者**であれば，実際に出てくる食事を見て，その摂取量や食形態もイメージしやすい．このような場合には，病院食を例に出しながら，資料を用い，説明することができる．また**目の前でお茶にとろみを付ける**など，食事場面で具体的に示し，実際に介護者にやってもらうこともできる．姿勢調整や食事介助法など，

表1　入院・外来・在宅場面での情報収集と栄養食事指導の特徴

	入院	外来	在宅
場所	居室，栄養指導室など	栄養指導室	居宅
病歴・経過の把握	毎日カルテより把握	通院時にカルテより把握	事前にカルテより把握 訪問時に連携ノートなどから把握
身体測定などによる栄養状態の把握	入院中の検査データ，身体測定などタイムリーに把握	検査データは個々により不定期に把握，外来栄養指導室での身体測定や通所サービスなどでの情報	検査データは個々により不定期に把握，自宅での身体測定や通所サービスからの情報
食事摂取に関する情報	入院中の摂取量・食形態の把握	聞き取りや記録で把握，写真や動画なども利用	訪問により把握，記録ノートや実際の食事場面
調理担当者への直接指導	調理担当者に病院に出向いてもらう 食事時間やそれ以外の時間での指導	調理担当者に外来に同席してもらう 写真やイラストなど具体的な調理工夫の仕方が見える資料が必要 指導場所の工夫で，目の前でとろみを付けるなどの実演	家族やヘルパーなどの介護者に実演が可能 自宅にある調理器具を利用できる
自宅の様子	把握しづらい 情報が変わる場合がある	聞き取りで把握する	訪問により把握する
メリット	経過を毎日把握できる 病院の食事が目安になる 食環境の調整，食事介助法など多職種で包括的に指導ができる	カルテより経過などを把握できる 通院時に気軽に食事の相談ができる	自宅に入ることで，食事以外の生活も見える 食事時間に訪問すれば，食環境，食事内容などが把握できる
デメリット	自宅での様子が把握しにくい 退院直前と実際に退院してからとでは，キーパーソンが変わる可能性がある	入院でも自宅訪問でもないため，自宅での様子が把握しにくい 実際の食事記録や写真など，把握のための工夫が必要	事前の情報収集が必要 単独訪問であり，多職種が集まりにくい

他職種からの指導を加えながら，包括的な食支援につなげることもできる．

退院日が迫れば，**表2**のような退院に向けての受け入れの準備を進めるために情報提供したり，他院や施設への転院となれば，転院先の管理栄養士と情報交換しながら，その経過を伝えたりしていく．自宅への退院（参照→P194）であれば，ケアマネジャーを中心に退院後の支援体制や介護環境を把握し，退院後も同様な支援を受けることができるように調整が必要である．

表2　退院に向けて

- とろみ調整食品やゲル化剤などの準備
- 市販の介護食品の準備
- 栄養補助食品の準備
- 調理器具の準備（ミキサーやドレッシング用泡立て器）
- どれだけ食べたらよいかの目安の理解
- どんな食形態が適しているかの理解
- どんな環境調整が必要か

外来栄養食事指導

外来での場面では，入院歴の有無により摂食嚥下障害の状態も異なり，軽度者から重度者までそのレベルは多岐にわたる．一般外来で特に摂食機能には問題がなかった方が，何かの要因で咀嚼や嚥下に問題が生じ，主治医に相談してつながってくるケースでは，比較的家族と同じ食事を食べていて，「食事に時間がかかる」，「むせやすくなった」などの症状を訴えていることが少なくない．この場合は，適切な食材の選択と調理の工夫，とろみ調整食品の紹介と使い方（参照→P75）などが求められる．一方で，脳卒中や誤嚥性肺炎などの患者に対する退院後の外来栄養食事指導では，ミキサーを使った食形態の調理指導や低栄養予防のための栄養摂取についてなど，より専門的な情報を伝えていかなければならない．

外来では，入院中とは異なり，実際に食べるところを見る機会は少なく，実際の食事摂取量や食形態を十分には把握しにくく，そのため**自宅での食事の様子を写真や動画に撮ってきてもらう**などの工夫は必要である．また，入院中に聞いていたキーパーソンと退院後のキーパーソンが変わっている可能性もある．したがって，改めて主な調理担当者は誰か，食事介助は誰が担っているかなどの把握も必要である．最初にある程度の情報収集をしたうえで，初めて効果的に情報を伝えることができる．

在宅訪問栄養食事指導

在宅での訪問栄養食事指導は，実際に自宅を訪問するため，**食事時間に訪問**すれば，患者の食事摂取量や食形態は一目瞭然である．介護者や支援している介護職などに対し，実際の台所などでの調理実演もできるほか，食事場面で姿勢や食べ方（食べさせ方）などの食環境についても同時に指導できる．病院や施設での食事指導がなされていても，自宅での環境が少し異なるだけで，食事環境にさらに工夫が必要になってくる場合も多く，そうした微調整も気軽に行える．

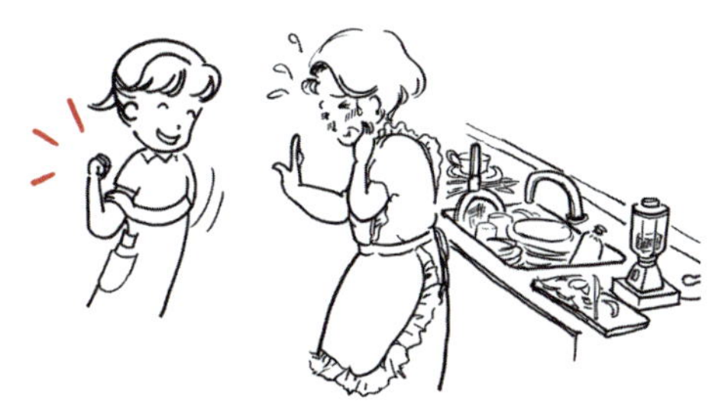

一方で，実際の介護環境を目にすることで，介護者が「やってあげたいと思っていること」と「できること」は異なるということも目の当たりにする．たとえ，**「できないこと」，「できていないこと」**があったとしても，これを「やらない」と評価するのではなく，少しハードルを下げて，視点を変えて介入方法を探る．基本的には単独訪問ではあるが，管理栄養士以外にどのようなサービスを利用しているのかを知ることで，病状の進行や皮膚や排泄の状況，リハビリテーション，口腔機能など，他の専門職種と情報交換ができる．食支援の視点で多職種と同時にケアを進めることができるとより効果的である．誤嚥性肺炎や脳卒中の再発などによる再入院を予防し，穏やかな在宅生活を送るために，必要に応じて介護食品や栄養補助食品の利用もできる．

栄養食事指導における情報収集の実際

摂食嚥下障害に関する栄養食事指導では，「〇〇は食べてはいけない」などのマイナスの指導ではなく，「〇〇なら，こうすれば食べられる」などと**プラスの思考になるような栄養食事指導**をしたい．栄養食事指導内容，栄養ケアプランは，実行できるプランであるべきであり，**「指導」という言葉を使ってはいるが，実際には「食支援」**である．そして，食支援は生活支援であり，病態や障害ばかりをみて，生活をみていないと，その指導は机上の空論となる．それを避ける方法は，栄養食事指導前，栄養食事指導中にいかに情報収集できるか，ということに尽きる．

入院，外来，在宅のどの場面の栄養食事指導であっても，カルテの記載や連絡ノートなど

表 3　摂食嚥下障害になりうる疾患

	口腔・咽頭	食道
機能的障害	・脳血管障害，頭部外傷，脳腫瘍 ・脳膿瘍，脳炎，髄膜炎 ・錐体外路疾患（パーキンソン病，進行性核上性麻痺） ・脊髄小脳変性症 ・運動ニューロン疾患（ALS，進行性球脊髄性筋萎縮症） ・多発性硬化症 ・末梢神経疾患（ギラン・バレー症候群，糖尿病性末梢神経炎など） ・筋疾患（筋ジストロフィー，多発性筋炎など） ・神経筋接合部の異常（重症筋無力症） ・加齢に伴う変化	・食道アカラシア ・筋炎 ・強皮症，SLE ・胃食道逆流
器質的障害	・舌炎，口内炎，歯槽膿漏 ・扁桃炎，扁桃周囲膿瘍 ・咽頭炎，喉頭炎 ・頭頸部腫瘍（口腔・舌癌，上顎癌，咽頭癌） ・外からの圧迫（甲状腺，腫瘍，頸椎症など）	・食道炎，潰瘍 ・食道の蛇行，変形，狭窄 ・腫瘍 ・食道裂孔ヘルニア ・外からの圧迫（頸椎症，腫瘍など）
その他	・加齢 ・心因性疾患（摂食障害，神経性食欲不振症） ・咽頭異常感症（心気神経症） ・嚥下困難（ヒステリー，うつ病） ・嘔気，嘔吐，胸やけ（心身症：ストレス性胃潰瘍，神経性胃炎）	

で多職種の評価や介入の経過などについて事前に情報収集しておきたい．対面時にはその情報を確認しつつ，さらに理解力など詳細について聴取する．ここで情報収集するものは，病態，摂食嚥下機能のレベルとその要因，栄養状態などの，本人の情報と，食環境の調整をする介護力である．初回時とその経過を追うタイミングでは，情報収集の内容も異なる．

では，栄養食事指導のために，どのような情報を得なければならないだろうか．

■原疾患と摂食嚥下障害のグレード

摂食嚥下障害の要因になっているものは何か，対象者の原疾患は何かをおさえておく（**表 3**）．疾患によっては今後改善が見込める場合もあれば，進行していく疾患もある．また，藤島の嚥下障害のグレードなどにより，現在の摂食嚥下障害のグレードを把握し，栄養アセスメント時の材料とする（**表 4**）[1]．特に経口摂取と補助栄養が併用されているときには，栄養不足または栄養過多の傾向に陥りがちであり，注意が必要である．

■摂食条件，環境設定

姿勢の条件，自力摂取，一部介助，全介助，自助具の利用，一口量，ページングなど，摂食条件を把握する．多職種が評価し，資料等を作成している場合もある．

食形態に関しては，嚥下障害のレベルにより，複数の段階がある．日本摂食･嚥下リハビリテーション学会嚥下調整食分類 2013[2] のコード別にみても（参照→P227），どの段階にいるのかにより，

表４　摂食嚥下障害グレード

Ⅰ重症 経口摂取不可	1	嚥下困難または不能，嚥下訓練適応なし
	2	基礎的嚥下訓練のみの適応あり
	3	厳密な摂食訓練レベル
Ⅱ中等症 経口と補助栄養	4	楽しみとしての摂食は可能
	5	一部（1～2食）経口摂取
	6	３食経口摂取プラス補助栄養
Ⅲ軽症 経口のみ	7	嚥下食で，３食とも経口摂取
	8	特別に嚥下しにくい食品を除き，３食経口摂取
	9	常食の経口摂取可能，臨床的観察と指導を要する
Ⅳ正常	10	正常の摂食嚥下能力

（文献１より）

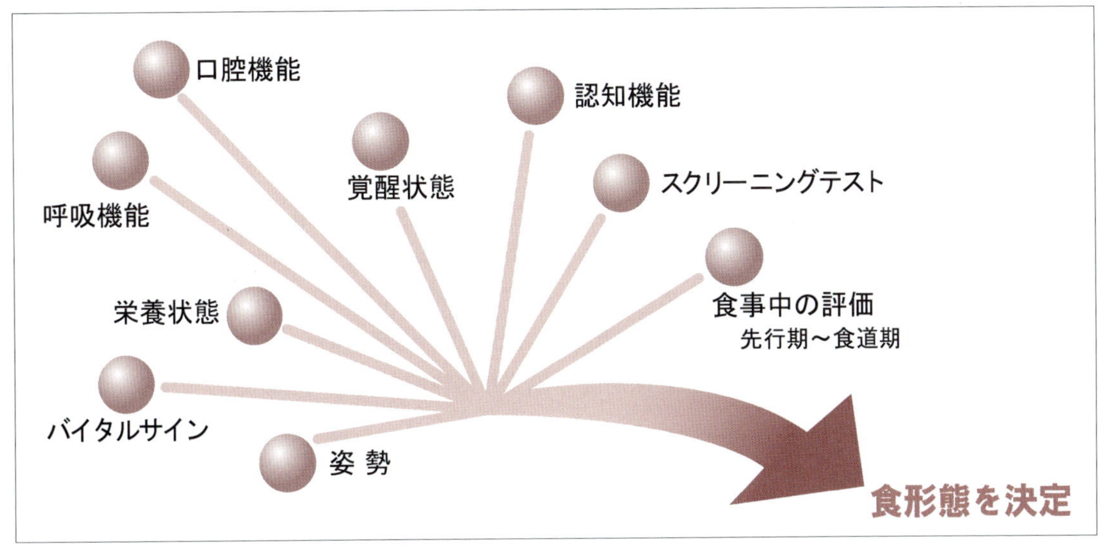

図　食形態決定のためのアセスメント項目

伝えなければいけない情報は異なる．食形態の決定は，口腔機能や覚醒状態，認知機能，咳嗽力，栄養状態など多くの要素により判断される（**図**）．管理栄養士も評価者の立場に立って，適切な食形態について考えることで，食材の選択や調理時の加熱時間など，より細かな指導につなげることができる．

■居住環境と介護力

退院後の生活，または通院していたり訪問診療を受けている現在の自宅での居住環境や，介護力について把握する．車椅子のタイプやベッドの位置，台所の環境，介護している方の生活は個々により異なる．また，食事に関する介護は，材料の調達，調理，配膳，喫食，後片付けと多くの行動とともに成り立つ．すべてを一人の介護者が担う場合もあれば，近くの身内やホームヘルパーなど多くの力を借りて，在宅生活を担っている場合もある．ここでは，**食に関するキーパーソン**は誰かを確実に把握しておき，指導につなげたい．

■本人の食歴，想い

いままで「食」に対して，どんな想いをもってきただろうか．もともとグルメで，食べることが大好きだった，お酒が好きで毎日晩酌をしていた，甘いものには目がなくよく食べていたなど，食べることにこだわりがある人も少なくな

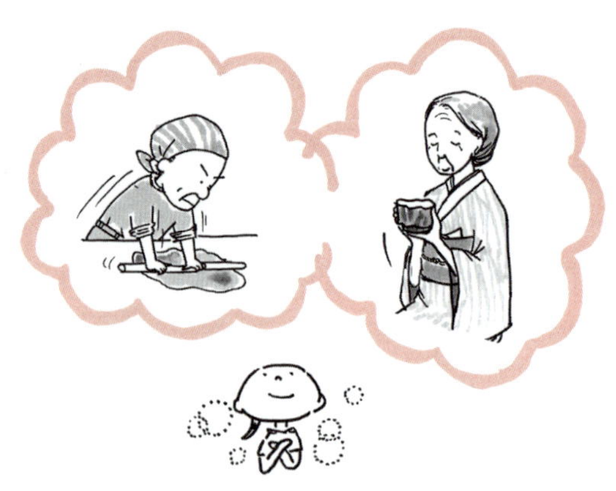

い．もともとはそれほどこだわりがなかったが，摂食嚥下障害になり，食べることの大切さを痛感し，ここにきて食への関心が高くなった，という場合もある．**摂食嚥下障害という病態を通して栄養食事指導をするのではなく，いま何に困っているかなどのニーズを把握し，その人の想いや今後どのようになっていきたいかなど，本人や介護者としっかりと向き合う**栄養食事指導を実践しなければならない．

おわりに

摂食嚥下障害者には，要介護認定を受けている方も少なくなく，その場合はケアマネジャーを中心に，さまざまなサービスを受けている．ここでは，本人や介護者に栄養食事指導を行うだけではなく，それを実践しているヘルパーや訪問看護師，通所サービス事業所のスタッフなど，多くの職種を巻き込み，進めていくことも求められる．そこでは退院調整看護師やソーシャルワーカーなどと連携し，マネジメント能力も必要になる．

また，栄養食事指導では，介護食品や栄養補助食品，スーパーマーケットやドラッグストアで手に入るような商品の紹介，とろみ調整食品やゲル化剤の紹介，ミキサーの使い方など，より具体的な指導内容が求められる．市販の商品を紹介するのは簡単なようだが，その多くはまだまだ通信販売であり，直接手に取って見ることができず，患者・家族は情報に飢えている．同じようなゼリーでも，その物性や栄養価は適切か，離水はないか，とろみ調整食品の添加量はどのくらいが適量か，またゲル化剤も加熱タイプ，非加熱タイプ，酵素入りのタイプとさまざまであり，しっかりと情報を整理したうえで，適切に選択し，紹介していくことができなければならない．

文 献

1）藤島一郎，藤森まり子，北條京子，編著．新版ナースのための摂食・嚥下障害ガイドブック：中央法規出版；2013．p62．

2）日本摂食・嚥下リハビリテーション学会医療検討委員会嚥下調整食特別委員会．日本摂食・嚥下リハビリテーション学会嚥下調整食分類 2013．日摂食嚥下リハ会誌 2013；17：255-67．

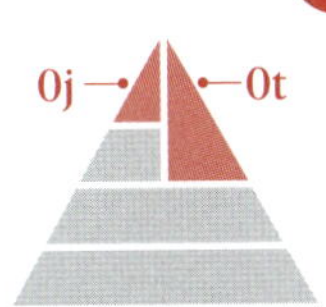

嚥下訓練食品 0j 0t

嚥下訓練食品とは

嚥下訓練食品とは，日本摂食・嚥下リハビリテーション学会嚥下調整食分類2013[1]（以下，学会分類2013. 参照→P227）では，ゼリー状（コード0j），とろみ状（コード0t）が該当する．"j"はjelly（ゼリー）の頭文字，"t"はthickness（とろみ）の頭文字を使用している．学会分類2013には，嚥下訓練食品のほか，嚥下調整食として，ムース状（コード1），均質なペースト食（コード2-1），不均質なペースト食（コード2-2），形がある軟らかい食品（コード3および4）が示されている．**図1**にイメージ図を示す．

嚥下障害の重症度分類としては，どのような形態の食事が摂取できるか，またどのくらいの量を食べられるかで評価する場合が多い．藤島の摂食レベルを**表1**に示す[2]．

嚥下訓練食品は，藤島の摂食レベルLv.3に相当する重度な嚥下障害者で試す食品である．このような患者は誤嚥のリスクが高いため，嚥下訓練食品では誤嚥した際の組織反応や感染を考慮して，たんぱく質含有量の少ないものが望ましいとされている．つまり，嚥下訓練食品は栄養摂取が目的ではなく，嚥下訓練のための食品である．**図1**のイメージ図からも，コード0jは透明度が高く，コード1jのたんぱく質で白

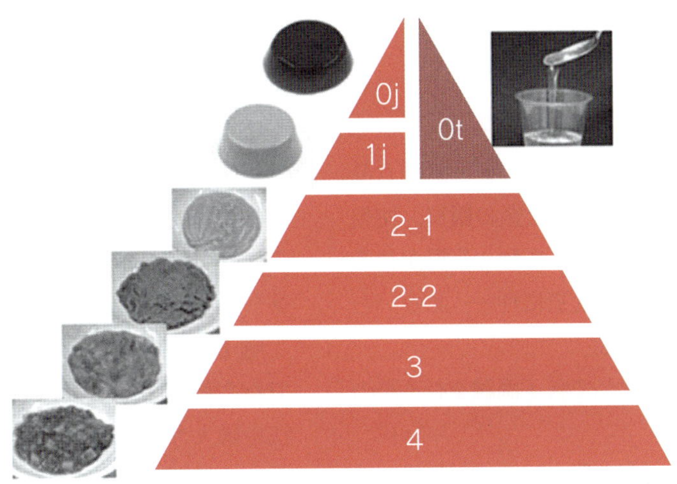

図1　学会分類2013のイメージ図

表1　嚥下障害の重症度分類（藤島の摂食レベル）

経口摂取なし
・Lv.1：嚥下訓練を行っていない
・Lv.2：食物を用いない嚥下訓練を行っている
・Lv.3：ごく少量の食物を用いた嚥下訓練を行っている
経口摂取と代替栄養
・Lv.4：1食分未満の嚥下食を経口摂取しているが代替栄養が主体（楽しみレベル）
・Lv.5：1～2食の嚥下食を経口摂取しているが代替栄養が主体
・Lv.6：3食の嚥下食経口摂取が主体で不足分の代替栄養を行っている
経口摂取のみ
・Lv.7：3食の嚥下食を経口摂取している．代替栄養は行っていない
・Lv.8：特別食べにくいものを除いて3食経口摂取している
・Lv.9：食物の制限はなく，3食を経口摂取している
正常
・Lv.10：摂食・嚥下障害に関する問題なし

（文献2より）

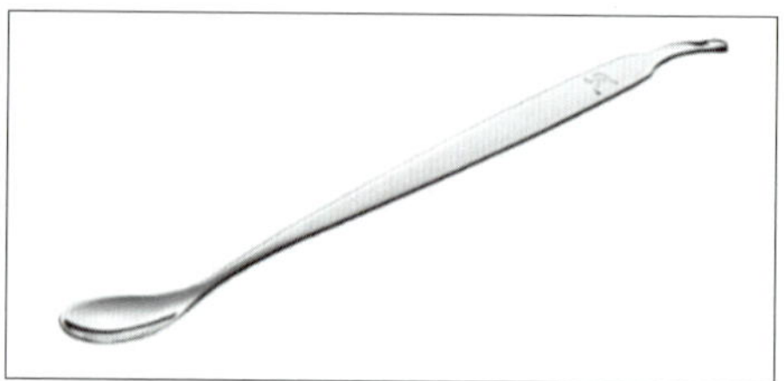

図2　Kスプーン

濁したゼリーとは異なる．このため必要栄養量は，経管など経口以外のルートから確保する必要がある．

嚥下訓練食品での訓練がむずかしいと考えられる患者としては，以下があげられる[3]．

①意識不明瞭．経口摂取開始の基準（刺激しないでも覚醒している状態，自発的に開眼状態）を満たしていない．

②全身状態や呼吸状態が安定していない．

その他，誤嚥性肺炎を繰り返す，頻回に痰の吸引が必要である場合は注意を要する．

嚥下訓練食品の開始にあたって

嚥下訓練食品を開始するには，嚥下訓練食品を用意するとともに，姿勢・状態の観察，使用するスプーンにも留意する．また，舌根が後ろに下がらないと食べ物を食道に押し込めないため，舌の動きを観察する．

以下は，嚥下訓練食品で嚥下訓練を行う際の留意点である[4]．

・口腔内が乾燥している場合には，食前の嚥下体操や口腔ケアを行う．
・口腔内が衛生状態不良の場合には，口腔ケアを行う．
・口から食物や唾液がこぼれる場合には，口唇閉鎖可否の確認や口唇閉鎖の介助を行う．
・なかなか飲み込まない場合には，認知面，咀嚼や舌運動の可否を確認する．
・食事中や食後に濁った声となる場合には，咳払いなどを促し，空嚥下をしてもらう．
・一口当たり何度も嚥下する場合には，一口量の調整をする．
・食事中・食後に頻繁にむせる場合には，嚥下反射の確認，一口量や食事内容の変更，食事環境の調整を行う．
・食事中・食後に痰が増える場合には，痰の喀出の可否を確認する．
・食物やすっぱい液がのどに戻る場合には，逆流性食道炎の可能性があるため，食後2時間のベッドアップを行う．
・就寝中に咳が出る場合にも，ベッドアップを試みる．

また，嚥下訓練食品で訓練を行う場合は，スプーンの形にも注意が必要である．一口量が多くならず口腔内での操作がしやすいスプーンとして，すくう部分が小さく・薄く・平たいスプーン（たとえばKスプーン，**図2**など）を用いる．

嚥下訓練食品の栄養食事指導は，本人だけでなく家族同席のもとで嚥下訓練食品の作成方法や購入方法，訓練を行う前の準備，食べる姿勢，使用するスプーンなどの説明を行うことが必要である．

嚥下訓練食品 0j（病院）

仙田は[5)]，ゼリー食のメリットはそれがすでに食塊になっていることであるとしている．そのため，適応となるのは舌や頬の運動障害などで食塊形成が悪い症例であり，準備期において「咀嚼・押しつぶしの障害」および「食塊形成の障害」のためゼリーが形を保っていたほうがよく，口腔期・咽頭期において「咽頭の送り込み障害」，「咽頭収縮不良」および「喉頭閉鎖不全」のためスライスゼリーが塊のまま通過，咽頭期において「食道入口部の開大が比較的良好」な患者と報告している．

学会分類 2013 の解説[1)]では，
〈コード 0j（嚥下訓練食品 0j）：嚥下訓練食品の位置づけである．均質で，付着性が低く，凝集性が高く，硬さがやわらかく，離水が少ないゼリー．スライス状にすくうことが容易で，スプーンですくった時点で適切な食塊状となっているもの．誤嚥した際の組織反応や感染を考慮して，たんぱく質含有量が少ないものであることが望ましい．〉
と記載されている．

上記の文章で専門的な用語が出てくるので，それぞれ解説する．

均質：その食品のどこの部分でも同じ物性ということである．ゼリーによっては果実が混在しているようなものもあるが，このようなゼリーは嚥下訓練食品には適さない．

付着性：口腔や咽頭でくっ付くことの少ないゼリーが適するという意味である．

凝集性：ばらけやすさを示す指標である．嚥下食ピラミッド[6)]では嚥下訓練食品について 0.2 ～ 0.5 という数値が記載されている．ゼリーを作成するにはゲル化剤が必要であり，嚥下食ピラミッドが考えられた当時（約 20 年前）は，病院で入手できるゲル化剤は，寒天かゼラチンのみであった．寒天は，口腔や咽頭でばらけやすく嚥下機能の低下した患者では誤嚥することが多いため，まとまりのよいゼリーを作成するにはゼラチンのほうが適した．寒天ゼリーの凝集性は 0.15 ～ 0.2 程度，ゼラチンゼリーの凝集性は 0.4 前後であった．このことから学会分類 2013 では凝集性の高いゼリーが望ましいとされたが，これはあくまでもゼリー状食品での比較である．ゼリー以外の食形態では，ペースト食の凝集性は 0.8 ～ 0.9 程度，水は 1.0 と高値を示す．また，現在では口腔内では融解しないがゼラチンと類似の凝集性を示すゲル化剤が上市されているが，小売店では入手困難であり，病院に食材を卸している業者やインターネットなどで扱っている．

硬さ：ゼリーの硬度が硬いか軟らかいかを判断する指標である．学会分類 2013 では「硬さがやわらかく」と記載されているので，硬すぎるゼリーは不適である．

離水：離水が多いゼリーを嚥下障害者が口にした場合，水分が先に咽頭に流入してしまい誤嚥するリスクが高いため，離水の少ないゼリーを奨励している．離水は，ゼリーの表面に水分が出ているもの（表面離水）と，ゼリーを押しつぶしたときに出てくる水分（内部離水）の 2 つに分けられる．表面離水のあるゼリーは，その水分を切って患者に提供する．内部離水は，そのゼリーを固めるゲル化剤そのものが不適であるため，このゲル化剤で作成したゼリーを嚥下障害者に提供できるように工夫することはむずかしい．院内で作成する際には，さまざまなゲル化剤が販売されているが，嚥下訓練食品が作成できるゲル化剤は小売店では入手困難であり，病院に食材を卸している業者やインターネットなどで扱っている．

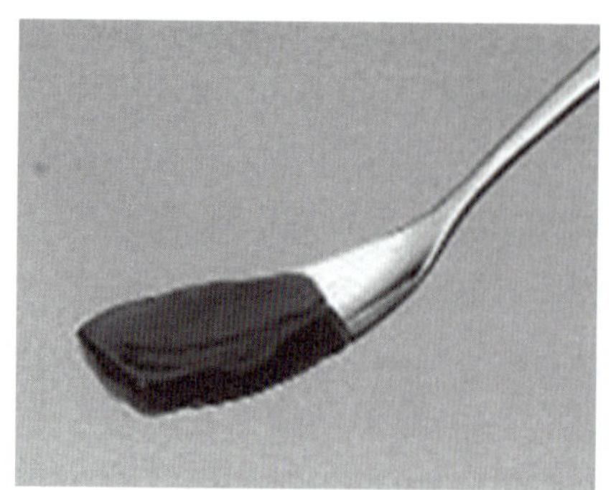

図3　スライス状にすくった状態

スライス状にすくう：嚥下訓練食品で用いるゼリーは患者が丸呑み込みすることを想定している．丸呑み込みで食道入口部を通過させるには，薄いスライス状は山型状に比べ有利である（**図3**）．

スプーンですくった時点で適切な食塊状：スプーンですくったゼリーを丸呑み込みすることを想定しているため，食塊になっている必要がある．つまりスプーンですくって崩れてしまうようなゼリーは不適である．

誤嚥した際の組織反応や感染を考慮して，たんぱく質含有量が少ないものであることが望ましい：嚥下訓練で使用するゼリーのため，誤嚥のリスクを有する．たんぱく質が豊富なゼリーを37℃で保存すると数時間で細菌が繁殖し摂取困難となるが，たんぱく質の入っていない果汁ゼリーやお茶ゼリーは細菌繁殖しにくい．このため，たんぱく質含有量の少ないゼリーが望ましいとされる．院内で作成することも可能であるが物性調整がむずかしいため，嚥下訓練用の市販ゼリーを用いることも多い．嚥下訓練用ゼリーをまとめた書籍も販売されているので参考にできる[7]．

病院では，嚥下訓練食品で訓練を行えるかどうかを判断するためには，嚥下造影検査（VF検査）を行うことも多い．その際には嚥下造影検査食の物性に留意する必要がある．山縣ら は[8]，VF検査に使用するゼリー状食品を特別用途食品えん下困難者用食品許可基準（消費者庁）で評価した場合，約半数の病院のゼリー状検査食は基準に入っていないことを報告している．VF検査で用いる検査食の作成に硫酸バリウムを用いるため，物性に影響を及ぼすことが考えられる．最近ではソフティア Tes Cupのように VF検査食作成キットが販売され，物性が整ったVF検査食の作成に役立つと期待される．

嚥下内視鏡検査（VE検査）を行う場合，学会分類2013のコード0j相当で，咽頭での動態がわかりやすい色のゼリーを用いる．

嚥下訓練食品0j（在宅）

基本的な内容は「嚥下訓練食品0j（病院）」で解説したとおりである．

在宅においては，「口腔内では融解しないがゼラチンと類似の凝集性を示すゲル化剤」，「嚥下訓練食品が作成できるゲル化剤」について自作するのは困難であり，出来上がった市販食品の利用が望ましい．通信販売としては何社かあるが，「ヘルシーネットワーク」は多くの製品を扱っている．

嚥下訓練食品0t（病院）

仙田は[5]，とろみが適応となる場合は，「食道入口部の開大が不十分」，「ゼリー食を咀嚼してバラバラにするものの食塊形成不良」，「舌尖から奥舌への移送や咽頭への送り込みに障害あり」，「咽頭への送り込み障害が重度で口腔内の溜め込み時間が長い場合」と報告している．

学会分類2013の解説[1]では，

〈コード0t（嚥下訓練食品0t）：嚥下訓練食品の位置づけである．均質で，付着性が低く，粘度が適切で，凝集性が高いとろみ水．誤嚥した際の組織反応や感染を考慮して，たんぱく質含有量が少ないものであることが望ましい．とろみの程度としては，原則的に，学会分類2013（とろみ）に示す「中間のとろみ」，または，「濃いとろみ」のどちらかが適している．お茶や果汁にとろみ調整食品でとろみをつけたものが該当する.〉

と記載されている．

上記の文章で専門的な用語が出てくるので，それぞれ解説する．

均質：その食品のどこの部分でも同じ物性ということである．とろみ剤を用いてとろみを作成する場合には，ダマができないようにする．具体的には，液体にとろみ剤を入れる際にしっかりと攪拌することである．また，上記解説文の最後にお茶や果汁にとろみ調整食品でとろみを付けたものと記されているが，果汁には果肉が入っていないものを使用する．

付着性：口腔や咽頭でくっ付くことの少ないとろみが適するという意味である．

凝集性：ばらけやすさを示す指標である．凝集性が高いとろみ水とは，口腔内でばらけないように調整されたものである．

誤嚥した際の組織反応や感染を考慮して，たんぱく質含有量が少ないものであることが望ましい：嚥下訓練で使用するとろみのため，誤嚥のリスクを有する．たんぱく質が豊富な経腸栄養剤は37℃で保存すると数時間で細菌が繁殖し摂取困難となるが，たんぱく質の入っていないお茶や果汁は細菌繁殖しにくい．このためたんぱく質含有量の少ないとろみが望ましいとされる．

学会分類2013（とろみ）に示す「中間のとろみ」，または，「濃いとろみ」のどちらかが適している：学会分類2013（とろみ）[1]で示されている中間のとろみか濃いとろみから始める（**表2**）．多数のとろみ剤が販売されているが，中間のとろみ，濃いとろみを作成するための添加量が各々異なる．**表3**に，水100mLに対する添加量を示す．分包タイプのとろみ剤を使用する場合は，1包当たりの水の目安量を把握しておくと便利である（参照→P79）．

嚥下障害者へのとろみの投与方法は，基本的にはスプーンですくい経口的に投与する．コップを用いた場合，飲む際に顔が上を向き，食道入口部が開口しにくくなるため誤嚥しやすくなる．

表2　とろみの段階・イメージと市販食品例

段階	薄いとろみ	中間のとろみ	濃いとろみ
とろみのイメージ			
市販食品例	生クリーム ネクター（不二家） ポタージュスープ	コーヒーシロップ オイスターソース	ヨーグルト（チチヤス）

表3　水100mLにおけるとろみ剤の添加量の目安

●学会分類2013(とろみ)に基づく使用目安量一覧(水100ml あたり)

個人のお客様もご自宅でのとろみづけの際、参考としてお使いください。

商品名 ＼ 使用目安量(g)	薄いとろみ	中間のとろみ	濃いとろみ
トロミスマイル	0.6～1.2	1.2～2.0	2.0～3.1
トロミパワースマイル	0.5～1.0	1.0～1.6	1.6～2.4
トロミクリア	0.5～1.1	1.1～2.0	2.0～2.9
明治トロメイクSP	0.5～1.2	1.2～2.1	2.1～2.7
トロミアップパーフェクト	0.5～1.0	1.0～1.7	1.7～2.4
新スルーキングi	0.6～1.3	1.3～2.2	2.2～3.4
トロミアップエース	0.5～1.1	1.1～2.0	2.0～3.2
ソフティアS	0.7～1.4	1.4～2.3	2.3～3.2
ネオハイトロミールR&E	0.6～1.4	1.4～2.2	2.2～3.2
ネオハイトロミールⅢ	0.4～0.8	0.8～1.4	1.4～2.1
つるりんこ Quickly	0.8～1.6	1.6～2.6	2.6～3.3
トロメリンEx	0.6～1.1	1.1～1.9	1.9～2.6
トロメリンV	0.6～0.9	0.9～1.4	1.4～1.9

●県立広島大学 栢下淳教授 監修.
●測定方法・条件：とろみ調整食品を蒸留水（20℃±2.0℃）に添加し，3回/秒の速さで30秒間撹拌．その後，30分間設定温度20℃でインキュベート．インキュベート終了後にコーンプレート型回転粘度計（設定温度20℃，ずり速度50s-1における1分後の粘度：学会分類，コーンアングル1°直径35 mm）で粘度を測定.
●使用量は飲料により異なりますのであくまでも参考としてください．また，各社の測定値と異なる場合がございます.
●とろみ調整食品の種類によって，粘度以外の特性（付着性等）が異なるため，使用に際しては，まず試飲していただくことをお願いいたします.
●本表は商品の優劣を決定するものではありません．実際の使用量，使用方法は，医師，栄養士等の指導に従ってください.

（ヘルシーネットワークホームページより）

嚥下訓練食品0t（在宅）

基本的な内容は「嚥下訓練食品0t（病院）」で解説したとおりである.

在宅でとろみ剤を入手する際は，病院の売店やドラッグストアで販売している場合がある．通信販売としては何社かあるが，0j同様「ヘルシーネットワーク」は多くの製品を扱っている.

文献

1) 日本摂食・嚥下リハビリテーション学会医療検討委員会嚥下調整食特別委員会．日本摂食・嚥下リハビリテーション学会嚥下調整食分類2013；日摂食嚥下リハ会誌 2013；17：255-67.
2) 藤島一郎，大野友久，高橋博達，ほか．「摂食・嚥下状態のレベル評価」簡便な摂食・嚥下評価尺度の開発．リハビリテーション医学 2006；43：S249.
3) 藤島一郎，ほか．嚥下障害ポケットマニュアル第3版：医歯薬出版；2011．p290-1.
4) 平成27年度栄養マネジメント加算及び経口移行加算等に関する事務処理.
5) 栢下　淳．嚥下食ピラミッドによるペースト・ムース食レシピ230：医歯薬出版；2013．p1-7.
6) 坂井真奈美，江頭文江，金谷節子，ほか．臨床的成果のある段階的嚥下食に関する食品物性比較．日摂食嚥下リハ会誌 2006；10：239-48.
7) 栢下　淳，藤島 一郎，編著．嚥下調整食 学会分類2013に基づく市販食品300　2018年データ更新版：医歯薬出版；2018.
8) 山縣誉志江，栢下　淳，ほか．物性調査による嚥下調整食の現状と課題．日摂食嚥下リハ会誌 2012；16：140-7.

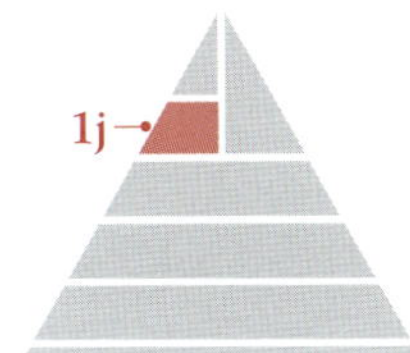

嚥下調整食 1j―病院

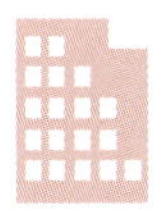

指導内容

退院時指導においては，患者自身が食べている現在の食事内容はどのような食事なのか，栄養量，食形態，食環境（食器，食具はどのようなものか，食べる姿勢など）はどうなのか，病態によってどこが障害されているのか，安全に食べられる物性とはどのようなものなのかを正しく理解したうえで必要な栄養食事指導を行うことが重要となる[1]．

栄養食事指導の流れは，**表1**のとおりである．まず，入院中の食事摂取状況の確認を行う．机上の指導だけでは，理解できないことが多いので，介護者が実際に食べているところを確認できるよう，**栄養食事指導の時間帯を，食事の時間に合わせて行う**と，より理解が得られやすい．病院の場合には，摂食に関する一連の事項を専門職がそれぞれ分担して行うことが多い．そのため，**専門職どうしが連携し，指導内容を統一**していくことが重要である．

表1　退院時栄養食事指導の流れ

項目	
介護者と食事摂取状況を確認	ベッドサイド
喫食中の問題点，注意点の確認	
嚥下調整食の調理方法	説明または実習
必要栄養量を満たすための方法	
市販品の選び方など	

■食事摂取状況の確認

コード1jの嚥下調整食はコード0jの嚥下訓練食品と並び，最重度の嚥下障害者に，評価も含めて訓練する段階において推奨する形態のひとつである．咀嚼能力が低く（自ら食塊を形成する能力が低く），嚥下時の圧バランスが不十分（咽頭部の圧形成が不足・食道入口部の開大が不足）で残留や誤嚥をしやすいなど，嚥下可能な食塊の範囲が限られている人にも適用可能である[1]．

食事摂取状況の確認時に指導する内容として，食べる前に準備すること（もの），喫食中の問題点，注意点の確認を行う．

食べる前に準備すること（もの）については，全身状態，呼吸状態が安定しているか，口の中がきれいか，姿勢の確認，食具の準備，集中できる環境かどうか，吸引器（必要な場合）があげられる（**表2**）．

■喫食中の問題点，注意点の確認

顎が上がっていないか，一口量の確認（スプーンの大きさ），嚥下時に口が閉じているか，食事のペースの確認（飲み込んだかどうか確認してから次の一口にしているか），むせ，咳がないか，

表2　食べる前の準備

食べる前に準備すること（もの）	食べるときに気を付けること
全身状態，呼吸状態が安定しているか	顎が上がっていないか
口腔内がきれいか（口腔ケア）	一口量の確認（スライス法など）
姿勢の確認（ベッドアップの角度）	口が閉じているか
食具の準備（嚥下スプーンなど）	食べるペースの確認（飲み込んだことを確認してから，次の一口）
集中できる静かな環境か	むせ，咳，ガラガラ声がないか，むせたとき，自力で出すことができるか
吸引器（必要があれば）	呼吸が安定しているか

むせたとき自己喀出できるか，呼吸が安定しているかなどがあげられる（**表2**）．

■食形態の理解

食形態については，「咀嚼に関連する能力は不要で，スプーンですくった時点で適切な食塊状となっている．付着性，凝集性，かたさ，離水に配慮した，均質でなめらかな離水が少ない，ゼリー・プリン・ムース状の食品」である．学会分類2013（食事）コード0jの次の段階として，ゼリー・プリン状の食品をコード1jとしている．コード1jの対象者は「咀嚼・食塊形成能力が低く，また嚥下時の誤嚥のリスクもあるが，咽頭通過に適した物性の食塊であれば嚥下可能である状態」である．送り込む際に多少意識して口蓋に舌を押しつける必要がある．

食品の条件としては，①密度が均一であること，②適当な粘度があって，バラバラになりにくいこと，③口腔や咽頭を通過するときに変形しやすいこと，④べたつかず，粘膜に付着しにくいことなどが前提となる．この条件に合う食品の代表はゼラチンゼリー（最も誤嚥の危険性が少ないゼラチン濃度は1.6％で，1人前はジュース80gにゼラチン1.3g）である．しかし，認知面や食塊を口腔から咽頭へ移送する時期に問題があるため，口腔内に食物をため込みやすく，ゼラチンが溶けてしまうような場合は，溶けて液体になったものを誤嚥する危険がある．しかし，液状となり誤嚥につながるリスクはあるが，唾液や分泌物とともに誤嚥時の喀出や吸引が可能という逆の利点もある．また，ゲル化剤を使用してゼリーを作る方法がある[1]．

適した物性を確認するには，栄養食事指導時に介護者に喫食していただくことが望ましいが，プッチンプリンのような硬さで丸のみできるイメージであり，軟らかく変形しやすいが，まとまっていてバラバラになりにくい，付着性が少ないイメージを伝える．また，一口量をスプーンですくうときに，**ゼリーを崩すとまとまり感が減少するので，混ぜて崩さない**よう指導する．

冷たいゼリーのときには適正な物性だが，気温やゼリーの温度によって軟らかくなりすぎて不適切な物性になるものの場合には，ゼリー容器の下に保冷剤を置くなどの工夫が必要である．

■食べ方のテクニック

食事介助のテクニックとして，コード1jの物性の食品は難易度の高いコードの食事を組み合わせて，交互嚥下に用いられる．

■必要栄養量・水分量の確保

退院時に何をどのくらい摂取することができれば，必要栄養量・水分を確保できるのかを具体的に指導する．コード1jの食形態を主体とした食事の場合には，ゼリーを調整するために水分量が多くなり，**必要栄養量を満たすにはボ**

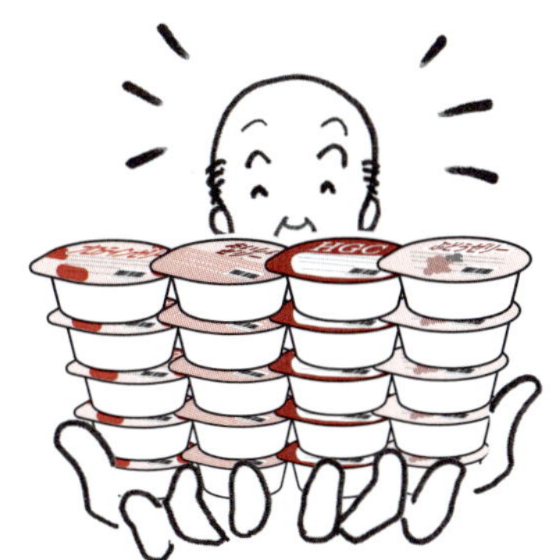

リュームが多くなり喫食できないことが多い．そのため，患者の持久力や疲労を考慮すると，少量で高栄養のゼリーを組み合わせて1食分を考えるとよい．ステップアップの状況に応じて摂取量を増やしていく．

経口摂取だけでは必要栄養量の確保はむずかしいため，1日の必要な栄養量・水分量を勘案し，摂取量が不足する場合には，胃瘻や経鼻からの経腸栄養または静脈栄養との併用が必要である．

作り方・選び方の要点

介護者が調理するには，「安全」で「簡単」そして「おいしい」ことが重要である．

物性の変化する要因には，水分量（ペーストのなめらかさ），脂質量，ゲル化剤の種類，不溶性食物繊維の量，温度管理がある（**表3**）．

■ゲル化剤の選び方

咀嚼・嚥下機能の低下した患者が食べにくいとされている食品（葉野菜のような口やのどの中でまとまりにくいものや，のりやわかめといったはりつきやすいものなど）は，ミキサーでペースト状にしてゼリーにする（コード0jに比し表面のざらつきあり）．

適したゼリーとして，1.6％のゼラチンゼリーがあげられているが，口腔内保持時間が長い場合にはゼラチンゼリーは適さない．さらにゼラチンは，25℃くらいで溶解し始め，室温で溶け

表3　物性が変化する要因

- 水分量（ペーストのなめらかさ）
- 脂質の量
- ゲル化剤の種類と量
- 不溶性食物繊維の量
- 温度

出してしまうので，保冷剤の上にのせておくなどの配慮が必要である．また，アルコール度数の高いもの，酸味の強いもの，ペクチンを多く含むものも凝固力が弱くなる．たんぱく質分解酵素を含む生のキウイやパイナップルなどは固まりにくいので，シロップなどで煮て，たんぱく分解酵素を失活させてから使用する．ゼラチン自体はたんぱく質なので温度が高すぎると変性してしまうため，液体の温度は60～70℃まで加熱して，沸騰させないようにする．

市販のゲル化剤を用いる場合には，ペーストに直接加えて加熱して溶かすので，簡便である．ダマになりやすい場合には，少量の水に溶かして混ぜてから加熱して溶かすとよい．市販のゲル化剤では，室温で溶けることはなく，65℃くらいでも溶け出さないので，扱いやすい．

米，パン，麺などのデンプンが多い食品をミキサーにかけると粘度が出て付着性が高くなるので，デンプン分解酵素（α-アミラーゼ）を含んだゲル化剤を利用する．

さらに，リキッドタイプで飲料や濃厚流動食に加えて混ぜることで，飲料や流動食をゼリー状にする食品（例：リフラノン（ヘルシーフード），スルーソフトリキッド（キッセイ薬品工業），イージーゲル（大塚製薬）など）がある．特長として加熱の必要がなく，混ぜた後に冷やすことでゼリーの硬さの調整が可能である．経済的に購入可能で継続できるかどうかを考慮する．

■食材の選び方

脂質の多い食品，さば，さんまなどの脂の多い魚，マヨネーズ，オリーブオイルなどを加え

ると，付着性が少なく，つるりとした物性になる．ほうれんそうなどの葉物は，葉先を使うとなめらかなペーストができる．また，ペースト製品，うらごし素材，フリーズドライ製品を用いると，簡便で衛生的である．**ミキサーを使う場合には，洗浄が不十分だと細菌が繁殖してしまうので，底の部分を外して洗浄する**．さらにミキサーにかけるときの水分を工夫すると味のバリエーションや栄養価をアップすることができる．その例として，一番だし（かつお，昆布），煮汁，コンソメスープ，野菜スープ，牛乳，生クリーム，ホワイトソース，トマトスープ，トマトペースト，油脂（マヨネーズ，オリーブオイルなど）がある．

■レシピの提示

レシピを提示するときには，飲料なら1本分に対する分量，食材ならば，ペースト100gに対する分量を提示しておき，数日で食べられる量のレシピとする．作り置きしすぎると衛生面の問題のみならず，物性が変化する恐れがあるので注意する．冷蔵庫に保存するときは，表面が乾燥しないようにラップをかけて保存する．

Recipe－レシピ

ゼラチンゼリーの作り方

■例：濃厚流動食ゼリー

材料

粉ゼラチン／冷水（粉ゼラチンの倍量）

作り方

❶粉ゼラチンは，倍の冷水に振り入れて5分くらいふやかす．粉ゼラチンに水を加えると，表面だけふやけてダマになりやすくなる．

❷濃厚流動食の半量を70℃くらいまで温め，❶を溶かす．

❸❷に残りの濃厚流動食を加えてよく混ぜ，容器に流し，冷やし固める．

Recipe－レシピ

市販のゲル化剤を用いたゼリーの作り方

■例：鮭の酒蒸しゼリー

準備するもの

ミキサー／はかり／へら／泡だて器／鍋／流し型／食器／温度計

材料（1人前）

鮭の酒蒸し／だし汁（1％程度の塩味）／油脂／ゲル化剤（全体量の1～2％）

作り方

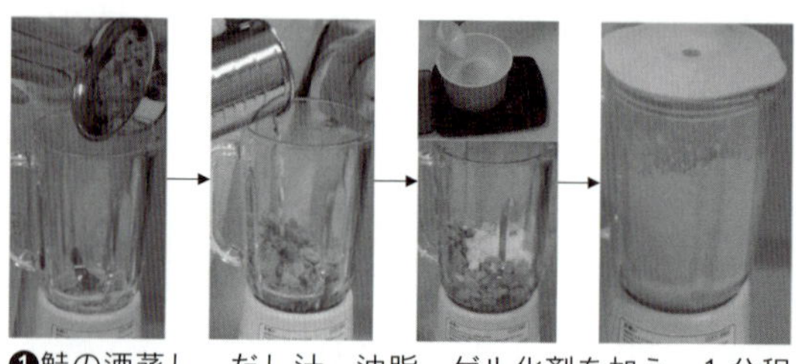

❶鮭の酒蒸し，だし汁，油脂，ゲル化剤を加え，1分程度ミキサーにかける．このとき，固形物が残らないように完全にペーストにする．

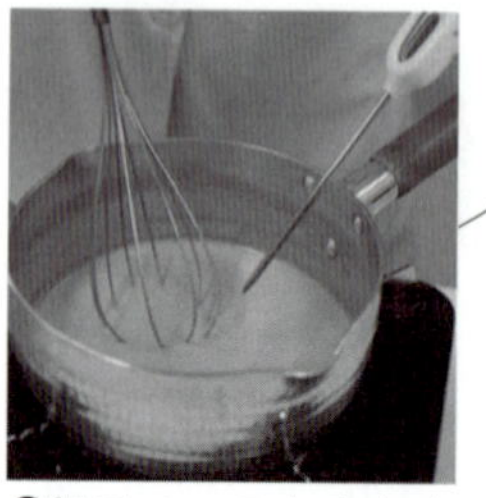

❷鍋でペーストをかき混ぜながら，中心温度が70～80℃になるまで加熱する．

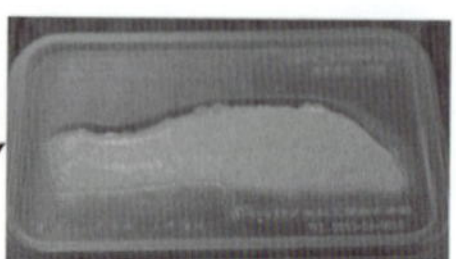

❸型に流す．型を決まった容量にしておくと，摂取栄養量が把握しやすい．

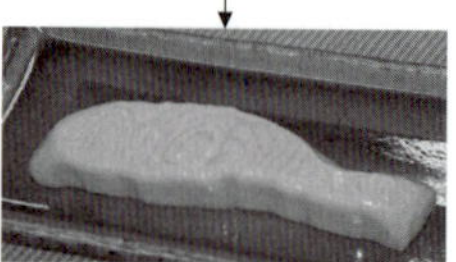

❹固まったら盛り付ける．

ポイント

写真のような食材の型で固めると，何を食べているかがわかり，患者の食べる意欲にもつながる．
このとき，固まるかどうかをすぐに見分ける方法として，型に流す前にステンレスの容器に少量落としてすぐ固まるようなら，温度が下がれば固形化する．

コード1jの物性に調整するためには，さまざまなゲル化剤がある．メーカー各社でコード1j相当にするためのレシピを作成しているので，添加量などの使用方法は，各社の説明書に従っていただきたい．本稿では，2社のレシピを紹介する（**表4，5**）．

一般食品の市販品の利用方法

スーパーマーケットなどで一般に販売している物でも物性を見極めることができれば，利用可能である．その際は，物性の条件を満たしていることが必要である．一般の商品，表示のないものに関しては「軟らかく変形しやすいが，まとまりがあり，バラバラになりにくい，付着性が少ないもの，丸呑みできる」という観点に追加し，表面離水の多いもの，内部離水の多いものは避ける．表面離水が少ない場合には，表面の水分を捨てる．表面離水が多いとゼリー自体の物性が硬くなり，内部離水が多いゼリーは舌と口蓋で押しつぶしたときに崩れやすくなる．そのため，市販品を選ぶときには，「表面の離水が多すぎないか？　舌と口蓋で押しつぶしたときに崩れやすくないか？」を確認する．

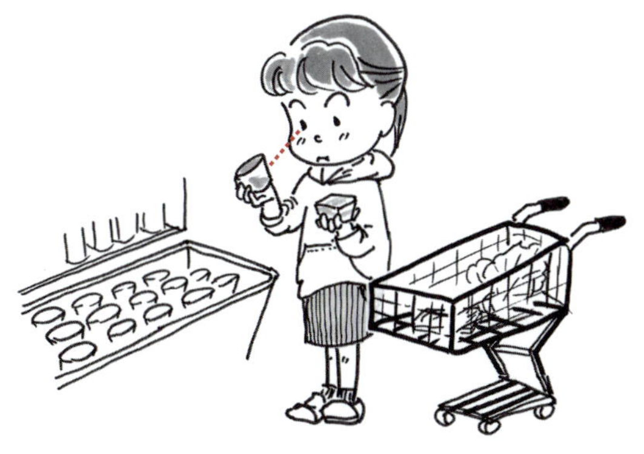

例として，卵どうふ，果汁ゼリー，プリンなどがある．しかし，プリンといっても，つるっとしたプリンや濃厚でとろりとしたプリンなど物性が異なることがあるので，具体的に商品名で示すとわかりやすい．

介護用の市販品の活用方法

介護者は，食事にかかわることばかりではなく，身体介護にかかる負担も大きい．近年，市販の嚥下調整食も増えており，品質も向上している．食事作りのうち，その一部に市販品を用いることができれば，介護負担の軽減につながる．このような市販品を上手に利用することは，介護負担を軽減し在宅介護を長続きさせる秘

表4　コード1j相当にするための目安量（ソフティア）

	ゲル化剤	食材重量	加水量	ゲル化剤%（全体量に対し）
お茶ゼリー	ソフティアG	100g	－	0.75%
オレンジジュース	ソフティアG	100g	－	0.75%
味噌汁ゼリー（汁のみ）	ソフティアG	100g	－	0.75%
鮭ゼリー（照り煮）	ソフティアG	100g	100cc	0.5%
ミキサー粥ゼリー	ソフティアU	100g	－	0.5%

表5　コード1j相当にするための目安量（スベラカーゼ）

	調理済み食材	だし汁	スベラカーゼ添加量
全粥	100g	なし	1.5g（1.5%）
主菜（肉・魚）	100g	100～150g	3～3.75g（1.5%）
副菜（野菜類）	100g	100g	3g（1.5%）
いも類	100g	100g	3g（1.5%）

訣でもある．

市販されているものの一部には，硬さがあって舌と口蓋で押しつぶす必要があるものもあり，これらはコード3となるので注意が必要である．また，口腔内で多量に離水するものは，コード4となる．コード1jに該当するさまざまな食品の中には，崩してかき混ぜるとコード2-1となるような移行的な市販品もある．

口に入れる際には厳密に毎回スライス状とするほどの配慮を要しない状態の場合に用いる．他の分類との対応については，嚥下食ピラミッドL1・L2，えん下困難者用食品許可基準Ⅱ，UDF（ユニバーサルデザインフード）「かまなくてよい」（旧区分4*），スマイルケア食赤1である[1, 2]（参照→P211, 216）．

一般食品の市販品を利用するには，スーパーマーケット，ドラッグストア，通信販売，薬局などで販売されている．なかでも通信販売では，カタログやインターネットによって購入することができ，品揃えが豊富である．また，医療機関でお勧めした市販品が，コンビニエンスストアで気軽にいつでも買える取り組みが広がっている．また，**介護食に対応したレストランやホテル**が徐々に増えている．食欲を刺激する見た目が損なわれることが介護食の問題であったが，目でも舌でも食事を楽しめる機会が増えることが望まれる．

*ユニバーサルデザインフードは，2016年7月，これまでの1～4の区分番号を削除することを公表した．

FAQ Frequently Asked Questions

Q：ゼリー状でも，ゼリー飲料（いわゆるドリンクゼリー）は，コード1jとなるのでしょうか？

A：嚥下機能の低下した症例において，とろみ付き液体ばかりでなく，ゼリー飲料（いわゆるドリンクゼリー）が利用される場合があります．摂食嚥下障害者を対象として，ゼリー飲料や，あるいは溶かすとゼリー飲料となる商品が市販されているばかりではなく，一般消費者向けに市販されているゼリー飲料が摂食嚥下障害者に利用されることもあります．

ゼリー飲料は，サラサラの液体よりも誤嚥しにくい場合が多いとされています．食感としても，とろみ付き液体とはまた異なるので，選択肢を多くするうえでも，また好みに配慮する点でも，積極的に導入を検討してよいでしょう．

しかしながら，一般消費者を対象とした市販のゼリー飲料の中には，離水量が多いもの，離水した液体の粘性が低くサラサラしすぎるものが含まれています．そのため，ゼリー飲料全般についての難易度や危険性については，おおむね薄いとろみに近いものとして扱うこととしますが，臨床適用にあたっては個別の検討が必要です．

ゼリー飲料については，物性の測定方法や，その嚥下難易度についての知見が蓄積されていないため，今後の研究が待たれています[1]．

文 献

1）日本摂食・嚥下リハビリテーション学会医療検討委員会嚥下調整食特別委員会．日本摂食・嚥下リハビリテーション学会嚥下調整食分類2013．日摂食嚥下リハ会誌 2013；17：255-67.
2）農林水産省．スマイルケア食の選び方．http://www.maff.go.jp/j/shokusan/seizo/kaigo.html

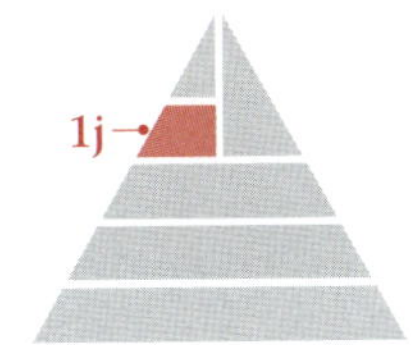

嚥下調整食 1j—在宅

在宅は毎日の生活を営む場所であり，病院や施設とは異なる．食生活だけでなく，生活全体を理解する必要がある．よって，病院での医療をそのまま持ち込むのではなく，療養生活に合わせた支援が必要である．また，摂食嚥下障害に伴う嚥下調整食の調整については，経済的な面も考慮する必要がある．

聴取内容

■療養者および介護者からの情報

在宅の栄養食事指導においては，退院時栄養食事指導と同様の情報を収集する．特に療養者の嗜好に合わせることが大切で，安全であり，栄養のバランスがよく，できるだけ家族と同じメニューであることが理想的である．特に好きな食べ物や思い出の料理，自宅で収穫した食材を利用したりすることで，食事が楽しみとなるので，会話のなかから引き出せるとよい．

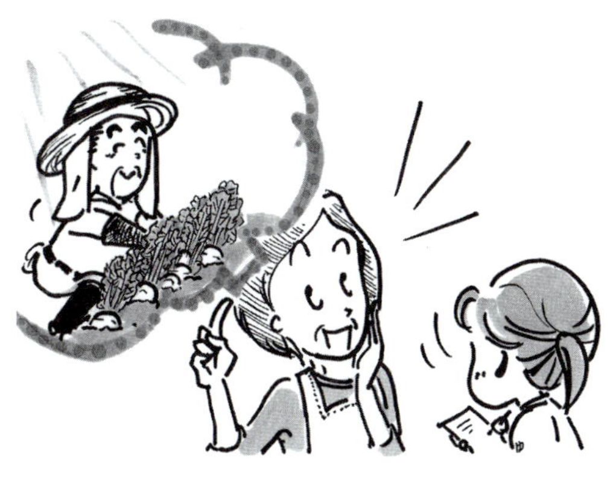

嚥下の状態は，体調によって変化するので，日々の状況を観察してもらい，どのようなときに，どのような食事でむせることがあるか，自己喀出できるかなどの情報を収集する．

■在宅サービス事業者からの情報

退院時に嚥下調整食の作り方の指導を受けている場合には，在宅では食環境が異なるので，病院では安全に行えていたことができなくなってしまう場合がある．逆に病院では個人対応がむずかしい面があるが，在宅においては，療養者の嗜好に応じて調整できるので，本人の意欲や介護者のモチベーションが上がりやすく，病院よりもできることが多くなることもある．このように在宅においては，環境の変化や専門職のかかわりが少ない場合も多いので，再度，栄養アセスメントを行い，食事摂取状況を確認する．

また，在宅療養中に嚥下障害を呈した場合には，嚥下機能のどこに障害があるかを評価し，適した物性となるように調整を行う．専門職種に相談できる場合には，アプローチの方法を検討する．

作り方・選び方の要点 （参照→P15）

介護者が調理するには，「安全」で「簡単」そして「おいしい」ことが重要である．

物性の変化する要因には，水分量（ペーストのなめらかさ），脂質量，ゲル化剤の種類，不溶性食物繊維の量，温度管理がある．

在宅で嚥下調整食を作るためには，簡単，安全，わかりやすい，経済的に購入可能で，栄養量が確保でき，おいしい，などが望まれる．

■ゲル化剤の選び方（参照→P15）

咀嚼・嚥下機能の低下した患者が食べにくいとされている食品（葉物野菜のような口やのどの中でまとまりにくいものや，のりやわかめといった貼りつきやすいものなど）は，ミキサーでペースト状にしてゼリーにする（コード0jに比し表面のざらつきあり）．

■食材の選び方（参照→P15）

脂質の多い食品，さば，さんまなどの脂の多い魚，マヨネーズ，オリーブオイルなどを加えると，付着性が少なく，つるりとした物性になる．ほうれんそうなどの葉物は，葉先を使うとなめらかなペーストができる．また，ペースト製品，うらごし素材，フリーズドライ製品を用いると，簡便で衛生的である．

さらに，季節を感じられる材料・料理や，介護者が手間をかけずに用意できる身近なもの，家族と同じものを使用する．

■レシピの提示

無駄のない分量で，分量はグラム表示，または目安量表示とし，複雑な調味料の計量は避ける．

家族の方もおいしく食べられるレシピは，非常に喜ばれる．

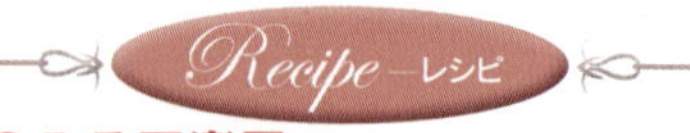

■なすのみそ田楽風

材 料（1人前）

なす（器用）／油…適量／なすのみそ炒め…100g／水…100mL／スベラカーゼ…3g（1.5%）

※なすのみそ炒めは，油，砂糖，みそで濃いめに味をつけてください．

作り方

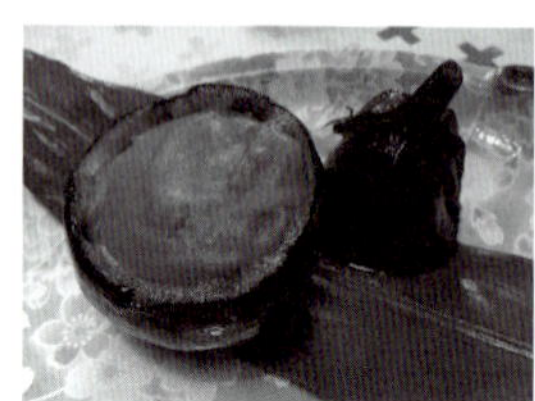

❶器のなすはくり抜いて，水につけておく．水気を切ったら，油で皮の部分に火を通す（色がよくなる）．

❷なすのみそ炒めに水を加えミキサーにかけ，スベラカーゼを加えて，さらにミキシングする．

❸❷を鍋で70℃くらいまで温め，なすの器に入れて固める．

※加熱時の水分の蒸発に注意してください（加熱しすぎない）．

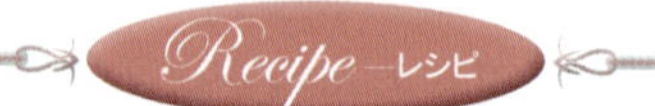

■あんみつ

材 料（1人前）

水…100mL／砂糖…6g／スベラカーゼ…1.5g／水…50mL／こしあん…50g／スベラカーゼ…1.5g（1.5%）／果物ゼリー（コード1j相当）…適量／水…50mL／黒蜜…適宜

作り方

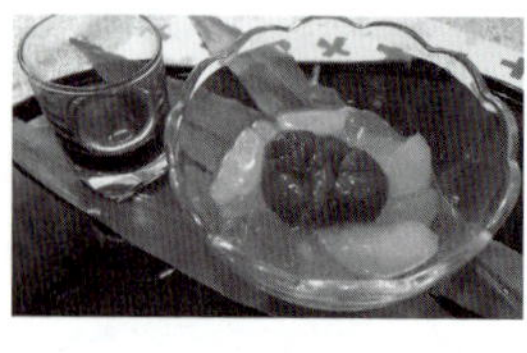

❶水100mL，砂糖，スベラカーゼをよく混ぜて，鍋で70℃くらいまで温め，型に流し固める．

❷水50mL，スベラカーゼを混ぜて，こしあんを加えてさらに混ぜる．鍋で70℃くらいまで温め，型に流し固める．

表　コード 1j の物性の介護用市販品（例）

商品名	メーカー名	備考
トウフィール	日清オイリオグループ	文献３より抜粋
ごまトウフィール	日清オイリオグループ	
やさしくラクケア　やわらか玉子豆腐	ハウス食品	
エプリッチゼリー　とうふ風味	フードケア	
エネプリン　かぼちゃ味	日清オイリオグループ	
おいしくサポート　エネルギーゼリー　もも味	ハウス食品	
やさしくラクケア　やわらかプリン　カスタード味	ハウス食品	
プロキュアプチプリン　キャラメル風味	日清オイリオグループ	
ソフトカップ　プレーン	キッセイ薬品工業	
エプリッチゼリー　プレーン	フードケア	
ムースアガロリー　プレーンヨーグルト味	キッセイ薬品工業	
プロッカ Zn　青りんご	ニュートリー	えん下困難者用食品許可基準Ⅰ

❸ ❶❷をカットして器に盛り付ける．

❹さらに果物ゼリーを盛り付ける．

❺黒蜜を水 50mL で薄めて，食べるときにゼリーの周囲をコーティングして滑りをよくして喫食する．このとき，黒蜜が多すぎないこと．

■調理器具の確認

調理器具がそろっていない場合があるので，できるだけ自宅にある器具を使用して調理できる内容を提案する．最低限，ミキサーは必需品である．ミキサーは固体から，とろみのあるペーストに，フードプロセッサーは固体から肉はミンチに，魚はつみれになるようなイメージである．よって，コード 1j の物性に調整するには，ミキサーを使用する．なめらかなペーストにする際に向いている（参照→P42）．

一般食品の市販品の利用方法

（参照→P17）

在宅においては，栄養食事指導時に実際の商品を見ることができるので，食べてみたいというものがあれば，その場で評価してあげることが可能である．そのためには，指導者が物性を見極めるスキルをもたなければならない．

介護用の市販品の活用方法（参照→P17）

コード 1j の物性の介護用市販品の例を示す（**表**）．食事の準備に手がかけられない時間帯には，市販品を組み合わせて食事を構成する．さまざまな市販品があるので，味の好みに合わせて選ぶとよい．介護用の市販品でコード 1j のものでも，容器を開けてしばらく放置しておくと表面離水が多く生じるものや，物性が温度によって微妙に変化するものがあるので，利用の際にはよく確認していただきたい．また，経済的な状況を勘案し，利用可能な方法を選択する．

外出時の工夫

介護用食品は，調整しなくてよく，常温保存のできるものが使いやすい．

コード 1j のカップ入りの市販品は，温めなくてもそのまま食べられるので便利である．作ったものを持ち歩くのであれば，保冷剤を使用して物性が変わらないようにする．

日中の外出などで汗をかくようなときには，水分とエネルギーが補給できるようなもの（経口補水ゼリーなど）を持ち歩くのもよい．

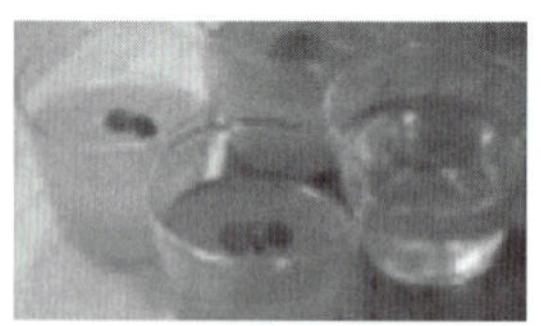

Recipe ─レシピ

■ 経口補水ゼリー

材 料（1 人前）

80℃の湯…250mL／水…250mL／砂糖…20g（水分に対し 4%）／食塩…1.5g（水分に対し 0.3%）／レモン汁…10g／ゼラチン…8g／水…10mL

作り方

❶水 10mL にゼラチンを振り入れ，ふやかしておく．

❷ 80℃の湯に❶を溶かし，砂糖，食塩，レモン汁を加えてよく混ぜる．

❸残りの水 250mL を加え混ぜて，容器に流し，冷やし固める．

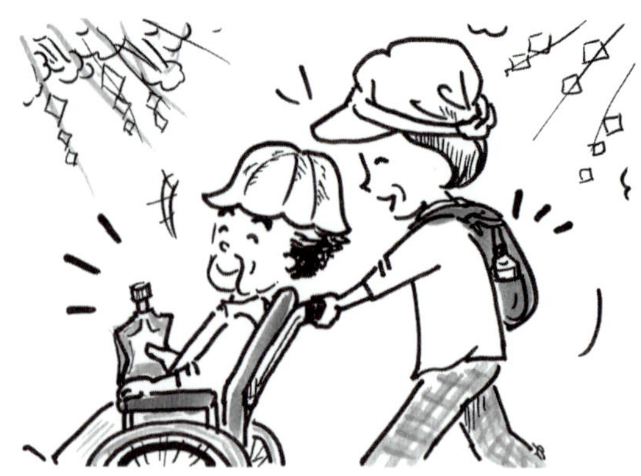

あわせて，ウェットティッシュなどもあるとよい．食べるときに静かな環境が望まれるので，個室または仕切られているスペースがある店舗を探し，空いている時間帯を選んで利用する．

FAQ ─Frequently Asked Questions

Q：お薬はどうやって飲めばいいでしょうか?

A：お薬を「水で内服する」という動作は，サラサラの水と小さい錠剤という違う物性のものを同時に操作しようとするむずかしい課題です．また，顎を上げて飲もうとする（頸部伸展位）など，誤嚥しやすい条件がそろっています．基本的な注意点としては，あらかじめ口腔内を湿潤させる，顎を上げない，複数の（剤形の）薬を同時に飲まない，などがあります．コード 1j のスキルの状態であれば，「ゼリーの中に埋め込んで丸呑みする」，「服薬ゼリーを利用する」という方法があります（参照→ P111）．薬が多い場合には，貼付剤や坐薬への変更という手段もあります．

経管栄養のチューブから薬を入れる場合には，単に粉末にするよりも，溶けやすい顆粒状を選択したり，錠剤やカプセルのままお湯に溶かす，簡易懸濁法があります[1]．

文 献

1）日本摂食・嚥下リハビリテーション学会医療検討委員会嚥下調整食特別委員会．日本摂食・嚥下リハビリテーション学会嚥下調整食分類2013．日摂食嚥下リハ会誌 2013；17：255-67.

2）農林水産省．スマイルケア食の選び方．http://www.maff.go.jp/j/shokusan/seizo/kaigo.html

3）栢下 淳，藤島一郎，編著．嚥下調整食 学会分類2013に基づく市販食品300 2018年データ更新版：医歯薬出版；2018.

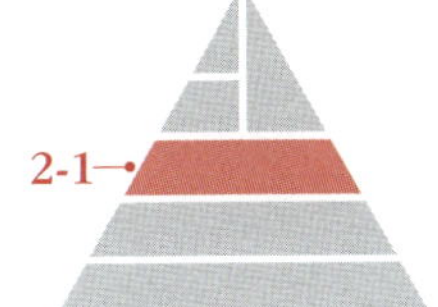

嚥下調整食 2-1―病院

指導内容

コード 2-1 の嚥下調整食の段階では，食べ物を噛む力があまりなくても，食べ物を認識し，口に入れた食べ物を丸呑みでなく下顎や舌を使って舌の真ん中辺りに集めて，口中に広がらせずにのどに送り込むような舌の動きがあり，多少べたつき感があっても飲み込める力が必要となる．

そのため，提供する食事の形態は「硬さ」，「付着性」，「凝集性」に注意する．食材をそのままの形ではなく，だし汁などで加水をしてミキサーなどで粉砕して**均質な物性**にする．スプーンで弱い力ですくえるような硬さに調整する．そして，口やのどにはりつきにくくし，口の中でばらけることなくまとまりやすくする．市販のとろみ調整食品（キサンタンガム系）やゲル化剤の添加量を調整して使用すると，べたつかず，まとまりやすい物性に仕上がる．主食となるお粥もそのまま提供するのではなく，ミキサーにかけて粒をなくす．このとき，市販のデンプン分解酵素を使うと，べたつきのない安定した物性のお粥を提供することができる．

この段階での食形態は，加水をして調理するのが基本となるので，分量当たりの栄養価は下がりがちである．必要栄養量を経口だけでとってもらう場合では，分量当たりの栄養価を上げる工夫も必要となる．

作り方・選び方の要点

退院後は，窒息や誤嚥を避け，安全に口から食べ続けてもらう．口から食べることで，視覚，嗅覚，味覚を刺激し，各部の筋肉や身体機能を使うために ADL も上げられる．

食物の中に含まれている栄養素は，生命活動を営むため人間の身体に必要な成分であり，たんぱく質，脂質，炭水化物（糖質，食物繊維），ビタミン，ミネラルに分類される．それらには，①体をつくる，②エネルギー（力や熱）になる，③体の調子を整えるという役割がある．毎食，主食・主菜・副菜をそろえ，バランスのとれた食事の提供をすることが大切である（**表 1**）．

■準備するもの（嚥下調整食「三種の神器」）

家庭用の市販のミキサーやハンディタイプの

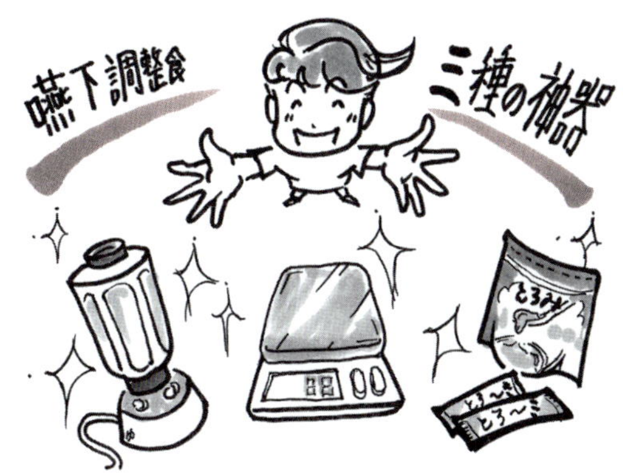

表 1　五大栄養素の主な働きと多く含む食品

栄養素名	主な働き	多く含む食品
たんぱく質	体をつくる	肉，魚，卵，大豆製品など
脂質	エネルギーになる	バター，マーガリン，植物油，肉の脂身など
炭水化物	エネルギーになる	ご飯，パン，麺，いも，砂糖など
ビタミン	体の調子を整える	緑黄色野菜，果物，レバーなど
ミネラル	骨や歯などをつくる，体の調子を整える	海藻，牛乳，乳製品，小魚など

（文献 1 より）

表 2　食材の種類や部位とエネルギー量（可食部 100g 当たり・いずれも生肉）

牛肉	ヒレ肉（脂肪なし） 133kcal	もも肉（脂肪なし） 149kcal	肩ロース肉 240kcal	ばら肉 371kcal	
豚肉	ヒレ肉（脂肪なし） 112kcal	かた肉（脂肪なし） 185kcal	もも肉（脂肪なし） 164kcal	ロース肉 291kcal	ばら肉 434kcal
鶏肉	ささみ 109kcal	むね肉（皮なし） 116kcal	もも肉（皮なし） 127kcal	もも肉（皮つき） 204kcal	

（文献 3 より）

フードプロセッサー：

これらを使うとなめらかで均質に仕上げることができ，作業がとても楽である（参照→P42）.

計量カップ・スプーン・量り：

食材やゲル化剤・とろみ調整食品などを計量するときに使う．きちんと計量することにより失敗を防げる．量りは 0.1g 単位で量れるタイプのデジタル量りがより正確に計量できる．

ゲル化剤・とろみ調整食品：

介護用の市販品を使う．たくさんの商品が販売されていて，商品によって特徴も異なる．

■食材の選び方

食材に加水をしてミキサーにかけるので，ほとんどは均質な物性になる．野菜のなかでは，スナップえんどうやさやいんげん，きぬさや，セロリ，アスパラガスなどは硬いすじがあるので，すじを取ってから調理する．また，トマトは湯むきをして皮をむくなど普段行う下処理を行う．

精肉に関しては，食材の種類や部位の選び方でエネルギーを上げることができる（**表 2**）．しかし，なにより大事なのは本人の好きなもの，食べたいものを最優先することである．

■作り方

基本的な作り方のポイントは，次のとおりである．

①計量する．きちんと計量すると失敗なく作れる．

②食材量（固形量）と加水量の割合と，添加するとろみ調整食品やゲル化剤は肉・魚類，卵，豆腐，野菜類，いも類など食材によって変える．

いも類や小麦粉などのデンプン系の食材にとろみ調整食品を使用する場合，時間が経つとべたつき感が増し，強いとろみになってしまう場合もあるので注意する．強すぎるとろみは窒息のリスクが高まり危険である．

ここでは，ゲル化剤を使う方法を紹介する．しっかりと固まらずに弱い力でもスプーンですくえる硬さを目安に調整する．基本的に固形量（食材）と加水量（だし汁）の割合は 1：1 である．野菜類，いも類，卵，豆腐はこの割合でミキサーにかけると均質になる．肉類・魚類に関しては加水量を若干増やさないと均質にならないので 1：1.5 にする．

ゲル化剤添加量は全体量の 0.8 ～ 1.0%を目安とする．コード 2-1 は均質で，べたつきがなく，まとまりやすく，スプーンですくえる形態に調

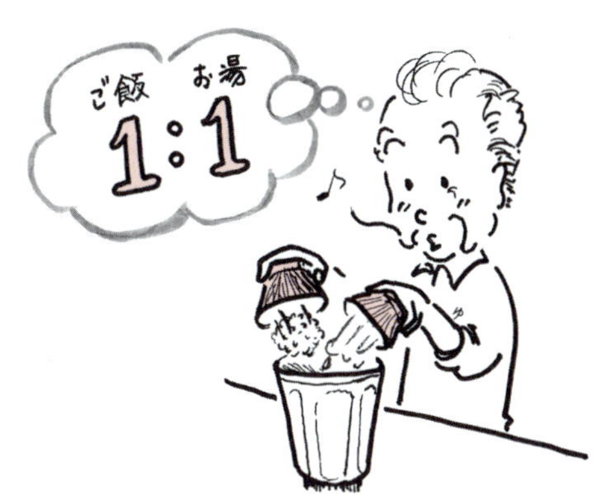

整するため，**メーカー推奨より若干添加量をおとした**ほうが硬く固まり過ぎずに仕上がり，窒息や誤嚥などのリスクも軽減できる．これは基本となる目安で，食材やゲル化剤の製品によって多少の調整が必要となる場合もある．

主食：ミキサー粥の作り方

温かい全粥（70℃以上）とゲル化剤（デンプン分解酵素入り）をミキサーに入れ，1分程度ミキサーをかける．

★普通に炊いた温かいご飯にお湯を加えても作ることができる．1：1の割合が目安となる．麺類やいも類も同様の方法で作ると，べたつかず安定した物性になる．

主菜：

肉類や魚類，卵焼きなどの調理した卵料理は均質になりにくいため，加水量を若干多くしてミキサーにかける．加水量が少ないとボソボソとした食感になってしまう．固形量に対して1.5倍の加水が目安となる．ゲル化剤は固形量＋加水量に対して0.8～1.0％を目安にする．

作り方は，まず調理した食材の分量を量っておく（食材に汁がある場合は，汁を濾すなどして食材と汁を分けておく）．そして固形量に対して1.5倍のだし汁を用意する．濾した汁も使うと元の料理の味になる．加水のために味が薄くなるため，ここで味の再調整を行う．ゲル化剤も入れてミキサーにかけた後，鍋などでもう一度再加熱をして混ぜ合わせるとゲル化剤がより溶けやすくなる（電子レンジを使うとより楽である）．食器に注ぎ入れ，冷やし固める．

豆腐類は含まれる水分量が多いので，固形量に対して同量の加水量にする．ゲル化剤の添加量は0.8～1.0％程度で，作り方は肉・魚類と同様である．ポイントは，水分量の多い豆腐の場合は加水量を調整することである．

★簡単に豆腐を提供したいときのメニュー（ほうれんそうの白和え）

耐熱容器に，豆腐とほうれんそう（葉先）に同量のだし汁と調味料を入れて，電子レンジで1分30秒（600W）加熱し，ゲル化剤を入れてミキサーにかけ，食器に注ぎ冷やし固める．

副菜：

野菜類は，固形量に対して同量の加水量にする．ゲル化剤の添加量は0.8～1.0％程度．作り方は肉・魚類と同様である．

同じ食材でも調理法によって微妙に仕上がりが異なる場合がある．安定した形態で提供し続けるには，**うまくできたときの分量を書き留めておく**とよいだろう．同じ食材を使って味付けを変えたり，上から違う味のソースをかけたりする（とろみを付ける）ことで味のバリエーションが広がる．

一般食品の市販品の利用方法

市販品を上手に使うとエネルギー量を上げることができる．生クリームやマヨネーズなどを食材に混ぜたりソースに利用したりすると，大さじ1杯でおおよそ80kcalは補充できる．また，クリーム系のインスタントスープなども利用できる．ゆるいとろみが付いているので0.3％程度のゲル化剤を入れると飲み込みやすくなる．

また，甘味を付けるときには粉あめを使うとエネルギーが上がる．粉あめは砂糖と同じエネルギーだが，**甘味が少ないために砂糖より多くの量**が使える．間食としてはプリンやアイスクリーム，ヨーグルトのような栄養価の高いものはお勧めである．アイスクリームは100g当たり約180kcalもあり，高脂肪アイスクリームでは100gで240kcalとれるものもある．冷たい刺激もあり，好まれる食品である．

介護用の市販品の活用方法

介護用市販品には，コード2-1の形態に対応した食品が数多く販売されている．お粥やおかず，デザート，栄養補助食品もあるので，1食のうち1品だけでも利用すると調理の手間が省け，負担も軽減する．また，食事量が十分にとれないときなどに補助食品として利用すると安心である．商品の選び方は，UDF区分では「かまなくてもよい」（旧区分4）を，または「えん下困難者用食品許可基準Ⅱ」の商品を選ぶ．

ここで筆者が考案した「寿食」を紹介する．「寿食」とは，品数を主食・主菜・副菜の3品にしてボリュームを抑えて食べることの負担を減らした尊厳ある嚥下調整食である．少量で栄養価の高い嚥下調整食を提供するために，介護用市販品のたんぱくんパウダーとニュートリーコンク2.5を食材に加えるという方法で使用し，コード2-1と2-2で提供している．

たんぱくんパウダーは味付きのプロテインパウダーで，お粥のたんぱく質量を上げるためにミキサー粥に入れる．全粥100gからたんぱく質は1.1gだけしかとれないが，たんぱくんパウダー6gを入れることで3.0gのたんぱく質が補給でき，そのうえグルタミン酸の旨味成分でおいしく食が進められる．

ニュートリーコンク2.5は1mL＝2.5kcalの濃厚流動食で，主菜や副菜を作る際の加水として使用し，みそ汁にも入れる．たんぱく質をはじめ，ビタミン・ミネラル，食物繊維なども補うことができるので，少量で栄養価の高い嚥下調整食を作成・提供することができる．また，牛乳などの飲み物やヨーグルトに入れたり，アイスクリームの上にかけたりと幅広く，簡単に栄養量を上げることができる．

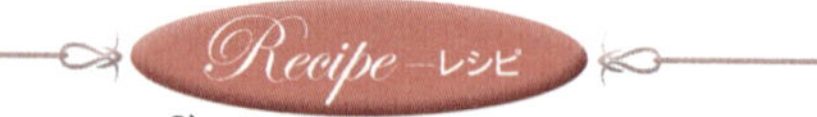

寿食の作り方[2)]

栄養価：エネルギー524kcal，たんぱく質32.1g，脂質9.5g，炭水化物76.2g，食塩3.1g

■ミキサー粥

材料（1人前）

全粥…130g／たんぱくんパウダー…6g／ゲル化剤（デンプン分解酵素入り）…2.3g

作り方

❶温かい全粥（70℃以上）にたんぱくんパウダーとゲル化剤（デンプン分解酵素入り）をミキサーに入れ，1分程度ミキサーにかける．

❷器に盛る．

■鯛の煮付け

材料（1人前）

たいフィーレ…60g／ニュートリーコンク2.5…50g／だし汁…40g／ゲル化剤…1.5g（1％）／しょうゆ・酒・みりん

作り方

❶下処理した鯛を水・酒・しょうゆ・みりんで煮る．

❷❶をミキサーに入れ，ニュートリーコンク2.5，だし汁とゲル化剤を入れてミキサーにかける．

❸鍋に移して火にかけ，かき混ぜながら温度を上げる．

❹鍋肌の周囲部分がプクプクとなり始めたら火から下ろし，器に入れて冷やし固める．

■里いものそぼろ煮（添え）

材料（1人前）

里いも…40g／鶏むね肉…30g／ニュートリーコ

ンク2.5…30g／だし汁…40g／ゲル化剤…1.4g（1%）／しょうゆ・砂糖・みりん

作り方

❶里いも，鶏肉をしょうゆ・砂糖・みりん・だし汁で煮る．

❷❶をミキサーに入れ，ニュートリーコンク2.5，だし汁とゲル化剤を加えてミキサーにかける．

❸鍋に移して火にかけ，かき混ぜながら温度を上げる．

❹鍋肌の周囲部分がプクプクとなり始めたら火から下ろす．

■ **にんじんの甘煮（添え）**

材 料（1人前）

にんじん…30g／ニュートリーコンク2.5…20g／だし汁…10g／砂糖…2g／みりん…1g／ゲル化剤…0.5g（0.8%）

作り方

❶にんじんの甘煮を作り，ニュートリーコンク2.5，だし汁とゲル化剤を入れてミキサーにかける．

❷鍋に移して火にかけ，かき混ぜながら温度を上げる．

❸器に鯛を盛り，さといもとにんじんを添える．

■ **フルーチェ**

材 料（1人前）

業務用フルーチェベース…40g／牛乳…40g

作り方

❶ボールにフルーチェベースを入れ，牛乳を入れてよく攪拌する．

❷器に盛り，ホイップクリームで飾り付けをする．

外出時の工夫

介護用市販品のお粥やおかずは常温での持ち運びができ，衛生的で便利である．また水分補給のためのお茶や水には，とろみを付けたほうが安心である．分包されているとろみ調整食品も持参するとよいだろう．

FAQ Frequently Asked Questions

Q：嚥下調整食は手間がかかりそうで作れるか不安です．

A：嚥下調整食は，口から食べることが困難になった方に口から食べ続けていただくために，その嚥下病態に応じた食形態に調整したもので，ひと手間かかります．

口から食べるということは，単に栄養素を補給するためだけではありません．私たちは食べ物を見て，そのにおいを嗅ぎ，口に入れて味わい，食感を楽しんでおいしいと感じます．そして，幸せで充実した気持ちになり，満足感が得られます．

おいしいと感じたときに私たちの体はいきいきと活動を始めます．家族と同じ食卓で同じ食事をし（ただ形態を変えるだけです），本人が一番好きな物，食べたい物を料理して，おいしいと感じてもらうことが大切です．そのためにひと手間かけた尊厳ある食事を提供してこそ，家族の絆はしっかりと深まると思います．

文 献

1）農林水産省．http://www.maff.go.jp/j/fs/diet/nutrition/
2）房　晴美．認知症の人の摂食障害最短トラブルシューティング：医歯薬出版；2014．p3．
3）日本食品成分表2019（七訂）：医歯薬出版；2019．

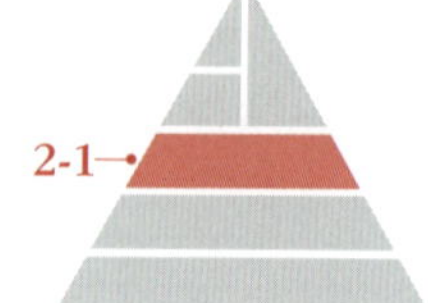

嚥下調整食 2-1 ―在宅

コード2の嚥下調整食は,「スプーンですくって,口腔内の簡単な操作により適切な食塊にまとめられるもので,送り込む際に多少意識して口蓋に舌を押し付ける必要があるもの」であり,そのうち「なめらかで均質なものを2-1,やわらかい粒などを含む不均質なものを2-2とする」とされている[1].

対象患者の摂食嚥下機能が評価され,食形態はコード2-1が適当と判断された場合,**なぜ均質でなければならないか**,ということを管理栄養士が理解し,栄養食事指導として患者やその介護者にも説明する必要がある.コード2-1が適応となる患者の多くは,粒が残るコード2-2相当のものを摂取した場合,食塊を咽頭内に送り込んだ後も口腔内に粒が残留していたり,嚥下後も咽頭内に粒が残留したりする.また原因疾患によっては開口や取り込みも困難な場合もある.それだけ食塊形成能や咽頭収縮力の低下が著しいことを考慮すると,コード2-2のような不均質なものを摂取するよりも,コード2-1のような粒のない均質な物性のほうが,**患者の食事摂取にかかる負担は少なくて済む**.それを理解したうえで,患者やその介護者に食材や調理器具の選択,調理方法などを指導する.

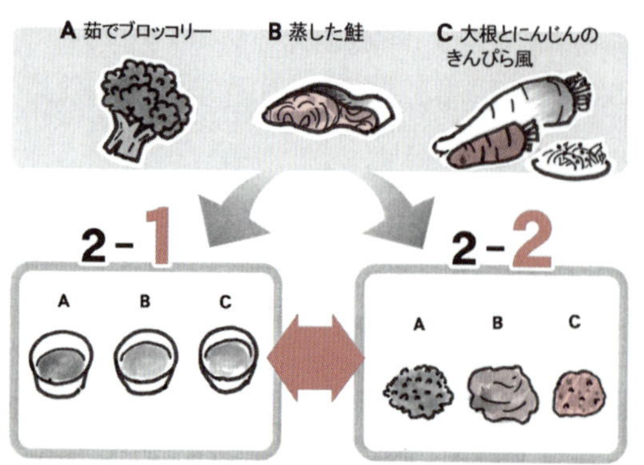

聴取内容

■食事状況

現在摂取している食形態と食事内容,食事量,水分量,食事回数,食事にかかる時間,食欲の有無,嗜好などを聴取する.1日の必要栄養量の充足が困難と考えられる場合は,濃厚流動食品にとろみを付けたり,たんぱく質やエネルギー量増強の栄養補助食品をミキシングの際に添加したりするなどの工夫が求められる.また通所サービスや配食サービスの利用の有無を聴取し,自宅以外で調理されたものの食形態が適切かどうかを確認する.

■栄養状態

体重の変化,褥瘡の有無,食事制限の有無などを確認する.糖尿病(参照→P101)や腎臓病(参照→P121)などの疾患を併せもつ場合は,濃厚流動食品や栄養補助食品の選択に注意する.しかしながら,嚥下障害患者のなかには,食事摂取量が少なく**低栄養に陥っているにもかかわらず，既往症の影響や習慣からか，食事制限を固持している場合がある**．食事制限を継続するか，低栄養改善を図るか，主治医と相談する必要がある．

■調理者，調理状況

調理者は誰か（本人，家族，ヘルパーなど），調理にかけられる時間，使用する調理器具，ミキサーの有無，などを聴取する．患者が高齢者でその配偶者が主な介護者の場合，立って調理するという作業や食材調達が困難であることも考えられる．また，どの程度調理技術があるかということも考慮する．主な介護者が夫や息子という場合，食事は惣菜を買って済ませることも少なくない．一方，ヘルパーが調理する場合は，調理技術を有していたとしても，**決められたサービス時間内で嚥下調整食を作るのはむずかしい**ことが多い．こうした問題点がある場合は，市販の介護食品やミキサー食対応の配食弁当を導入することを検討する（市販の介護食品や配食サービスについては後述を参照）．

■生活状況，生活環境

近隣のスーパーマーケットやドラッグストアなどで介護食品やとろみ調整食品（以下，とろみ剤）などが購入できるかどうかを聴取する．購入できない場合は，通信販売を紹介して利用できるようにする．経済状況を理由に介護食品やとろみ剤の購入に消極的な場合もあるが，

COLUMN 訪問エリアの“介護食品マップ”をつくろう

私たちが訪問先で介護食品を勧める際，患者さんや家族からの「何を買ったらいいの？」という問いには対応できたとしても，「どこで売っているの？」という問いには即座に答えられないことがある．その都度スマートフォンなどで近隣にスーパーマーケットやドラッグストアがあるかどうかを調べたりするが，その店舗における品揃えまでは調べられない．そこで，自身が訪問するエリアにおいて，介護食品を扱っている店舗の分布図と取扱商品の一覧表をつくっておくと，「どこで何を買えばいいい」という情報を伝えることができる．

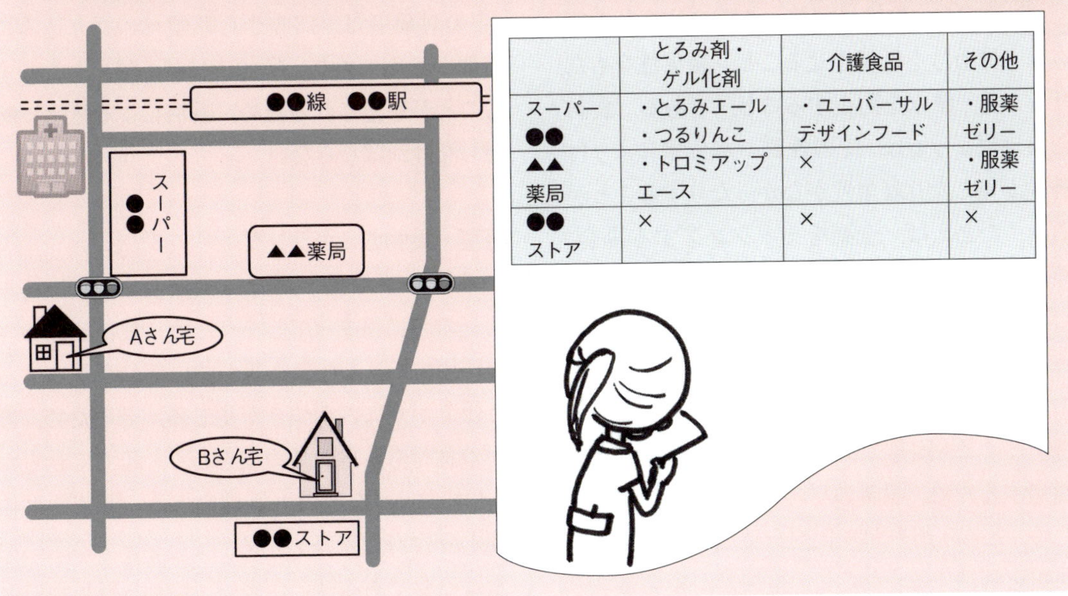

	とろみ剤・ゲル化剤	介護食品	その他
スーパー●●	・とろみエール ・つるりんこ	・ユニバーサルデザインフード	・服薬ゼリー
▲▲薬局	・トロミアップエース	×	・服薬ゼリー
●●ストア	×	×	×

コード 2-1 に調整しないことのデメリット（誤嚥や窒息のリスクが高まること）をよく説明しておく．生活状況や環境にかかわる問題の解決には，特にケアマネジャーとの連携が重要となる．

作り方・選び方の要点

■作る場合に用意するもの

耐熱ミキサー，またはハンドミキサー，こし器，とろみ剤，固形化補助食品（以下，ゲル化剤）など．

在宅の場合，ミキサー類をもっていない場合もある．新たに購入する場合は，以下のようなミキサーを選ぶとよい．

・刃の回転数が多いもの
・耐熱容器であること
・洗浄しやすいもの
・修理対応，部品購入が可能なもの
・一人分のような少量でもミキシングが可能なもの（ミキサー容器が小さいもの）
・操作が簡便なもの
・軽いもの（使用者が高齢である場合など）

■作る際の注意点

コード 2-1 の物性に調整する際に注意したい点は，付着性を低減させること，凝集性をもたせること，離水を防止すること，である．食材や料理によっては，その性質や水分量により付着性が増したり凝集性がなかったりすることがある．たとえば，全粥をミキシングする場合，それだけでは糊状の付着性の高い物性であるため，かえって嚥下しにくくなってしまう．また，スプーンですくって口腔内に取り込むまでに大半がこぼれてしまうようなものは，口腔内で保持することも困難であり，咽頭内を散らばって通過するため，誤嚥のリスクが高くなる．そのため，とろみ剤やゲル化剤を添加してこれらの問題を解消する．ただし，添加量が多いとコード 3 相当になるため，**各メーカーが提唱する最低%濃度より少なめから添加**してみるとよい．

使用するとろみ剤やゲル化剤は，調理者の技術力にもよるが，できるだけ統一するほうがよい．とろみ剤もゲル化剤も多くの商品が発売されており，それぞれ成分や特性が異なる．たとえばゲル化剤でも加熱を必要とするものもあれば，非加熱でゲル化するものもある．また，同一の商品を使用していても，食材・料理の温度によって同じ添加量でも仕上がりの物性が異なる場合もある．

主食の作り方：

全粥ゼリーの場合，できたて（70℃以上）の全粥をミキサーに入れ，さらに全粥の重量に対し約 1%のゲル化剤を加え，1 分攪拌する．

粥やいも，パンなどデンプン質の多い食材の場合は，デンプン分解酵素配合のゲル化剤を用いて，ミキシングにより付着性が高く糊状になるのを防ぐ．また粥などは，食事中に唾液に含まれる α-アミラーゼによってデンプン質が分解されて離水することがあるが，デンプン分解酵素配合のゲル化剤は離水も防止する．コード 2-1 の対象者は，口腔から咽頭への送り込みに時間がかかったり，咽頭内に長く残留したりすることが想定されるため，唾液による離水に配慮しなければならない．

野菜・果物のミキシング：

葉物野菜の茎の部分は繊維質が強く，ミキサーの刃に絡まってしまうため，葉の部分のみを使用する．また繊維質が強い部分が混在すると仕上がりにざらつきが生じる．そのため，ほかの食材もあらかじめ皮をむく，茹でて軟らかくしておく，などの下処理をする．野菜や果物は水分含有量が多いため，ミキシングの際に加水は不要である場合が多い．むしろ凝集性に乏しいため，とろみ剤やゲル化剤を使用する.

肉・魚のミキシング：

繊維が強いため，ミキシングの際には同等量から3倍程度の加水量が必要となる．加水してもざらつき感が解消されない場合は，こし器を使用して裏ごしをする.

■コード2-1で必要栄養量を確保する方法

食形態によって栄養量は変化する（**図**）ため，コード2-1の物性で，1日に必要な栄養量を3回の食事のみで補給するのは容易ではない．ミキシングの際に加水することによって1食分の体積が増してしまい，完食に至らなくなることが多い．また，肉や魚などをミキシング後に裏ごしした場合は，当然たんぱく質の摂取量は減少するため，鶏卵や大豆製品など比較的ざらつきが残りにくい食材に置き換えたりするなどの工夫が必要である.

そして，コード2-1の対象者は，摂食嚥下機能のみならず意識レベルを含めた全身状態が不良である場合があり，負担を考えれば食事にかけられる時間は長くない．そこで，1食分の量を減らしながら栄養価を高める工夫が必要になる．方法としては，ミキシングの際に栄養補助食品を添加する，濃厚流動食品にとろみを付与する，などがあげられる．また，少量頻回食にする，**栄養価の高いものから**優先して摂取する，など食べ方も工夫する.

エネルギーまたはたんぱく質を補給する食品の一部は，添加することで元の料理を白濁させる場合があるため，透明度の低い食品や料理に添加したほうが見た目の違和感が少ない．また，たんぱく質補給食品は，乳や大豆などの原材料の風味を感じることがあるため，主食の粥に添加するより，濃い味付けをした副食に添加するほうが，乳や大豆の風味を感じづらくなると考えられる.

Recipe－レシピ

■だし巻き卵

材 料（1人前）

Ⓐだし巻き卵（市販のチルド商品）…2切れ（約50g）

Ⓑだし巻き卵の半分量の温かい白湯またはだし汁…約25～30mL

Ⓒ MCTパウダー（日清オイリオ）…大さじ1（約4.5g）

Ⓓゲル化剤（ミキサーゲル（宮源））…Ⓐ+Ⓑの重量に対して0.6～0.8%の量（約0.5g，または小さじ約1/3）

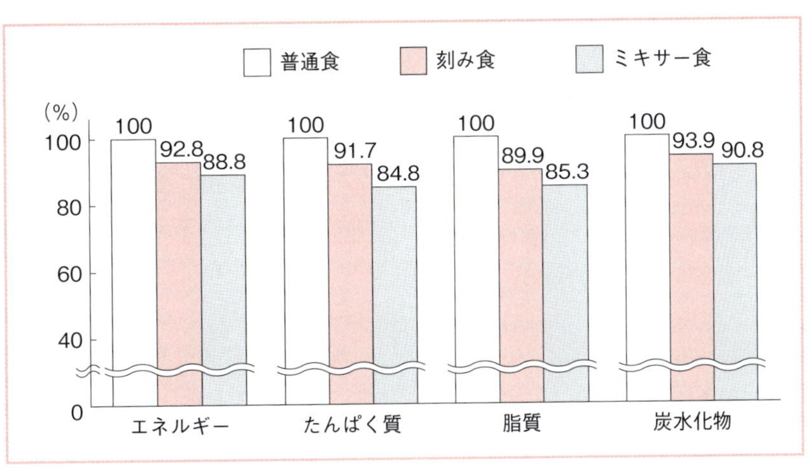

図　食形態の変化と栄養量の違い　（文献3より）

作り方

❶ミキサーにⒶ，Ⓑ，Ⓒを入れて攪拌する．

❷❶にⒹを加えて再度ミキサーで攪拌する．

❸器に流し込むか，ラップなどで形を整える．

一般食品の市販品の利用方法

ミキサーを使用せずにそのまま摂取できる市販品例をあげる．

・コーンクリーム缶

・ポタージュ，ルウ，ホワイトソース

・プレーンヨーグルト

・ムース

・軟らかいプリン，カスタードクリーム

・トマトピューレ

市販品は，すでにコード 2-1 相当の物性になっているものでなくても，ミキシングしてコード 2-1 の物性に仕上げることができる．たとえば，鶏のからあげ，肉シュウマイ，とんかつなどの冷凍食品は，必要な分だけミキシングすれば，残りはそのまま冷凍保存できる．また冷凍食品は基本的に味や硬さなどの品質が維持されているため，ミキシング後の仕上がりにムラができにくくなる．

■ **鶏のから揚げ**

材 料（1 人前）

Ⓐ鶏のから揚げ（冷凍食品）…2 個（約 40g）

Ⓑから揚げと同等量の温かい白湯またはだし汁…約 40mL

Ⓒゲル化剤（ミキサーゲル（宮源））…Ⓐ＋Ⓑの重量に対して 0.6 ～ 0.8% の量（約 0.5g，または小さじ約 1/3）

作り方

❶Ⓐを電子レンジで温め，細かく切る．

❷❶にⒷを加えてミキサーで攪拌する．

❸❷にⒸを加えて再度ミキサーで攪拌する．

❹器に流し込むか，ラップなどで形を整える．

介護用の市販品・配食サービスの活用方法

コード 2-1 に調整する方法をあげてきたが，主食，主菜，副菜と何品もミキシングをし，それぞれ付着性や凝集性に留意して仕上げることは，手間のかかる作業であることがわかる．ましてやこの調理を在宅において，しかも専門知識や技術をもたない患者本人や家族がしなければならないことは，調理者の負担が大きくなることはいうまでもない．

そこで，市販の介護食品や配食サービスを活用することをお勧めしたい．**市販の介護食品は，調理する際の見本としての役割も果たすため，調理者が慣れるまでの間だけでも**活用してほしい．たとえば，主食と野菜のおかずは在宅で調理してミキシングするが，主菜となる肉・魚料理は介護食品を利用する，という使い方もできる．

最近では，介護食品は量販店やドラッグストアで購入できるが，取扱商品のバリエーションが豊富な店は少ない．また，多量多品目を介護食品に頼っている場合は，購入しても重くて持ち帰りが困難になる．そのため，取扱商品が多く，購入した商品を自宅に配達する通信販売を利用するとよい．通信販売を紹介する際は，カタログを患者や家族に**渡すだけでなく，ページ数や商品名をマークする**などして，「何を買ったらいいのかわからない」という状況に陥らないようにする．

配食サービスを利用する場合は，「ミキサー食」，「ペースト食」に対応している業者から提供されるのが理想である．また，嚥下調整食の提供がなく，厨房をもたない通所サービスを利用している場合，嚥下障害のためにサービスを中止せざるをえなくなる．そこで，通所サービスを継続して受けられるよう，**配食サービス業者が嚥下調整食を通所サービス業者に配達するよう提案**する．

外出時の工夫

コード 2-1 が適応される患者が外出先で食事をするのは，現実的には困難である場合が多い．全身状態が不良であるため外出できないという場合もあるが，外食できる場合でもメニューを慎重に選ぶ必要がある．また口腔ケアや吸引などを必要とする場合もあることを考えると，医療処置が受けられない外出先での飲食は，誤嚥や窒息のリスクが高いことにも留意する．

FAQ ―Frequently Asked Questions

Q1：患者や家族が胃瘻ではなく経口摂取を強く望んでいる場合，どのように対応したらよいでしょうか？

A1：コード 2-1 の食形態は，工夫次第で経口のみで栄養補給を行うことができますが，患者の嚥下機能の経過によっては，経口以外での栄養補給方法も視野に入れておく必要があります．コード 2-1 の食事を提供される患者は，栄養補給ルートが経口か経口以外かの境界線上にいるとも考えられます．よって，経口摂取を継続することで低栄養のリスクが高まる症例では，比較的栄養状態が保持されている時点での胃瘻造設を検討します．患者やその家族のなかには，主治医に胃瘻造設を提案されても，さまざまな不安や懸念を抱いており，胃瘻造設すると一切経口摂取できなくなると考えている人も少なからずいます．そこで，「必要な栄養は無理なく胃瘻から注入し，好きなものだけ経口で召し上がっていただくこともできますよ」と情報提供するとよいでしょう．むろん経口摂取を継続できない症例もありますが，胃瘻造設は，患者にとって食事が苦痛でなくなる手段の一つとしてとらえておきましょう．

Q2：「ミキサー食は噛まなくてもいいから，脳に悪いのでは？」，「ミキサー食を食べていると噛む力が衰えてしまうのでは？」と介護者から聞かれたら，どのように答えたらよいでしょうか？

A2：まず大前提として，コード 2-1 に相当するミキサー食を摂取している患者は，咀嚼能力が低下あるいは喪失した状態であることから，固形食を摂取することは窒息のリスクが高くなり，最悪の場合死に至ることがある旨を，よく説明するようにしましょう．また，咀嚼能力の低下・喪失が，認知症や神経筋疾患などの進行，あるいは口腔癌のように摂食にかかわる器官の切除や放射線治療による組織の変質などに起因する場合，固形食を摂取することで咀嚼能力が向上するということは，あまり期待できないということもあわせて説明しましょう．

Q3：「ミキサー食はドロドロで見た目が悪いので，食欲がわかないのではないか？」という質問に対しては，どのように答えたらよいでしょうか？

A3：盛り付ける食器のバリエーションを増やす，料理を膳にバランスよく並べる，食事介助する際にミキシングする前の料理を見せる，「これはお粥ですよ」，「次はすき焼きですよ」などの声かけをする，といった工夫を提案します．

Q4：「ミキサー食はQOLの低下につながるのではないか？」という質問に対しては，どのように答えたらよいでしょうか？

A4：まず食形態の調整がQOLの低下に必ずしもつながらないことを理解していただきたいと思います．機能に合わない常食をうまく噛めず，なかなか飲み込めないために，1時間も2時間もかけてなんとか食べ，疲れ果てたらまた次の食事をとらなくてはならない，という状況を続けていくことが，QOLの維持・向上といえるでしょうか．筆者のクリニックに来院する患者のうち，食形態を固形食からコード2に調整したことによって，食事の負担感が軽減されたというケースも少なくありません．

また，常食から嚥下調整食になる場合，しばしば「食形態を下げる」という表現が使われますが，このようなネガティブな表現は避けるべきだと考えます．「**食事の形をやさしくする**」，「**食形態を食べやすく調整する**」と表現しましょう．「おなかの調子が悪いときは消化のいいものを食べますよね．それと同じように，食事が食べにくくなったから食べやすくしましょう」などと説明してもよいでしょう（参照→P189）．

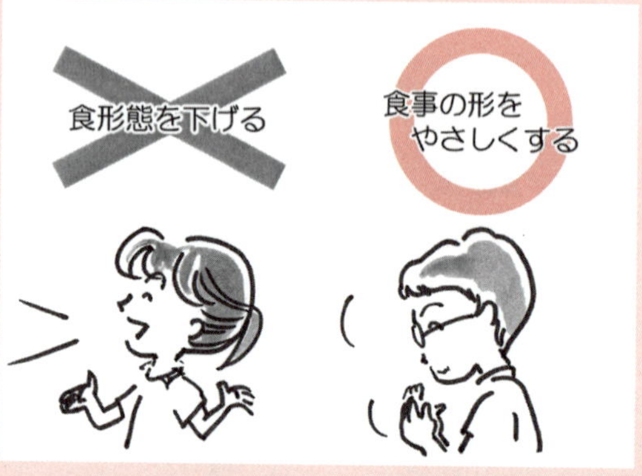

文献

1）日本摂食・嚥下リハビリテーション学会医療検討委員会嚥下調整食特別委員会．嚥下調整食学会分類2013．日摂食嚥下リハ会誌 2013；17：255-67.
2）フードケアホームページ．http://www.food-care.co.jp/products/sbk/
3）林　静子．高齢者の栄養ケアにおける疑問と検証（1）刻み食，ミキサー食の落とし穴．臨床栄養 2002；100（2）：145.
4）日清オイリオグループホームページ．http://www.nisshin-oillio.com/goods/support/mct/C212.html
5）明治ホームページ．https://www.meiji.co.jp/meiji-eiyoucare/products/nutritionfood/meiprotein/#anchor07
6）ヘルシーネットワークホームページ．http://www.healthynetwork.co.jp/top/search/asp/list.asp?cate1=2

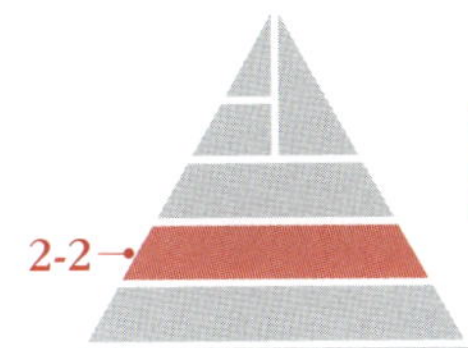

嚥下調整食 2-2 —病院

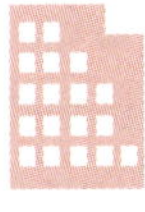

指導内容

摂食嚥下機能はたいへん複雑で，障害の種類もさまざまである．そのため，安全に食べるための嚥下食の食形態は，障害のある部位によって変えなければならない．

■噛むこと（咀嚼）の障害への対応

噛むこと（咀嚼）だけに障害がある場合，刻み食の提案をする．食塊を作ることができる場合は，そのまま飲み込める大きさに刻むだけで十分である．舌や唇の機能が不十分で，食塊形成が困難な場合は，刻んだ食材にとろみを付けたりゼラチンで固めたりして，口腔内で広がりにくくする工夫が大事である．しかし，**舌や唇の運動機能が少しでも残っていれば，できるだけ維持することが大切である**．そのためには必要以上に小さく刻んだり，ミキサーにかけたりせず，根菜類を軟らかく煮て，1cm 角程度の荒刻みにし，噛む訓練ができるようにする場合もある．

■飲み込むこと（嚥下）の障害への対応

飲み込むこと（嚥下）に障害がある場合は，液体の誤嚥に対する指導が最も多く，とろみ調整食品による液体の粘度の調整を指導する．嚥下障害のある場合，最も安全な食形態として「ゼリー食」が推奨される[1]．しかし，舌の運動が十分でなく，口腔内にいつまでも食塊が残る場合，体温によって溶けたゼリーは，最も危険といわれる液体状になってしまう．また，口腔内にため込むことができず，嚥下反射が起こるまでに梨状窩まで落ち込み，それでも嚥下反射が起こらない場合，梨状窩に溜まったゼリーが溶けて，簡単に気管へ入ってしまう．これらの場合，いくら安全といわれていても，ゼリー食は避けなければならない．より安全に食事を摂取していただくためには，体温で溶けない食形態，通過時間を調整できる食形態として，とろみ調整食品の使用を選択する．

■とろみ調整食品の使用

とろみ調整食品の使用は，**単に水分を安全な嚥下形態にするだけではなく，対象者の嚥下機能に合わせた硬さの調整をすることができる**．

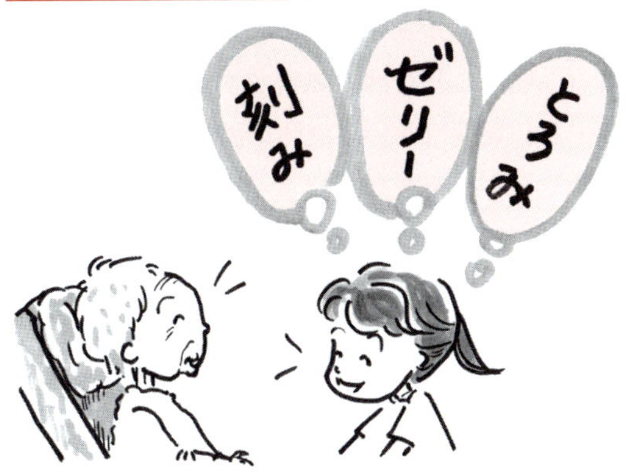

たとえば，舌の動きが悪く送り込むことが困難な場合，少し薄めのとろみにし，45 度程度身体を寝かせた状態で，自然落下に任せた食事の提供が安全である．口腔内で溜めることができず，嚥下反射が起こるまでに食塊が梨状窩まで落ち込んでしまう場合，通過時間を遅らせ，梨状窩でも簡単には形態が壊れない，少し強めのとろみにする．この場合，量を多くすると，梨状窩であふれた食材が，気管に流れ込んで誤嚥となることがあるので，**安全な量の決定も大切である**．

しかし，嚥下機能の障害は，咽頭や喉頭の外から見えないところで問題が起こっており，むせが起こらない不顕性誤嚥の場合，全く気づかないこともある．また，障害の状態はさまざまで，個人差も非常に大きく，とろみの強さや摂取時の体勢，一さじの食事量などは，VF（嚥下造影）などの検査によって決定することが理想である．

在宅において検査による判断が困難な場合，提供した食事が疲れることなく全量摂取でき，食後の熱発がなければ，安全に摂取できたと判断し，エネルギーや栄養素がより多く確保できるよう，食事量の増量や食形態のアップに挑戦する．

作り方・選び方の要点

ご飯：

咀嚼に障害がある場合，軟飯または全粥食にする．噛むことだけの障害であれば，ミキサーにする必要性はない．液体の誤嚥に配慮がいる場合，とろみ調整食品で重湯の粘度調整をするより，ゲル化剤を使用して固形にするほうが，付着性の強いベタつきを回避できる．

口腔内で，食塊の送り込みや，飲み込むことに障害がある場合には，粥をミキサーにかけるが，その際できるだけ口腔内に食事が広がらず，移動がスムースに行われる工夫が必要になる．酵素入りのゲル化剤を使用してミキサーにかけ，糊状のベタつきを避けるようにする．**嚥下反射があればゲル状にし，反射が鈍いようであればゲル化剤の使用量を控え，ゆるくとろみの付いた状態で提供する**（**表**）．

ゲル化剤を多めに使用し，粥を硬めのゲル状にしてスプーンなどで丸くくり抜くと，雑煮などの餅代わりとして，安全に使用できる．黒蜜をかけたり，こしあんを添えれば，甘くおいしいデザートにもなる．酵素とともにミキサーにかけると，粥に甘さが出るため，粥そのものには特に砂糖など加えなくても，デザートとして使うことができる．

麺類：

咀嚼に障害がある場合，麺はよく煮込んで軟らかくする．残された咀嚼の機能程度に合わせて，刻む長さを決定する．麺が長く，すすって食べると誤嚥を起こすことがある．また，刻んだ麺をだし汁と一緒に摂取すると，通過が早く誤嚥につながることもある．この場合，ゼラチンを使用して固めることで，麺がばらつかず，すするることなく食べられようになる[1]．

ミキサーにかける場合，粥と同じように酵素入りのゲル化剤を使用すると，ベタつきがなく，なめらかに食べることができる．

パン：

パン類は乾燥してパサつくため，食べにくい食品である．咀嚼の障害だけで，飲み込むことができる場合は，パンケーキなどをシロップで湿らせると，口腔内でバサバサと広がることなく食べることができる．フレンチトーストにすると，エネルギーとともに，たんぱく質やミネラルも補給することができる．

いも類：

いも類は，マッシュにしたりミキサーにかけると粘りが出て，食べにくい食形態になる．マッ

表　ケース別ゲル化剤・とろみ調整食品の種類と濃度―コード 2-1 と 2-2 のイメージ

	ミキサー		とろみ付き刻み
	硬め	ゆるめ	
白粥	ホット&ソフトプラス		つるりんこパワフル
	1.5%	0.8 &	0.7%
雑炊	ホット&ソフトプラス		つるりんこパワフル
	1.8%	1.0%	0.7%
麺類（だし汁含む）	ホット&ソフトプラス		つるりんこパワフル
	1.5%	0.8%	1.3%
小鉢（いも類のみ）	ホット&ソフトプラス		つるりんこパワフル
	2.0%	0.8%	0.7%
汁・果物	ミキサーゲル	つるりんこパワフル	つるりんこパワフル
	0.8%	2.0%	2.0%
主皿（水分の出ないもの）50%重量のだし汁付加	ミキサーゲル	つるりんこパワフル	つるりんこパワフル
			2.0%
主皿（水分の出るもの）	0.8%	2.0%	つるりんこパワフル
			2.0%
小鉢（いも類以外）（水分の出ないもの）50%重量のだし汁付加	ミキサーゲル	つるりんこパワフル	つるりんこパワフル
			2.0%
小鉢（いも類以外）（水分の出るもの）	0.8%	2.0%	つるりんこパワフル
			2.0%

ホット&ソフトプラス（ゲル化剤）：ヘルシーフード
ミキサーゲル（ゲル化剤）：宮源
つるりんこパワフル（とろみ調整食品）：クリニコ

（草津総合病院栄養科作成）

シュの場合は牛乳などの水分を加えたり，マヨネーズで和えると，滑りがよくなり，食べやすくなる．ミキサーにかけてとろみを付ける場合，じゃがいもなどは，粥と同じように酵素入りのゲル化剤を使用し，粘りのない形態にすることが大事である．ポテトサラダのように，ほかの食材が多く含まれる献立では，酵素の必要がないことが多く，一般的なとろみ調整食品やゲル化剤で，安全な形態に調整できる．やまいもは，ミキサーにかけると，トロロ状になり食べやすそうだが，通過速度が速いため咽頭から喉頭への食塊の落ち込みが早く，通過した食塊は粘りで形状が崩れないため食道への移動がしにくい．そのため窒息の危険が非常に高い食形態となる．

卵：

卵豆腐，半熟卵，温泉卵などで摂取する．**加熱しすぎると硬くなり**，口腔内でばらついてしまい，非常に食べにくい形態になる．舌の動きが悪く，口腔内で食塊が作りにくい場合は，軟らかすぎる卵豆腐は不向きである．少し濃いめにし，口腔内で簡単につぶれてしまわないようにする．このとき，加熱しすぎて鬆（す）が立たないように気をつける必要がある．なめらかな仕上がりが大事である．

肉類：

咀嚼の障害だけであれば，ひき肉を利用することで対応ができる．ひき肉を粘りが出るまでよく混ぜ合わせ，みじん切りにしたたまねぎと合わせてハンバーグにしたり，少し片栗粉を加えて小さく丸めてお湯に落とすと，片栗粉によってできたプルンとした食感が，なめらかにのどを通る，食べやすいミートボールが出来上がる．嚥下の機能に合わせ，大きさの調整もできる．ひき肉から作るのがたいへんな場合，味の付いた調理済みのハンバーグやミートボールを利用するのも一つの方法である．**調理済みの食材をソースごとミキサーにかけ，ゲル化剤で固め**れば，摂食嚥下障害用のハンバーグやミートボールを，簡単に作ることができる．

肉類はエネルギーと，体にとって重要なたんぱく質の摂取源なので，上手に使って，しっかり栄養素を確保したいものである．

魚類：

咀嚼の障害程度なら，白身の軟らかい魚を使い，あんかけなどにしてパサつきのない調理法を選ぶ．飲み込むことに障害があれば，ミキサーにかけて使用し，状態に合わせてゲル化剤で固めるか，とろみ調整食品でとろみを付けるか決定する．

野菜類：

ほうれんそうなどの葉物野菜は葉先を使い，軟らかくして刻む．きゅうりやレタスのように，刻むとバラバラになる食材は，口腔内で食塊が作りにくいので，刻んで使用するのには不向きである．きゅうりなどはすりおろして使用し，水分が心配であれば，とろみ調整食品により，離水を防ぐ工夫をする．根菜類は障害の状態に合わせて，さまざまな形態で提供できる便利な食材である．基本は，よく煮て軟らかくして使う．かぶりつきができないとか，歯が悪い（歯がない）だけであれば，少し形を残して，**噛む機能を使えるようにし，嚥下機能の維持を図るのがよい**だろう．食材をすりつぶす機能がなければ，細かく刻み，そのまま飲み込んでも大丈夫な状態にする．

形態の異なる食材を同時に食べると誤嚥しやすいため，刻むことで分離した水分にはとろみ調整食品で薄めのとろみを付け，刻んだ食材を包み込むようにすると，口腔内でのばらつきを防ぎ，口当たりよく飲み込むことができる．

ミキサーにかけて提供するときは，さまざまな食材を一緒にブレンドすると，いつも同じ色彩になる．余裕があれば食材ごとにミキサーにかけ，彩が楽しめる食事にすることも，食欲を促す工夫の一つである．

汁物：

液体は誤嚥の危険が大きく，みそ汁やすまし汁のように粘りのない汁物は，そのままでの使用は避ける．具をミキサーにかけた後，とろみ調整食品を利用して，とろみを付けることを勧める．ポタージュのようにとろみのあるスープについては，障害の状態によっては，そのまま利用することができる．薄いとろみでも危険がないと判断されれば，栄養価も高いポタージュは，味を変化させる一品として，楽しんで食べていただきたい．

シチュー・カレー：

水で溶いた小麦粉を少し加え，濃いめにとろみを付け，じゃがいもやにんじんをスプーンの背でつぶしてルーと混ぜ合わせると，好きなシチューやカレーが，手軽に家族と一緒に食べられる．**家族と同じものが食べられる喜びは，本人のみならず，家族の負担の軽減につながる**．

※いずれの食材も，ミキサーにかけて使用する場合，嚥下機能に合わせた「硬さの調整」が，誤嚥を起こさない安全な食事の提供の大切なポイントである．

一般食品の市販品の利用方法

毎日の食事に，愛情を込めた一品を用意することは大事なことである．しかし，すべてを手作りすると手間がかかり，長期の取り組みでは疲れが出てしまう．特に加工をしなくても利用できる食品を選んで，気持ちと手間に少しの余裕をもつようにしよう．

そのまま使用できる食品：

・絹ごし豆腐，卵豆腐

・ヨーグルト，ゼリー，プリン，ムースなどの菓子類

カステラやバームクーヘンのような食品は，

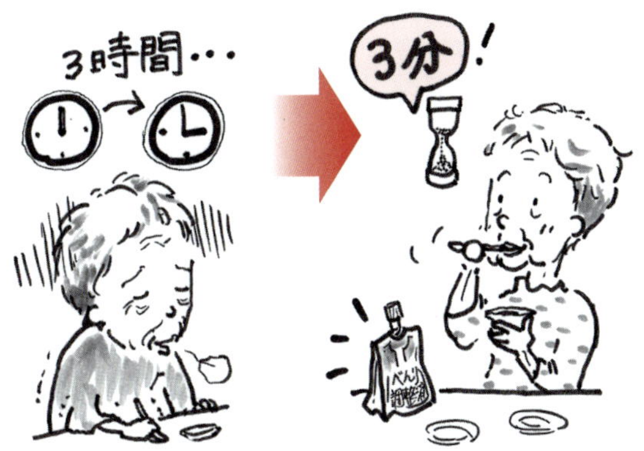

パサつきがあり，嚥下に障害のある場合は摂取のむずかしい食品だが，生クリームを絡めると，しっとりとしてパサつかず，なめらかに嚥下できる．

介護用の市販品の活用方法

退院し，在宅で嚥下障害の食事を作る場合，時間をかけて加熱することで栄養価が低下したり，水分を付加しミキサーにかけることで量が増えて食べきれず，エネルギーの確保が十分にできなくなることがある．また，食べることに時間がかかり，疲れが出て，摂取量が不十分になる場合，エネルギーに加えてさまざまな栄養素の不足が起こる．

このようなケースでは，少量でエネルギーの確保ができ，栄養素をバランスよく確保できる市販の介護食品を使用するのがよいだろう．まず，栄養価の高い市販食品から摂取し，ある程度のエネルギーや栄養素を確保したうえで，刻んだりミキサーにかけた，家族と同じ食事を楽しむ．市販食品を使用することで，家族の手間や心の負担を少しでも和らげることにつながればと，紹介している．

FAQ —Frequently Asked Questions

Q1：家族が障害の起こった現実を認めてくださらない場合，どのように対応したらよいでしょうか？

A1：嚥下食を指導するなかで少なからずあるのが，障害の起こった現実をご家族が認めてくださらないということです．脳血管障害で一瞬にしてその機能を奪われたとき，「昨日までちゃんと食べられていたから，また食べられるようになるはず」と，機能に合わせて提供する，健常者が食べるものとは大きく形状の異なる食事に，拒否反応を示すことがあります．このような場合も，VFなどの検査に立ち会っていただき，現状を見ていただきながら説明すると理解していただきやすいと思います．いまの状態に合わせた内容で，無理をせず安全に食事を進めることが，いつかまた元のように食事をしていただくための確かな栄養の確保と機能改善の訓練につながることを，ご家族にきちんとわかっていただくことが大切です．

Q2：老老介護のケースで，「とろみを付ける」と言葉で説明しても正確に理解していただけない場合，どのように説明すればよいでしょうか？

A2：「とろみが付けばよい」ではなく，まずは「適した粘度を守らないといけない」ことを十分に説明し，退院に向けてとろみ調整食品の使い方を実際に体験していただきます．場合によっては，自宅にあるミキサーを持参していただき，ミキサーの機能に合わせた食材選びも指導します．たとえば，撹拌目的で粉砕する機能が弱いミキサーの場合，繊維が多かったり硬さが残っていると，ペースト状にならないことがあります．この場合，葉物野菜は軟らかくして葉先だけを使用し，根菜類やいも類は簡単につぶれる程度まで十分に加熱してから撹拌するよう指示します．ハンドミキサーの場合，少量で使用でき，在宅では便利ですが，食材の水分だけでは嚥下に適したなめらかな硬さを出すことができないため，適度な水分を付加し，とろみ調整食品で硬さの調整をするよう提案します．

また，食材によって，とろみの付き方は大きく異なります（下図）．指導に当たっては，これらの条件を踏まえたうえで，とろみ調整食品の使用を提案します．

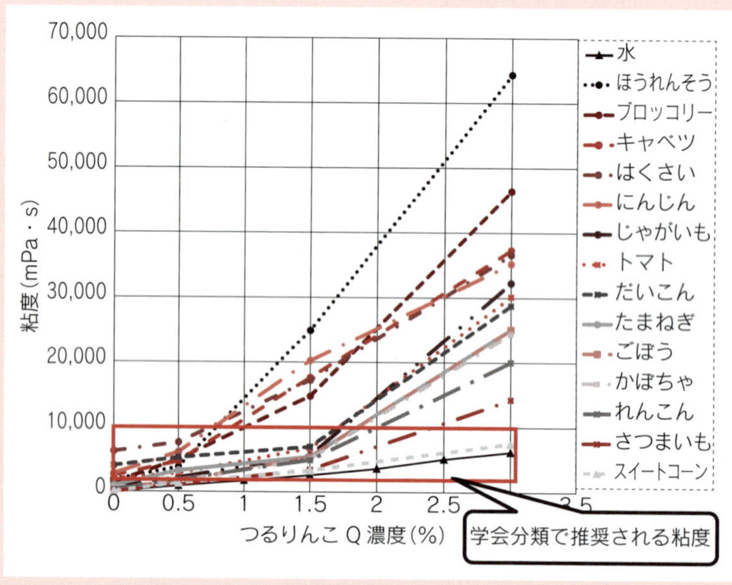

各野菜の粘稠液のつるりんこ Q 濃度と粘度の関係

文 献

1）黒田留美子．いつもの食材でつくる高齢者ソフト食メニュー88　vol.2：鉱脈社；2012．p80.

2）日本摂食・嚥下リハビリテーション学会医療検討委員会嚥下調整食特別委員会．日本摂食・嚥下リハビリテーション学会嚥下調整食分類2013．日摂食嚥下リハ会誌 2013；17：255-67.

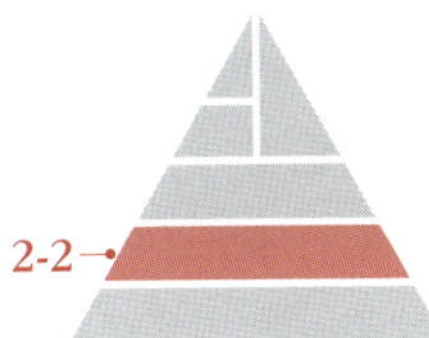

嚥下調整食 2-2 ―在宅

聴取内容

在宅でコード 2-2 の嚥下調整食の栄養食事指導を受ける方々の生活状況は，自分で移動・移乗ができず，ベッド上で食事または食事のときは車椅子に移乗されている方がほとんどである．食事状況はミキサーにかけただけの食事では食事中・食後のむせが多く，食事時間が長い（60 分前後）ため，最初は自立で食べていても途中から疲れて食べられなくなり，食介助が必要になる方が多い．栄養状況はやせている方が多く，出された食事を完食されている方はほとんどいない．

調理状況は居宅の場合，家族かホームヘルパーが調理を担当している．食介助も家族またはホームヘルパーが行っている．ミキサーなど器具がない場合も多く，必要性を伝えることがある．また，どんなミキサー・フードプロセッサーを買えばよいのかなどの質問・相談もある．管理栄養士のいない施設は委託給食会社がミキサー状で配膳するか，施設職員が調理・配膳し，食介助は施設職員が行っている．居宅・施設ともに，とろみ調整食品は知っているが，消化酵素入りゲル化剤・非加熱ゲル化剤などはほとんど知られていない．居宅で入院時に使っていたからと使われている場合もあるが，目分量で使われているため，出来上がりに安定性がない．ミキサー食を作っても，そのままの状態で時間をおくと離水してしまうが，居宅・施設ではそのままの状態で食べられている．居宅・施設とも離水への注意・配慮はない．

このような在宅での状況のなかで，適切なコード 2-2 の嚥下調整食を指導するためのポイントを示す．

作り方・選び方の要点

■前提

調理担当者が高齢である・調理経験がないなど，訪問先により条件が異なるため，**在宅では調理工程を必要最小限にする．時間や手間がかかると思われると，継続して作ってもらうことができなくなるためである**．在宅ではキッチンスケール，計量カップ，計量スプーンはもっていないと思っておいたほうがよい．

在宅は病院と違い24時間管理していない生活の場であるため，嚥下調整食はできるだけリスクの低い提案を行う．介護用市販品は簡便で，介護者の負担も軽減されるが，経済的な問題もあるので，ケアマネジャーに相談する．管理栄養士は何を買ってもらいたいか優先順位を決めておく必要がある．

■器具（図）

ミキサー（ブレンダー）：

ある程度加水をしないと回転しない．そのため水分量が増え，実質の食事量・栄養量が少なくなることを考慮し，栄養補助食品などの対応を指導する必要がある．回転数が多いため，なめらかな仕上がりになる．

フードプロセッサー：

加水しなくても作動する．ミキサー（ブレンダー）に比べて回転数が少ないため，粗い仕上がりになる．

ハンドミキサー（ハンドブレンダー）：

加水しなくても作動する．回転数，仕上がりはミキサー（ブレンダー）に準じる．手軽に使用できて場所をとらず，比較的安価であるため勧めやすい．しかし，作動している間は手に本体を保持する必要があるため，高齢者には推奨しない．コードレスのものもある．

■主食の作り方

コード2[1]より，特殊な酵素などで処理することによって時間とともに粘度が増したり，付着性が高くなったりしないように調整することができる．

デンプン消化酵素入りゲル化剤粥：

・米から全粥を作る場合は，米：水は1：5.
・米飯から全粥を作る場合は，米飯：水は1：2.
・米飯から作る場合は，茶碗または容器を家族

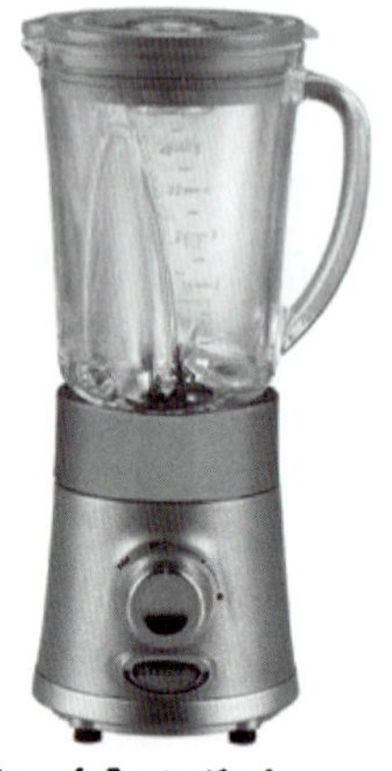

ミキサー（ブレンダー）
- 回転数：10,000～22,000回/分
- 回転歯の上の辺りまで食材と水分がないと，空回り状態になる
- スイッチを押すだけで，継続して作動する
- 回転数が多いため，なめらかな仕上がりになる

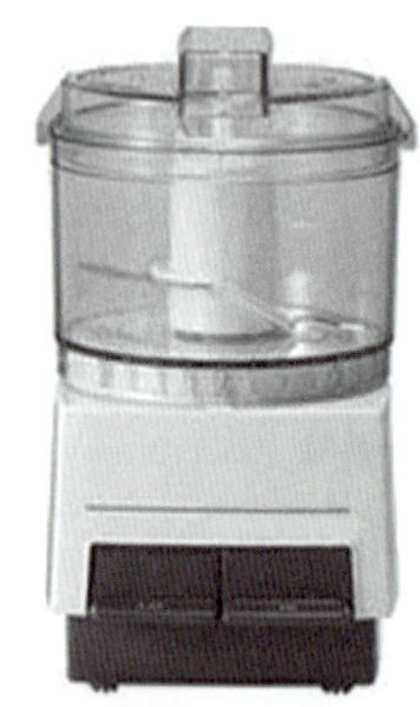

フードプロセッサー
- 回転数：約1,500～5,600回/分
- 水分を加えなくても作動するが，水分が多すぎるとうまく作動しない
- スイッチを押すだけで，継続して作動する
- ミキサー（ブレンダー）に比べて回転数が少ないため，粗い仕上がりになる

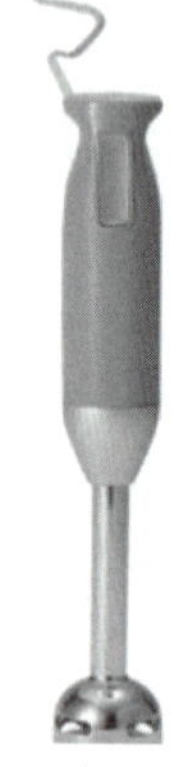

ハンドミキサー(ハンドブレンダー)
- 回転数：約10,000回/分
- 水分を加えなくても作動するが，水分を加えたほうがスムーズに作動する
- 手軽に使えるが，作動している間は手に本体を保持する必要があるので，高齢者には推奨しない
- 本体の重量は約1kg
- 回転数，仕上がりはミキサー（ブレンダー）に準じる

図　ミキサー（ブレンダー），フードプロセッサー，ハンドミキサー（ハンドブレンダー）の違い

またはヘルパーと決め，加水する量を決める（毎回，米飯量を計量する手間を省く）．

・米飯と水を加えた重量に対してのデンプン消化酵素入りゲル化剤1.5％の量を管理栄養士が計量し，簡便化を図るため，そのデンプン消化酵素入りゲル化剤量に値する適当なスプーンを家庭の手持ちのスプーンの中で決める．
・デンプン消化酵素は120℃までの加熱であれば，効力は低下しない（メーカー確認済み）．
・出来上がったデンプン消化酵素入りゲル化剤粥を冷凍し，電子レンジで解凍しても，問題はない．1日分をまとめて作り，1食分ずつ電子レンジで温め，1日で使い切るのが衛生的に安全と勧めている．
・エネルギー量を上げたい場合は，ミキサーをかける前にMCTオイル・エゴマ油・サラダ油などを加える．ただし，主食にオイルやタンパクパウダーなどいろいろ混ぜると，「何か変なものを入れられている」と思われ，主食を食べなくなることもあるため，食べる本人に説明する必要がある．
・デンプン消化酵素入りゲル化剤粥を作る際は，粥の温度を80℃以上に上げる必要がある．調理担当者に「火傷をしないよう注意が必要」と必ず伝える．
・どうしても，デンプン消化酵素入りゲル化剤粥ができない場合は，できるだけなめらかなミキサー粥を作り，非加熱ゲル化剤を加える．非加熱ゲル化剤を加えることで，唾液（アミラーゼ）によるデンプンの分解で液化することを防げる．
・デンプン消化酵素入りゲル化剤や非加熱ゲル化剤を加えないミキサー粥を食介助する場合は，スプーンをゆすぐため，水を入れたコップを用意する．一口ごとにスプーンをコップにつけると，唾液が水の中に落ちて，唾液による粥の液化が防げる．

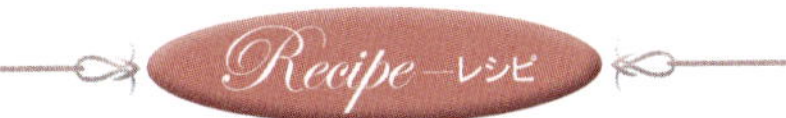

■ スベラカーゼ粥

材 料（1 人前）

米飯…100g／水…200mL（米飯：水は1：2）／スベラカーゼ（1.5％）…4.5g

作り方

❶米飯と水をミキサーに入れる．
❷❶に1.5％スベラカーゼを加えてミキサーにかけ，ミキサー状になるまで稼働させる（約1分間）．
❸❷を器に移し，電子レンジで沸騰するまで加熱する．

パン類：

・デンプン消化酵素入りゲル化剤粥と同じ要領で作る．
・パン粥の場合はバター，マーガリンを付加することでエネルギー量を上げられる．溶けるチーズのパン粥への付加は，温度が高い間は溶け，温度が下がると固化し，硬さが常時一定にならないため勧められない．

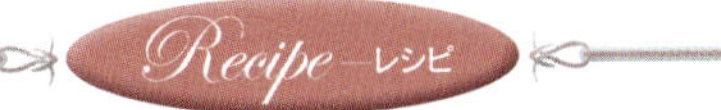

■ パン粥

材 料（1 人前）

食パン（6枚切り）…1枚（50g）／牛乳…150mL／デンプン消化酵素入りゲル化剤（1.5％）…3g

作り方

❶パンは耳をつけたまま一口大に切る．
❷パン・牛乳・デンプン消化酵素入りゲル化剤を容器に入れ，ハンドミキサーでミキサー状にする．
❸❷を鍋に入れ沸騰するまで加熱するか，電子レンジに入れ沸騰するまで加熱する．
❹❸が60℃以下になれば，固まる．

■副食の作り方

コード2-2より[1]，食品をミキサーにかけてなめらかにし，かつ凝集性を付加したようなものである．

肉類・魚類：

・肉・魚類は脂を多く含む食材のほうが，出来上がりがなめらかになる．

・魚を生で食べたいという希望があった場合は，マグロのネギトロ用をさらに包丁で叩き，少量のサラダ油かマヨネーズを加える．

・できればタンパク質消化酵素（スベラカーゼミートなど）で一度処理してから調理し，ミキサーにかけるほうが，種類や部位を問わず硬さの問題は解消される．

・揚げ物（天ぷら・フライ・から揚げ）もだし汁などで加水し，ミキサーにかけることでパテのようになる．

■揚げ物のミキサーパテ風

材 料（1 人前）

天ぷら・フライ・から揚げなど…50g／だし汁…大さじ 2／非加熱ゲル化剤…少々

作り方

❶揚げ物を粗みじんに切る．

❷容器に揚げ物・だし汁・非加熱ゲル化剤を加え，ハンドミキサーでミキサー状にする．

❸お皿に❷を盛りつける．

ポイント

・少量では作りにくいので，2 回分を作るほうが作りやすい．

・だし汁の代わりにマヨネーズ・生クリームを使うとなめらかになる．

・エネルギー量を上げたい場合は，メニューにもよるが，生クリーム（動物性・植物性）やマヨネーズを加え，ミキサーにかける．

卵：

・市販の温泉卵を勧める場合が多い（スーパーの豆腐・練り製品・漬物売り場付近に置かれている）．温泉卵そのままよりも，つぶして他の食材を混ぜるなどして使うと食塊形成もしやすく，安価で調理する手間もなく，アレンジしやすく，たんぱく質も摂取できる．

・茶碗蒸しの場合は必ず，とろみを付けたあんをかけ，離水のない状態で食べるようにする．

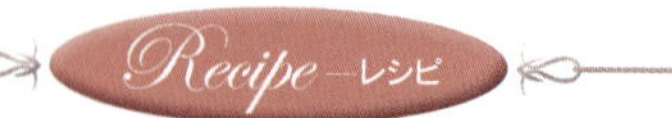

■とろみあんかけ茶碗蒸し

材 料（1 人前）

【茶碗蒸し】

卵…1 個／だし汁…150mL／薄口しょうゆ…小さじ 1

【とろみあん】

だし汁…50mL／薄口しょうゆ…小さじ 1/2／みりん…小さじ 1/2／とろみ調整食品…小さじ 1 弱

作り方

❶卵にだし汁・薄口しょうゆを加え，よく混ぜる．

❷茶こしかストレーナーで❶をこし，器に入れる．

❸小鍋に容器の 1/2 程度の水を張り，❷を入れ，沸騰するまで強火にし，沸騰後は弱火で 10 分程度蒸す．

❹マグカップにだし汁・薄口しょうゆ・みりんを加え，電子レンジで沸騰するまで加熱する．

❺❹を取り出し，とろみ調整食品を加え，よく混ぜる（濃いとろみ程度にする）．

❻❸の茶碗蒸しの上に❺のとろみあんをかける．

ポイント

・茶碗蒸しを作る際に，だし汁を牛乳・豆乳などに変えることで，エネルギー・たんぱく質を上げることができ，また味の変化を付けられる．

豆腐：

・豆腐の中から出てくる水分は離水と考える．

・白和えにする場合は具にするものをミキサーにかけ，和え衣と具の硬さが極端に変わらないようにする．

野菜類：

・いも類・かぼちゃなどは非加熱ゲル化剤を加

●離水は誤嚥の原因になります！
●液体と固形物が分離しないよう，
非加熱ゲル化剤を使いましょう

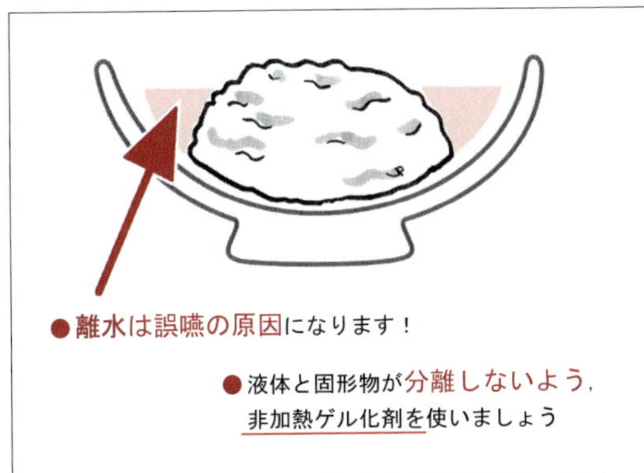

え，ミキサーにかける．もし，粘りが強ければ，デンプン消化酵素入りゲル化剤を加え，ミキサーにかけ，電子レンジで加熱する．

・コーン・グリンピースなどの豆類などは皮が硬いため，ミキサーにかけ，茶こしでこし，皮を取り除き，非加熱ゲル化剤を加える．煮豆の場合はデンプン消化酵素入りゲル化剤を使い，皮ごとミキサーにかけて，電子レンジで加熱するが，皮の硬さによっては問題がない場合もある．

・煮物や湯がいた野菜はミキサーにかけ，離水がないよう，非加熱ゲル化剤を加え，水分と食材が一体になるようにする．

・煮物や湯がいた野菜をミキサーにかけ，介護用市販品の甘みの付いていないトウフィールやエプディッシュで和えると白和えのようになり，エネルギーやたんぱく質が多くとれる．

・マヨネーズ，ピーナッツバター，ゴマペーストを使うことで，エネルギーが上がり，味の変化も出る．

・エネルギー量を上げたい場合は，メニューにもよるが，生クリーム（動物性・植物性）やマヨネーズを加え，ミキサーにかける．

汁物：

・みそ汁やすまし汁の場合は具と汁を一緒にミキサーにかけ，とろみ調整食品か非加熱ゲル化剤を加える．

・ポタージュなどはとろみの具合を見て，サラサラの状態であれば，とろみ調整食品か非加熱ゲル化剤を加える．

・トッピングなどは，汁と硬さが違うため行わない．

・エネルギー量を上げたい場合は，メニューにもよるが，生クリーム（動物性・植物性），牛乳・豆乳などを加え，ミキサーにかける．

水分：

・お茶，スポーツドリンクはとろみ調整食品か非加熱ゲル化剤を使う．

・非加熱ゲル化剤をお茶やスポーツドリンクに使う場合は，付着性が低くなるため喉頭蓋谷や梨状窩ですべるようになり，嚥下が間に合わない場合もある．嚥下評価の結果により，医師・歯科医師の指示で使用を決める．

一般食品の市販品の利用方法

・温泉卵（スーパーマーケットの豆腐・練り製品・漬物売り場付近に置かれている）は手軽で安価であるため，そのままで粥にのせてもよいし，野菜と一緒に混ぜるなど，使用範囲が広い．ただし，**付属のたれをかけると離水状態になるため，使用する場合は温泉卵とよく混ぜて食べる**（参照→P54）．

・市販品のプリンは，焼きプリンの表面の焼けている部分は除去する．表面がなめらかで中味と硬さが同じである場合はそのまま食べられる．カラメル部分（液体）と卵の部分（固体）をよく混ぜて食べるか，卵の部分のみ食べる．

・水ようかんは，離水している水分を除去する．

・アイスクリームは，非加熱ゲル化剤を加えよく混ぜると，溶けても液化せず食べられる．

・ヨーグルトは，離水している水分を除去し，まとまりが弱ければ非加熱ゲル化剤を加える．カスピ海ヨーグルトは，ほかのヨーグルトに比べ付着性が低い．

介護用の市販品の活用方法

デンプン消化酵素入りゲル化剤：

・スベラカーゼ（フードケア）

・ソフティアＵ（ニュートリー）

・ホット＆ソフトプラス（ヘルシーフード）

デンプン消化酵素：

・お粥ヘルパー（キッセイ薬品工業）

・宮源の酵素タブレット（宮源）

非加熱ゲル化剤：

・まとめるこ（クリニコ）

・ミキサーゲル（宮源）

・ミキサーパウダーMJ（フードケア）

・ミキサー＆ソフト（ヘルシーフード）

・カタメリン（ニュートリー）

※メーカーにより出来上がりの様子は多少違う．出来上がりの見栄えがよくても嚥下状態にあまり適していない場合もあるので注意すること．

主食・副食：

・ユニバーサルデザインフード（UDF）の「かまなくてよい」（旧区分4）の製品[3)]

・えん下困難者用食品許可基準Ⅱ・Ⅲ[3)]

・あいーと（イーエヌ大塚製薬）[4)]

・パンがゆミックス（ヘルシーフード）

・粥ゼリーの素 宮源のお粥（宮源）

・ブレンダー食（ニュートリー）[5)]

配食サービス（全国）：

・まごころ弁当：やわらか食

・メディカルフードサービス：MFSやわらか食

外出時の工夫

外出時には，携帯に負担がなく，ミキサーが不必要なものを選ぶ．

・粥ゼリーの素 宮源のお粥（宮源）

※熱湯をかけることで，ミキサー粥ができる．

・ユニバーサルデザインフード（UDF）の「かまなくてよい」（旧区分4）の製品

・ブレンダー食（ニュートリー）

指導のポイント

家族・施設職員・ヘルパーに対しては，できるだけ専門用語を使わず，平易な言葉で話すよう心がけている．たとえば凝集性については，「口の中で食べたものが散らばってしまわないように，まとまりがあるように」などと話す．付着性については，「のどの辺りでべたつく，べたつかない」，食塊については，「食べ物は本来であれば口の中で噛みながら，唾液が混じり一つにまとめられますが，まとめることができないので，食べ物の段階でまとまりやすい形にしましょう」などと話すとわかりやすい．食生活をサポートする管理栄養士として，本人・家族に寄り添う，そして少しでも食べてくれればとてもうれしいという気持ちで，無理を強いることなく指導するように心がけている．

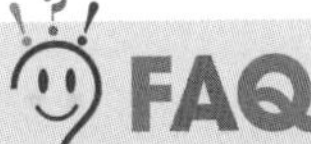

FAQ——Frequently Asked Questions

Q1：嚥下機能と食形態が不一致の場合は，どのように対応したらよいでしょうか？

A1：①【家族・ヘルパー・施設職員が一生懸命対応している場合】

その努力をたたえる言葉を必ず伝えます．「介護がたいへんなのに，がんばっておられたのですね」，「もう少し楽にできることを提案できるよう考えます」．

②【家族がヘルパー・施設職員に対し高圧的，わがままな場合】

医療職しか家族を抑えることはできないので，嚥下機能に不一致な形態と一致した形態の食品を，顎を上げる・首を傾けた状態で食べてもらい，違いを体験してもらいます．ヘルパーの負担が軽くなるような提案をすることで，ヘルパーの信頼を得ることもできます．

Q2：本人が頑固な場合で，ミキサー食を見て「こんな鳥のえさのような物は食べたくない」と言われた場合，どのように対応したらよいでしょうか？

A2：介護食の市販品を購入できなければミキサー食を食べる以外にないので，「とにかく楽に食べることで疲労感がなくなり，また栄養摂取量が上がると嚥下状態もよくなるので，形のある物が食べられるようになります．ちょっとだけ我慢してくれませんか」と言い続けるようにしましょう．好物を聞き，好物を嚥下調整食に加工し，少しでも食べてくれたら「食べてくださって，ありがとうございます」と感謝の言葉と，管理栄養士は少しでも食べてくれていることを喜んでいる言葉などを添えましょう．

Q3：家族から食形態を上げたいと言われた場合，どのように対応したらよいでしょうか？

A3：どんな物を食べさせたいと思っているのかを確認します．対応できそうであれば「(食べさせたい物を) こういう加工をすれば食べられるかもしれないので，医師・歯科医師の往診時に直接訓練でお願いしましょう」と話し，「咳・むせ・痰が多くなったら，ミキサー食に戻してください」とリスクがあることを知らせておきましょう．

Q4：在宅訪問栄養食事指導の場で，キッチンスケール，計量カップ，計量スプーンは必須ですか？

A4：訪問先の台所にはキッチンスケール・計量カップ・計量スプーンはないという前提で訪問してください．管理栄養士が調理指導などで必要だと判断すれば持参してください．たとえば，デンプン消化酵素入りゲル化剤などは粥に対して1.5%なので，粥の重量を計測しないと必要量がわかりません．また，デンプン消化酵素入りゲル化剤の必要量がわかっても，毎日キッチンスケールで計測しなくてはならないようでは継続してもらえません．それぞれの訪問先にあるスプーンをお粥用と決め，必要量（管理栄養士がキッチンスケールで計測した量）は○杯であり，「○杯を加えてください」と指導する必要があります．計量カップ，計量スプーンも同様です．

文献

1）日本摂食・嚥下リハビリテーション学会医療検討委員会嚥下調整食特別委員会．日本摂食・嚥下リハビリテーション学会嚥下調整食分類 2013．日摂食嚥下リハ会誌 2013；17：255-67.

2）日本摂食・嚥下リハビリテーション学会医療検討委員会嚥下調整食特別委員会．日本摂食・嚥下リハビリテーション学会嚥下調整食分類 2013．日摂食嚥下リハ会誌 2013；17：259.

3）日本介護食品協議会．http://www.udf.jp/outline/index.html

4）農林水産省．新しい介護食品（スマイルケア食）の選び方．新しい介護食品（スマイルケア食）を活用した食支援のための社会システム構築に係る課題（中間整理）．http://www.maff.go.jp/j/shokusan/seizo/kaigo/pdf/tyuukan_seiri1.pdf

5）栢下　淳，藤島一郎，編著．嚥下調整食 学会分類 2013 に基づく市販食品 300　2018 年データ更新版：医歯薬出版；2018．p116-8.

＊　＊　＊

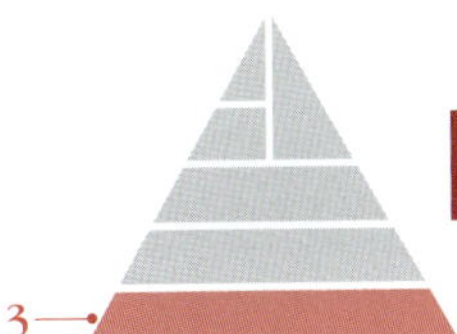

嚥下調整食 3 —病院

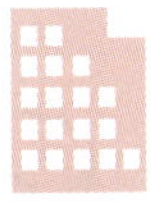

指導内容

栄養食事指導の場面では，**これまでの食生活の聞き取りを行い，患者の好みにも配慮し，調理者の負担の少ないプランを立てる**．必要な栄養量をバランスよくとるためには，主食と主菜と副菜をそろえる必要がある．そのうえで，コード３の嚥下調整食に必要な注意点を説明する．

■食べる機能に配慮した調理方法

嚥下は先行期，準備期，口腔期，咽頭期，食道期という５つに分類されるが，食事の形態については主に先行期，準備期，口腔期，咽頭期について考える．すなわち，「先行期：食べ物を認識できるかどうか」，「準備期：噛むことができるかどうか」，「口腔期：噛み砕いた食べ物を飲み込みやすいように口の中でひとまとめにして，のどへ送り込むことができるかどうか」，「咽頭期：むせずに飲み込むことができるかどうか」である．

コード３は，これらに配慮して調理した食事で，**形はあってもよいが，舌と上顎で押しつぶしができ，口の中でまとめやすく，飲み込みやすいように調整したものである**．また，**多量の離水がないことも重要である**．患者や調理者には，**「調理で食べることのお手伝いをします」**と説明し，特に先行期，準備期，口腔期に配慮した調理方法について指導している．

歯がない場合や，噛み合わせが悪い場合，義歯はあるが噛めない場合はうまく噛み砕くことができない．そのため，歯茎でつぶしたり，舌でなんとか押しつぶそうとしても，力が弱いため，硬いものはつぶすことが困難である．

形がある食べ物も食べられるが，豆腐のように舌と上顎で押しつぶせるくらい軟らかい食べ物を選ぶ．野菜料理などは，つぶすか２～４mm 程度に刻む．生野菜は噛むと口の中でバラバラになってしまうため適さない（きゅうりの刻んだものを想像するとわかりやすい）ので，軟らかく煮たものがよい．

圧力鍋を使用すると短時間で軟らかくなるが，十分に軟らかくしたり細かく刻んでも，そのままでは口の中でまとまらず，水分も出てくるため，誤嚥の危険性が出てくる．安全に食事をするために，食事をまとめたり，なめらかに仕上げる必要がある．

入院患者には，主にとろみ調整食品を使用してまとめ，とろみのあんかけがしてある料理を提供している．**食事時間に来院できる調理者には，実際に食事を見てもらうと理解してもらいやすいが，時間の調整がむずかしい場合でも，簡単な調理デモを行うとよい**（図１）．

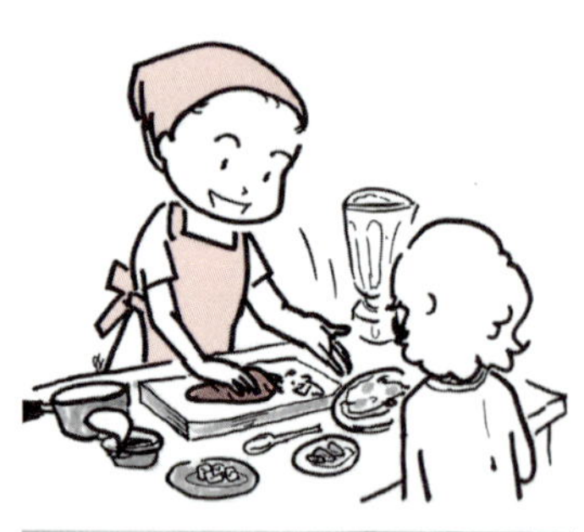

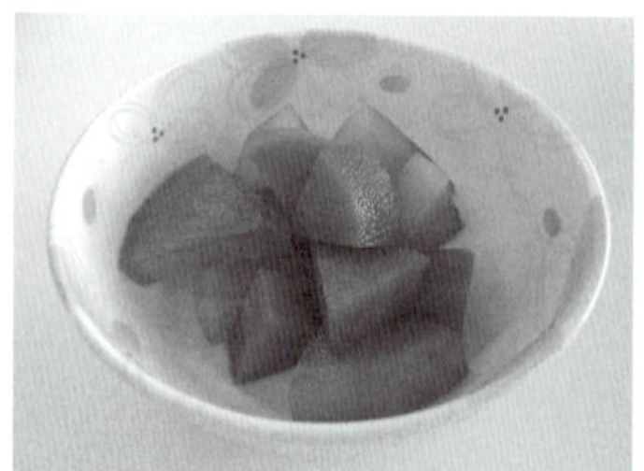

①だいこんとにんじんの煮物

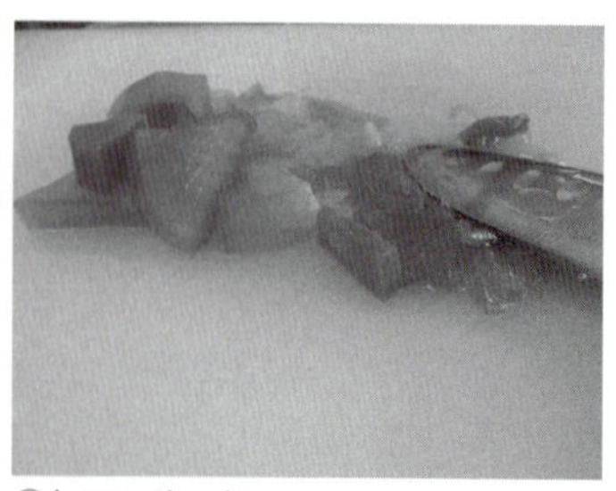

②包丁の腹で押しつぶす

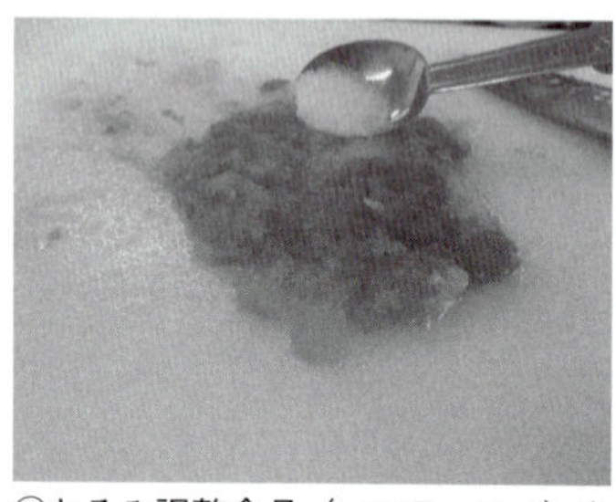

③とろみ調整食品（ソフティアS）を加える

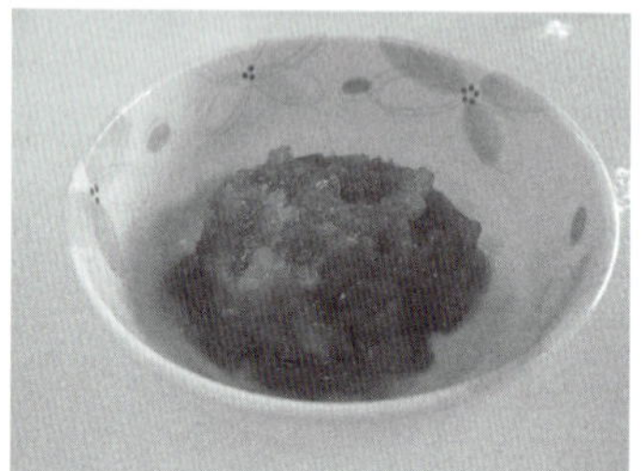

④食べやすいようにまとめる

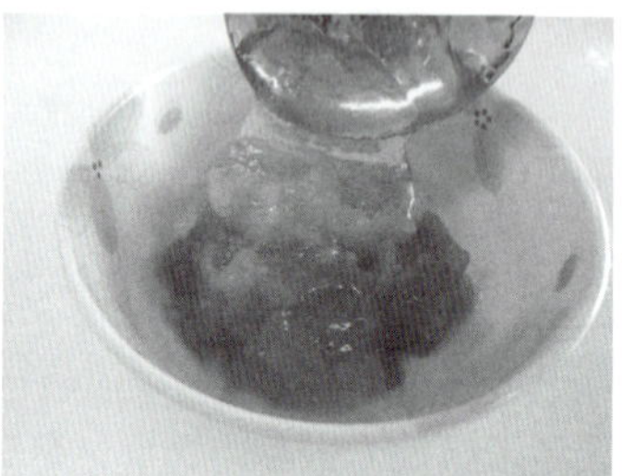

⑤さらにとろみ調整食品（ソフティアS）で作ったあんをかけて，出来上がり

図1　嚥下調整食コード3の調理デモ：だいこんとにんじんの煮物とろみあんかけの例

■調理にあたっての注意点

一般的にとろみの付いた食事でイメージしやすいのは中華料理などでよくある「あんかけ」であるが，これは熱い料理に水溶き片栗粉を加えることでとろみを付けている．しかし，**片栗粉は唾液で分解されてしまうため，食べているうちにとろみがゆるくなってサラサラの液体になってしまう可能性があり危険である**．

そこで，**とろみ調整食品を利用する**ことになる．片栗粉は熱い料理でないととろみが付かないが，とろみ調整食品は冷たいものでもとろみが付く．いもやかぼちゃをつぶしたり，野菜を刻むとき，とろみ調整食品を少量ずつ加えると，まとまりのよい状態にすることができる（1人分70～80gに対してソフティアSを小さじ1/3程度加えながら調理する）．

また，飲み込みのタイミングが遅くなっている場合，**食事にとろみを付けることでタイミングが合わせやすくなる**ため，とろみ調整食品により，汁物や飲料水にとろみを付ける．必要に応じて料理にもとろみ調整食品で作ったあんをかけると，飲み込みやすくなる．また，飲み込みにくい食材や料理は，避けるか注意して調理する（**表**）．

■食べることを楽しむために

もう一つ，忘れてはいけないのが「おいしそう」であることである．味付けはもちろん，食べ物を見て「食べたい」という意欲がわかなければ，食事は進まない．好みの食べ物を食べやすい形に加工し，**おいしそうに盛り付ける**とよい．

なお，先行期に必要な配慮は，料理の見た目だけでなく，一口の分量や姿勢などもあるが，**言語聴覚士や理学療法士，作業療法士の指導**

表　飲み込みにくい食材・料理とその対策（コード3）

飲み込みにくい食材・料理		対　策
サラサラとした液体	水，お茶，汁物	液体にはとろみ調整食品でとろみを付ける
硬いもの	肉，ナッツ類，ごま，いか，きのこ類，こんにゃく	細かく刻んでも口の中でまとまりにくく，ばらけるため，避けるのが望ましい 使用する場合は野菜などとともに細かく刻み，とろみ調整食品でまとめる 肉類はひき肉を使用するが，脂肪が多いほうが軟らかくまとまりやすい
食物繊維の多いもの	青菜類，ごぼう，れんこん，魚料理	野菜類は圧力鍋を使用するなど，舌や歯茎で押しつぶせるくらいまで軟らかくする 魚は加熱すると硬くなり，パサパサしやすいため，刺身を包丁で叩くとよい
歯や口，のどにくっつきやすいもの	もち，団子，生麸，のり，わかめ，もなかの皮	もち，団子，生麸は窒息の原因にもなり危険であるため，避けるのが望ましいが，のりはペースト状の佃煮を使用する わかめやもなかの皮は避ける
パサパサしているもの	蒸したいも類，焼いたパン，ひき肉	蒸したいもには，バターやマヨネーズを加えてなめらかにする 焼いたパンは避ける ひき肉料理はとろみ調整食品でまとまりよくする
すすらないと食べられないもの	麺類，お茶漬け	麺類は軟らかく茹でてから細かく刻み，粉末スープを加えてとろみ調整食品でまとめる お茶漬けは，水気を切った全粥に粉茶を混ぜる
酸味の強いもの	お酢，柑橘類	砂糖を加えて酸味を和らげる
塊の大きいもの，のどに詰まりやすい大きさのもの	もち，ピーナツ類，大豆	もちは窒息の危険性があるので避け，全粥をミキサーにかけてから固形化補助食品（デンプンのべたつき改善タイプ）でゼリーにし，代用する ピーナッツはパウダーやペーストを使用し，細かく刻んだ野菜と和え，とろみ調整食品でまとめる

内容を守るよう指導する．その他，歯の調整ができれば，食べ物をそれほど細かくつぶしたり刻む必要がない場合もあり，歯科受診を勧める．歯の治療が進めばもう少し食事の幅が広がる．ただし，しっかり噛めるようになったとしても，飲み込む力が弱い場合は，飲み込みやすく仕上げる必要があるため，とろみ調整食品を利用する．

食べることは毎日のことであり，手間のかかるものばかりでは調理者が疲れてしまう．便利な市販品や栄養補助食品もあるため，買い置きしておくと，食事があまりとれなかったときの栄養補給だけでなく，料理が面倒なときの手助けにもなり，便利である．

作り方・選び方の要点

ご飯：

ご飯は，お粥にする．ただし，水分が多いと誤嚥の危険性があるため水分には注意する．全粥にとろみ調整食品を少し混ぜることで，水分にとろみを付けることができるが，当院では全粥をザルにあげ，水気を切ってから器に盛り付けて提供している．

熱々の全粥が少し冷めるが，ちょうど食べやすい温度にもなり，評判がよい．お粥に練り梅やペースト状の昆布の佃煮，生卵の黄身を加えたり，炊くときに中華スープを利用すると味の変化も楽しめる．

麺類：

麺類はそのままで食べることはむずかしいため加工する．インスタントラーメンの麺を軟らかめに茹で，細かく刻む．刻んだ麺に付属の粉末調味料を少量ずつ加えて味を調え，まとまりをよくするためにとろみ調整食品を加える．おじやのようにスプーンで食べることになるが，味だけでもラーメンを感じることができる．

もう少し見た目を麺類らしく仕上げたい場合は，少し手間がかかるが，麺類をゼリー状に加工する．うどんなどを茹でてからだし汁などの水分とともにミキサーにかけ，固形化補助食品のうち，デンプン消化酵素入りゲル化剤を使用しゼリー状にする．麺類のように細長く切り，とろみを付けただし汁とともに器に盛り付ける．

パン：

食パンは，耳を取って一口大に切り，溶き卵，牛乳，砂糖，バニラエッセンスを加えて蒸し，パンプディングにするとよい．卵や牛乳も一緒にとることができ，エネルギーやたんぱく質も確保できる．耳を取ってちぎった食パンと牛乳でパン粥を作ってもよいが，このとき離水するようなら，とろみ調整食品を加えてとろみを付ける．

卵：

卵1個を割りほぐしてしっかり溶き，生クリーム大さじ2杯と塩を加えてさらに混ぜる．フライパンを弱火で熱し，バターを塗ってから準備した溶き卵をゆっくり加熱する．ゆっくりヘラでまとめるようにして，軟らかいスクランブルエッグに仕上げる．生クリーム入りで軟らかくなることと，エネルギーがとれることがポイントである．

普通の卵焼きやオムレツなどは，包丁の腹でつぶしてとろみ調整食品を加えてまとめ，とろみ調整食品で作ったあんをかける．**茹で卵や目玉焼きなどは，白身の部分が硬く，刻んでも口の中でまとまりにくく，ばらけてしまうので不向きである**．

肉類：

肉の塊は噛み切れないため，肉は出来上がったものを2～4mmに刻み，まとまりをよくするためにとろみ調整食品を加えながらさらに刻み，とろみ調整食品で作ったあんをかける．

鶏肉の照り焼きでは，鶏の皮を外してから刻む．ハンバーグや肉団子は2度引きのひき肉を使用するとよいが，それでもそのままでは舌で押しつぶすことができず，飲み込みは困難なため，前述のとおり，刻んでからとろみ調整食品を加えながらさらに刻み，あんをかける．レトルト食品を使用する場合も同様に加工する．

魚類：

魚の皮は噛み切れないため外す．刺身の場合は，包丁で叩いて「ねぎとろのねぎなし」のようにするとよい．あじの刺身などは，みそを混ぜ，なめろうにしてもおいしくいただける．このときの薬味はねぎではなく，しょうがの絞り汁などがよい．

煮魚の場合，煮てから皮と骨を外し，細かく刻む．細かくなってきたらまとまりやすくするため，とろみ調整食品を加えながらさらに刻む．飲み込みやすくするため，とろみ調整食品で作ったあんをかける．

ムニエルなどほかの魚料理の場合も同様に，出来上がってから刻み，とろみ調整食品で仕上げてもよいが，魚のミンチに塩こしょう，酒，卵，牛乳，バター，片栗粉を加えてよく混ぜ，バットに入れて平らにし，15分程度蒸してから一口大に切り，とろみ調整食品で作ったあんをかけてもよい．

加工食品では，包丁の腹でつぶせるほどの軟らかさに仕上げてあるはんぺんを使用したり，すり身と豆腐を混ぜて蒸し，あんかけにすると食べやすくなる．

Recipe—レシピ

■はんぺんと鶏肉のふわふわ蒸し しょうがあんかけ

材 料（1人前）

Ⓐはんぺん…30g／鶏ひき肉…30g／木綿豆腐…30g／しょうがの絞り汁…2g／塩…0.2g／濃口しょうゆ…1g／マヨネーズ…3g／片栗粉…2g

Ⓑしょうがの絞り汁…3g／だし汁…50g／薄口しょうゆ…2g／塩…0.2g／みりん…2g／ソフティアS…0.5g

作り方

❶フードプロセッサーに**A**を入れ，よく混ぜ合わせる.

❷平らにのばして蒸し器で 10 ～ 15 分程度蒸す.

❸鍋にソフティア S を除き**B**を入れて加熱し，ソフティア S を加えてとろみを付ける.

❹❷を切り分け，皿に盛り❸をかける.

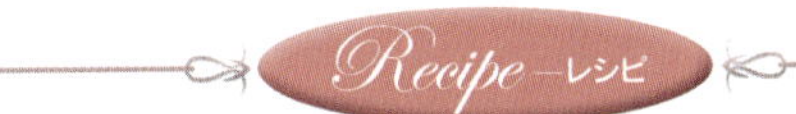

■ 魚と長いものふわふわ蒸し わさびあんかけ

材 料（1 人前）

たら…60g ／長いも…30g ／薄口しょうゆ…5g ／みりん…5g ／だし汁…30g

Aだし汁…50g ／薄口しょうゆ…2g ／塩…0.2g ／みりん…2g ／わさび…0.5g ／ソフティア S…0.5g

作り方

❶鍋にだし汁をとり，薄口しょうゆとみりんを加えて煮立てる.

❷❶に，たらを入れて煮る．煮えたら皮と骨を取る.

❸長いもをすりおろし❷とともにミキサーにかける.

❹鍋に**A**のうち，だし汁，薄口しょうゆ，塩，みりんを入れて加熱し，粗熱をとってからわさびを加えて混ぜ合わせる.

❺ソフティア S でとろみを付ける.

❻❸を器に盛り，❺のわさびあんをかける.

野菜類：

生野菜は噛み切れないものが多いので注意が必要である．熟したトマトは軟らかいが，皮は噛み切れない．細かく刻んでも口の中でまとまらず，ばらけてしまうので，湯むきにしてから使用する．お浸しや煮物は，2 ～ 4mm 程度に刻み，まとまりやすくするためとろみ調整食品を加えながらさらに刻む．さらに飲み込みやすくするため，とろみ調整食品で作ったあんをかける.

かぼちゃやなすは，皮が硬いため，皮はむく．ポテトサラダの場合は，牛乳を加えたりマヨネーズを多めに入れ，なめらかに仕上げる．きゅうりのスライスは危険であり，やめるか，すりおろして入れるとよい．たまねぎやにんじんは細かく刻んで軟らかく茹でたものを加える．長いもや山いもはすりおろすが，とろみが足りない場合はとろみ調整食品を加えて調整する.

汁物：

汁物は，**嚥下機能に応じてとろみ調整食品でとろみを付ける**が，**具材選びに注意が必要**である．豆腐とわかめのみそ汁の場合，木綿豆腐より絹ごし豆腐のほうが舌と上顎でつぶしやすいため，お勧めである.

わかめやねぎは噛み切れないため，外すか，汁と一緒に固形物がなくなるまでミキサーにかけてから，絹ごし豆腐を加えてとろみを付けてもよい．手間はかかるが，味わいはよくなり，栄養価も高くなる.

ポタージュの場合は，そのままのとろみでもいただける場合がある．とろみが足りない場合はとろみ調整食品でとろみを付ける.

一般食品の市販品の利用方法

レトルト食品：

最近は，ドラッグストア，スーパーマーケットやコンビニエンスストアなどで，いろいろな種類のレトルト食品を手に入れることができるようになった．お粥も白粥や梅粥，卵粥などさまざまである．お粥のレトルトの場合は，温めてからざるに上げ，水気を切ってから食べるか，とろみ調整食品でとろみを付けてからいただく.

カレーの場合，**具材のあまり入っていないタイプのものを選ぶ**．**低価格のものは比較的具材が少なく，使いやすい**．温めてから容器に移

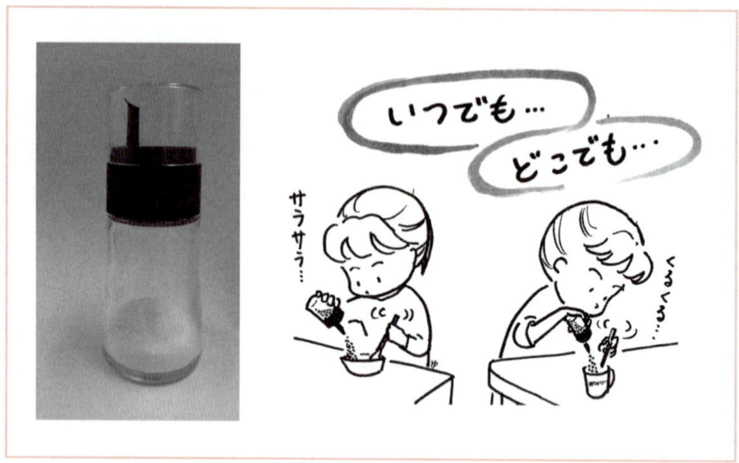

図2　市販のオイルポットを使ったとろみ調整食品の携帯例

し，肉など固形のものを取り出して細かく刻むとよい．ほかにも丼の素が多くあるが，牛丼や中華丼の場合は，具材がしっかりしているので，温めてから具材を取り出し，細かく刻み，さらにとろみ調整食品でとろみを付ける．カレーや丼の場合，水気を切ったお粥にかける．

ハンバーグや肉団子は，温めてから袋を切る前に麺棒などでつぶす．器に出してから，とろみ調整食品でとろみを付ける．つぶし方が粗かった場合は，包丁で細かく刻む．

卵：

卵豆腐は水気を切る．卵豆腐の種類によっては，口の中でまとまらず，ばらけるものもある．その場合は，とろみ調整食品で作ったあんをかけて食べやすくする．温泉卵は出来上がったものが市販されているため便利である．温泉卵はたれにとろみ調整食品でとろみを付ける．

とろみ調整食品は市販のオイルポット（調味料入れコーナーにて販売されている）に入れ，少しずつふりかけるように使うとよい．ふたも付いているので便利である（**図2**）．くずしながら食べるときに，とろみ調整食品を混ぜて離水を防ぐとよい．

魚類：

刺身は，ねぎとろ用のまぐろを利用する．ほかの魚の刺身であれば，包丁で細かくなるまで叩く．

汁物：

パックや缶入り，または粉末タイプのポタージュの場合はクルトンやコーンを外し，みそ汁の場合はざるでこしてわかめやねぎを外してから，とろみ調整食品でとろみを付ける．

乳製品：

牛乳にはとろみ調整食品でとろみを付けるが,ヨーグルトの利用が便利である．水気を切って，よくかき混ぜる．ジャムや果物のソースが入っている場合はよいが，一口大の果物がそのまま入っているものもあるため，注意して選ぶ．

果物類：

この段階であれば，果物のゼリーが無難であるが，熟したキウイやバナナをつぶしても食べられる．必要であれば，とろみ調整食品で調整する．缶詰めの果物も同様に刻んだりつぶしてから使用する．

介護用の市販品の活用方法

介護用の市販食品は，レトルト食品やゼリー，冷凍食品，チルド食品，乾燥食品（とろみ調整食品，加水成型食品）などさまざまあり，スーパーマーケットやドラッグストア，通信販売にて手軽に入手できる．

嚥下調整食は，硬さのほか，付着性や凝集性をあわせた物性でコード分類されているが，介護用の市販食品は，硬さにより区分された「ユニバーサルデザインフード」によって開発・販売されているものが多く存在している．最近では，硬さ区分のみでなく，「噛む力の目安」や「飲み込む力の目安」が記載されているものがある．**コード3に当たるのは，「舌でつぶせる」（旧区分3）である**．とても軟らかく使いやすい商品が多い．レトルト食品ではお粥やおじやのほか，多種のおかずがあり，ゼリー状のおかずやムース状のおかず，魚や肉を軟らかく加工した冷凍食品もある．「舌でつぶせる」（旧区分3）だけでなく「かまなくてよい」（旧区分4）も利用できる．

また，**農林水産省が介護食品を「スマイルケア食」の名称で分類している．スマイルケア食では，コード3は黄3（舌でつぶせる食品）に分類される**（参照→P216）．いずれにしても，必要に応じてとろみの調整をすることが重要である．

外出時の工夫

外出先で加熱したり容器に移し替えたりすることができる場合は，前述の市販品を利用するとよいが，野球観戦や運動会のように，外で食事をするような場合はお弁当が必要である．コード3の場合，まとまりと離水に配慮する必要がある．

最近は，保温のできるランチジャーがあり，ご飯とおかずのほか，汁物も入れることができるが，**丼用のランチジャー**もある．この丼用のランチジャーに，水気を切ったお粥と，細かく刻んでとろみ調整食品で調整した丼の具やカレーなどを入れて出かけるとよい．

お茶用にとろみ調整食品を持って出るが，食事が離水しているなど，不都合があれば調整に利用する．また，散歩程度の外出時も，水分補給は必要であるため，水分補給ゼリーなどを持って出かける．

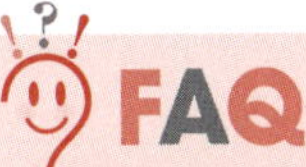

Q：もともと甘党です．市販のお菓子を食べてもよいですか？

A：どんなお菓子がお好きですか？　スナック菓子は不向きですが，つるん，ぷるんとしたものなら食べられます．ゼリーやプリンやヨーグルトならよさそうですね．アイスクリームやかき氷は溶けてしまうとむせの原因になるので，注意しながら食べることになりますが，最近は溶けない加工をしたアイスクリームのようなデザートもありますので，利用してみてください．

和菓子の場合は，つぶあんではなくこしあんがよいです．最中の皮は外しましょう．上用まんじゅうは軟らかくてつぶれやすいですが，口に入れてものどに送り込むことがむずかしいので，とろみ調整食品の力が必要です．お汁粉にとろみを付けるほうが簡単かもしれませんね．

洋菓子の場合は，シュークリームの皮はやめ，クリームの部分を楽しみましょう．チョコレートムースなどもよいですが，飾りに使用されるチョコレートチップを外しましょう．クレームブリュレの場合は，上部の焦がしたカラメル部分が引っかかる場合がありますので，その部分は外しましょう．

しかし，1日3度の食事からきちんと栄養をとってもらいたいので，お菓子の食べすぎには注意してください．

文献

1）日本摂食・嚥下リハビリテーション学会医療検討委員会嚥下調整食特別委員会．日本摂食・嚥下リハビリテーション学会嚥下調整食分類2013．日摂食嚥下リハ会誌2013；17：255-67.

2）仙田直之．地区別嚥下調整食の取り組み：松江地区嚥下食ピラミッドを用いた取り組み．イチからよくわかる摂食・嚥下障害と嚥下調整食　食べにくい患者への食事アプローチ：ニュートリションケア2014年春季増刊：メディカ出版；2014．p150-9.

3）藤島一郎．誤嚥を防いで安全に食べるために：嚥下障害のことがよくわかる本　食べる力を取り戻す　第2版：講談社；2016．p63-84.

4）栢下　淳．嚥下調整食の分類：嚥下調整食の提供．ヘルスケアレストラン（別冊）経口摂取アプローチハンドブック：日本医療企画；2015．p90-8.

5）西川みか．食材の選択方法・調理方法と留意点：嚥下調整食の提供．ヘルスケアレストラン（別冊）経口摂取アプローチハンドブック：日本医療企画；2015．p103-8.

＊　　＊　　＊

嚥下調整食 3―在宅

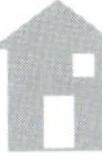

聴取内容

■身体計測・栄養評価

まず，本人や家族の表情や家の雰囲気はどうだろうか．**笑顔が見られ，会話が弾んでいるのであれば**，現状維持を大きな目標としてもよいのではないだろうか．その目標を立てる基本情報として身体計測し，栄養評価する．

身体計測項目は，身長・体重・下腿周囲長で，立位がむずかしく身長・体重が測れない方は，膝高から身長を推測し，体重の代わりに下腿周囲長を用いる．その計測値をMNA-SF（参照→P140）に当てはめ，大まかな栄養評価を行う．低栄養のリスク大と評価された場合，栄養補助食品の利用や食形態を落として摂取量確保をするなど，積極的な栄養強化を考える．

■食事環境・食事姿勢

次に，食事をする場所である．寝室のベッド上で動きがないまま食事が始まるのか，居間まで移動するのか．覚醒を促すためにも，場を移ることは意味がある．また，移乗の様子を見ることにより，本人の体全体の筋肉の動きがわかる．全身の筋肉で体のバランスをしっかりとり，嚥下筋を効率的に動かせる環境を整える．

たとえば，全身の筋肉が拘縮し，ほぼ寝たきりだが，食事のときに椅子に移って食事をする方は，日常的に股関節をほとんど動かさないので，右足の股間節が内転し，左に傾いていた．そこで**PTと連携し**，股関節の内転を治すことで，体がまっすぐになり，食事がスムーズに進むようになった（**図1**）．

■食事摂取状況

食事摂取状況では，どのような料理が食べやすいのか，むせてしまうのかを観察する．それによって障害のある部分を推測し，調理方法に反映させる．なかなか飲み込まず，いつまでも口に入っていて，食事に時間がかかる方は，口

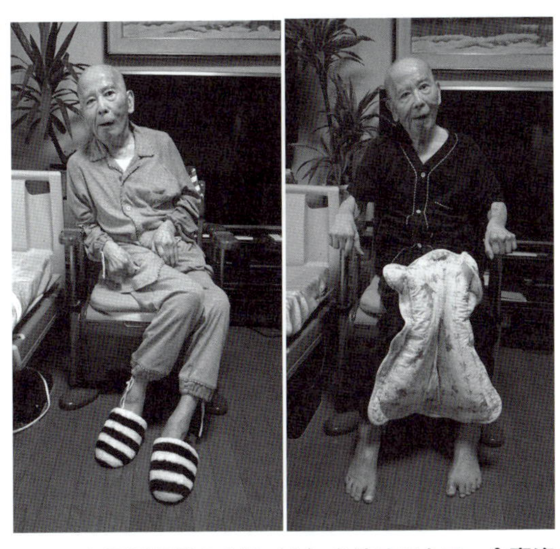

図1　右足股関節の内転（左）を治すことで，食事姿勢を改善した（右）例
（本人の許可を得て掲載）

腔期の咀嚼や送り込みに問題があると思われ，硬さや凝集性に配慮した量が必要となる．よく噛んで飲み込んでいるのに，時々むせたり，食事を食べた後にゴロゴロと痰が絡む方は，咽頭期の飲み込みに問題があるので，凝集性と付着性に考慮して，咽頭残留がなく飲み込める物性を考慮し，ゼリー類との交互嚥下を提案する．

そして，実際に食事の時間に訪問すると，テストフード検査では見えなかった新しい重要な情報が得られる．認知症があり，食事に集中できていなかったり，自力摂取しているが一口量のコントロールができず，こぼしたりむせたりしていることは，在宅の現場では珍しくない．どちらにしても，一口量が多くペースが速いと，咽頭期での処理が追いつかず，むせの原因となる．箸やスプーンなどのカトラリーも在宅では，安易に選んで使っていることが多いので，適切な一口量になるような大きさを選ぶ必要がある．

また，本人の意見，家族の負担度合も重要なポイントになる．本人は家族と同じものが食べたいと希望するが，調理を担当している介護者がすべてを手作りするのは手間がかかるので，スーパーマーケットの惣菜や市販している介護食の上手な取り入れ方の提案も必要となる．

作り方・選び方の要点

凝集性と付着性に注意する．ばらけずべたつかないことが重要である．胃瘻など経腸栄養や濃厚流動食を併用している場合には，本人や家族の意見を尊重しながら，効率よく組み込むようにする．

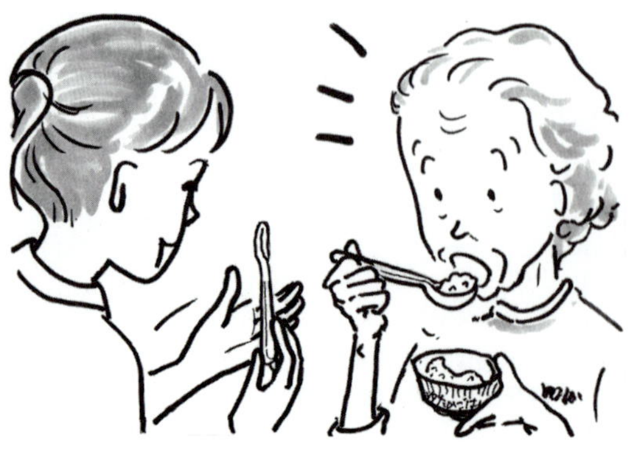

■主食

米（粥）：

- 全粥は，時間経過とともに離水することに注意する．
- むせやすい方には，酵素入りゲル化剤の使用も考慮する．
- 卵や豆腐，軟らかく煮た野菜も入れたおじやにすると，粥のとろみで食べやすく，一品で主食と主菜がまかなえる．

パン：

- 食パンを牛乳などで軟らかく煮こんだパン粥，なめらかなフレンチトーストなどがよい．
- 舌の動きのよい方の場合，市販のチーズ蒸しパン（脂肪含有量の多いもの）はそのまま食べられる．

麺類：

- 煮込みうどんなどを，口腔内で処理しやすいように1～2cmに切る．

汁物：

- 具と汁は分けたほうが，誤嚥のリスクを減らせる．
- とろみは嚥下機能により，使い分ける．
- ポタージュ，コーンスープは，適度なとろみがあって飲みやすく，栄養価も高い．

■主菜

肉類・魚類：

- 鶏肉のから揚げ，豚肉のしょうが焼き，さばの味噌煮など調理したものをミキサーにかけ，ゲル化剤で再成型．ミキサーにかけるときは，同量の豆腐を加えると，口当たりよく，栄養価もアップする（ただし，味が白和え風になる）．

・肉団子，ハンバーグは，水分，油分（マヨネーズなど）を添加して軟らかく仕上げ，あんかけやソースをかけて，ばらつきにくくすれば，ミキサーにかけなくても，摂取可能な方もいる．

・肉や魚の切り身に酵素処理剤（スベラカーゼミート）を浸透させて，たんぱく質を分解してから調理することにより，繊維が崩れ，食べやすくなる．

・肉・魚の食べやすさは，脂肪含有量にかかわる．ばら肉，ぎんだら，うなぎなどは脂肪含有量が多く，少量高エネルギーでもある．

卵：

・卵1個に対し，大さじ1杯以上の水分を加えて調理し，パサつきを防止する．

・洋風料理であれば，牛乳や生クリームを加えるとオムレツになり，和風料理であれば，だしと調味料を加えるとだし巻き卵になる．どちらも過熱しすぎないことが重要である．

大豆・大豆製品：

・絹ごし豆腐，よせ豆腐など，きめの細かい豆腐を選ぶ．

・木綿豆腐は，嚥下能力によりばらばらになり，咽頭残留し，むせの原因となることがある．

・大豆製品ではないが，ごま豆腐，ピーナッツ豆腐は食べやすく高エネルギーである．しょうゆではなく，甘辛のみたらしあんをかけると，デザートとして目先が変わる．

野菜類：

・いも類は舌でも容易につぶれるくらい軟らかく煮た後，水分，油分を加えて付着性に考慮する．

・ほうれんそう，はくさいは，葉先のみを軟らかく調理する．

・根菜は，重曹などを利用し，軟らかく調理する．1Lに対し小さじ1杯の重曹を入れて下茹でしたものを，家族用と同じ鍋で煮物にすると，家族と同じ家庭の味を楽しむことができる．または，ミキサーにかけてゲル化剤を用いて再成型する．

■デザート

デザートは食事の楽しみであるだけでなく，高エネルギーの栄養補給食品として上手に利用する．

果物類：

・バナナ，完熟したメロンやキウイ．

乳製品：

・牛乳，ヨーグルト，クリームチーズなどはそのまま気軽に食べられるうえに，栄養価も高いので，毎日摂取したい食品である．

菓子類：

・ゼリー，ムースは水分補給がわりにも利用できる．

・片栗粉を使って，くずもちなど簡単な菓子を手作りするのもよい．

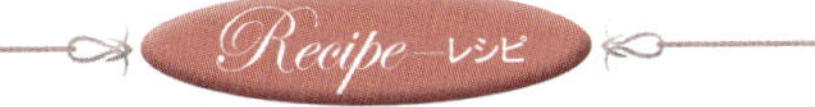

■カフェオレくずもち

材 料（1人前）

カフェオレの素…1本／牛乳…70mL／片栗粉…大さじ1強

作り方

❶すべてを鍋に入れかき混ぜながら，火にかける．
❷とろみが付いてきたところで，焦がさないように気を付けながら，1～2分練る．
❸粉っぽさがなくなったら，火から下ろす．粗熱が取れたら，食べやすい大きさに成型し，器に盛り付け，生クリームを飾って出来上がり．

■飲み物

単なる水分ではなく，栄養補給も兼ねることが望ましい．

嚥下機能に応じてとろみ調整食品を使うが，

全員に必要なわけではない．

一般食品の市販品の利用方法

主食：

・レトルトのお粥：水分が多く離水しているものが多いので注意する．1パック250gで約80kcalとエネルギーは低い．

・蒸しパン：チーズ蒸しパンのように脂質含有量の多いものを選ぶとよい．

主菜：

・温泉卵，だし巻き卵，卵サラダなど卵料理は利用しやすい．

・温泉卵は安全だが，スプーンや箸ではすくいにくく，食べさせにくいという欠点があるので，お粥に混ぜるなどするとよい．

介護用の市販品・配食サービスの活用方法

UDF（ユニバーサルデザインフード）：

UDFは嚥下障害には対応していないので，「舌でつぶせる」(旧区分3)でも凝集性が乏しく，ばらけてしまうものは，とろみ調整食品の添加が必要である．

「かまなくてよい」（旧区分4）のペースト食に関しても，メーカーにより薄いとろみ程度のサラサラな食品もあれば，粒々が残ったペースト状で付着性が高く，送り込みにくい，咽頭残留しやすいためむせる，などの食品があるので，**表示のみで選ぶのではなく，必ず試食する**よう勧める．

やわらか食，ムース食：

配食弁当やデイサービスなどでしっかり栄養補給できると，介護者の家庭での負担軽減になるうえに，確実に栄養を確保できる機会となる．

一般的には，いわゆるやわらか食，ムース食が舌でつぶせる食形態とされるが，まだ食形態の名称は統一されていない．弁当業者やデイサービス職員と連携し，必要栄養量を確保するために，全量摂取を目指したい．

提供された食事の全量摂取がむずかしい場合は，栄養補助食品や好きなデザートなどの持ち込みも相談したい．

外出時の工夫

外に出ることは，食欲アップにもつながり，在宅生活のモチベーションにもなる．

外食する場合，ファミリーレストランのハンバーグやグラタンは，ソースがとろみ剤がわりとなり，比較的食べやすいと思われる．

カフェでパンケーキやゼリー，ムース，そば屋でそばがき，寿司屋で茶碗蒸し，中華料理店で芙蓉蟹（かに玉），居酒屋でトロの刺身など，食べられる範囲で楽しみを見つけるとよい．

そして，いつもと同じ環境（姿勢や食具）を整えられるように，椅子や車椅子の設定，普段使っている**スプーンの持参**などの配慮も必要である．

経管栄養とのバランス

嚥下調整食コード3の方は，まだまだ経口摂取だけでは必要栄養量の確保がむずかしく，胃瘻などの経腸栄養と併用している方もいる．本人や家族の生活パターンにより，**朝食時は覚醒が悪く家族も忙しいため胃瘻とする**場合や，体

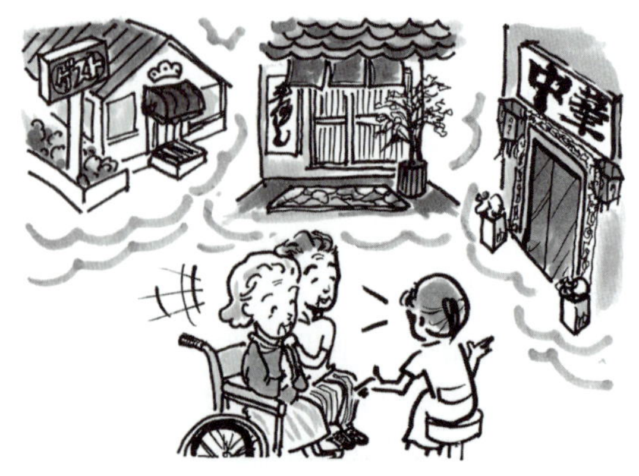

調の日内変動で夕方になるほど体調が低下してしまう方は，朝・昼経口摂取でしっかり口から食べ，**夕食は胃瘻から足りない栄養量を補充する**場合など，1日全体のバランスを考慮する．

効果的な栄養食事指導をするために

栄養食事指導を行ううえで，利用者の生活背景や食生活環境を知ることは重要であるが，残念ながら入院や外来の限られた時間では十分に把握できないのが現実である．そこで，生活に基づいた栄養食事指導を実現するための情報収集シートを，新宿食支援研究会の栄養士地域連携グループ「エイヨ新宿♡」で作成した（**図2**）．このシートの特徴は，在宅に行かなくても

在宅における食生活環境

＿＿＿＿＿＿＿＿様

現在、当院ではご自宅での生活に戻れるように、栄養サポートしています。
退院に向けて、ご本人ご家族の食に対する不安を減らすために、
日常の食生活環境を把握し、その方に合った栄養指導を行いたいと思います。
つきましては、下記シートにわかる範囲でかまいませんので、ご記入お願いいたします。

〇〇病院　　　管理栄養士　〇〇

ふりがな 利用者氏名		性別	□男 □女	生年月日		年齢	歳

❖当院の栄養管理内容❖
提供栄養量　　1200kcal　たんぱく質 40g　塩分
喫食率
体重変化　　入院中　　現在

1　身体について

起き上がり	□自立　□一部介助 □全介助　□全介助	
屋内歩行	□自立　□見守り □一部介助　□全介助	使用器具…無・有（車椅子・杖・歩行器・シルバーカー・補装具） 転倒の可能性…無・有
排泄行為	□自立　□見守り □一部介助　□全介助	トイレ移動可　ポータブルトイレ　尿器　おむつ　バルーン使用 下痢　便秘

2　食事について

食事姿勢	□安定 □不安定	食事の時は　ベッド上　車いす　椅子 どんな状況ですか
食べる状況	□自立　□見守り □一部介助　□全介助	箸　スプーン　フォーク　自助具（　　　） 自助食器（　　　） むせ　有　無
食事形態	□経口摂 □経管栄養	（主食）　ご飯　軟飯　お粥　ペースト （副食）　常食　軟菜　ペースト　その他（　　　） 胃瘻　経鼻管　中心静脈栄養　その他（　　　）
栄養状態	□良好 □不良	（治療食）　糖尿病食　減塩食　低たんぱく質食 るいそう　食欲不振　摂食嚥下障害　その他
水分摂取	□自立　□見守り □一部介助　□全介助	コップ　すい飲み　ストロー　その他（　　　） とろみ　（不要　要　薄い　中程度　濃い） むせ　有　無
口腔状態	□良好 □不良（不潔　炎症　痛み　その他）	義歯…無 有　良好　不適
調　理	□本人　□夫　□妻　□息子　□嫁　□娘　□ヘルパー　□配食　□その他	
買い物	□本人　□夫　□妻　□息子　□嫁　□娘　□ヘルパー　□宅配　□その他	
金銭管理	□本人　□夫　□妻　□息子　□嫁　□娘　□ヘルパー　□成年後　□その他	

図2　「在宅における食生活環境」記入シート（2ページ目は次ページ）

自宅の様子が想像できること，利用者の食事に対する想いや食歴が理解できることである．そして，内容は，ケアマネジャーがケアプラン作成時の基となる「基本情報」から抜粋している．そのため，記入者のケアマネジャーは容易に転記しやすく，食支援が生活支援の一部だと気づくきっかけにもなる．

在宅食支援は，他職種そして多職種の連携で成立する．そしてゴールは本人も家族も，その人らしい生活ができることである．栄養価や血液データに一喜一憂するのではなく，みんなが笑顔になれるように，安全・安心でおいしい食事を追求したい．

3　認知症状について

日常の意思決定	□できる　□特別な場合を除いてできる		□日常的に困難　□できない		
感情や行動ついて 該当する症状に ○をつけて下さい	介護に抵抗	被害的	感情が不安定	落ち着きなし	大声を出す
	作話する	同じ話しをする	話がまとまらない	収集癖	物や衣類を壊す
	昼夜が逆転	不潔行為	食事を理解できない	食べたことを忘れる	異食がある

4　生活状況について

家族構成	独居　高齢世帯　その他(　　　　　　　　)
平均的な1日の生活の中で　起床・食事・おやつ・就寝時間等を記入してください	
4　6　8　10　12　14　16　18　20　22　24　2	
日中の過ごし方	□良く動いている　□座っている事が多い　□横になっている事が多い　□1日中ベッドで過ごす
外出について　頻度	□1日1回以上　□週1回以上　□月1回以上　□月1回未満
外出について　行先	□デイサービス　回/週　□通院　回/月　□散歩　回/週　□買い物　回/週

住宅見取図	
(同居家族がいる場合は、共用部分を明記)	室内の状況　□普通　□乱雑　□汚れている　□その他 食事場所　□自室　□ダイニング　□居間　□ベッド上　□その他 食材購入先 スーパー コンビニ 宅配　(生協　タイヘイ　　　　)
ご本人様は どんな方ですか？	これまでの職業・趣味・習慣・こだわりなど

ケアマネージャーから栄養士に伝えたい事・ご要望をお書きください。
(例えば、「体重測定してほしい」「家族に調理するマンパワーが無い」など)

ご記入ありがとうございました。これからも連携お願いいたします。

図2　つづき　（新宿食支援研究会 栄養士地域連携グループ「エイヨ新宿♡」作成）

FAQ — Frequently Asked Questions

Q1：本人が頑固で，家族と同じものを食べたいという場合はどうしたらよいでしょうか？

A1：楽しくなければ食事ではありません．しかし，必要栄養量がとれなければ，体力低下は免れないので，「栄養のための食事」と「楽しむための食事」に割り切ることもよいと思います．しっかりと「栄養のための食事」が確保されている条件下で，1品は家族と同じものを食べる，夕飯は家族と同じものを食べるなど，ルールを決めましょう．体調管理，環境整備もルールのうちです．

Q2：形のあるもの（常食）が食べたいという場合はどうしたらよいでしょうか？

A2：咳嗽を出せるのであれば，医師と相談して，体調がよいときに，チャレンジ食として，本人の好きなものを用意してみましょう．ただし，誤嚥のリスクを減らすために，咳嗽リハ，口腔ケア，姿勢保持などの環境を整備しましょう．

＊　　＊　　＊

嚥下調整食 —病院 

4

指導内容

栄養食事指導の場面では，**これまでの食生活の聞き取りを行い，患者の好みにも配慮し，調理者の負担の少ないプランを立てる**．必要な栄養量をバランスよくとるためには，主食と主菜と副菜をそろえる必要がある．そのうえで，コード4の嚥下調整食に必要な注意点を説明する．

■食べる機能に配慮した調理方法

嚥下は先行期，準備期，口腔期，咽頭期，食道期という5つに分類されるが，食事の形態については主に先行期，準備期，口腔期，咽頭期について考える．すなわち，「先行期：食べ物を認識できるかどうか」，「準備期：噛むことができるかどうか」，「口腔期：噛み砕いた食べ物を飲み込みやすいように口の中でひとまとめにして，のどへ送り込むことができるかどうか」，「咽頭期：むせずに飲み込むことができるかどうか」である．

この機能に対し，食事で注意するのは，「硬さ」，「付着性」，「凝集性」，「離水性」であり，それぞれに配慮して調理する（**表**）．患者や調理者には，**「硬すぎないこと」，「貼りつきにくいこと」，「ばらけにくいこと」，「水が出ないもの」**と説明する．この段階であれば，自分の歯や入れ歯による噛み合わせがあるが，咀嚼不十分で，噛み砕くことやすりつぶすことが十分にできない．歯で軽く噛みつぶせる程度の硬さの食べ物を選ぶなど，ほんの少し食べ物に工夫が必要であることを伝える．

「硬さ」は「箸やスプーンで切れる軟らかさ」である．生野菜は不向きで，野菜料理などは時

表　食べにくい食材・料理とその対策（コード4）

食べにくい食材・料理		対　策
硬さ	肉の塊，たこ，いか，こんにゃく，きのこなど，噛むのに力が必要なもの	肉は薄切りにし，噛まなくてよいくらい軟らかく煮る．たこ，いか，こんにゃく，きのこは硬いので避ける
付着性	のり，わかめ，葉物野菜の葉の部分，トマトの皮など，口の中に貼りつきやすい薄っぺらいもの	なるべく使用を避ける． 刻んで汁物に入れると余計に危険である．ミキサーにかけて混ぜると風味を味わうことができる
凝集性	茹で卵，目玉焼き，焼き魚，せんべいのように噛むと口の中でばらけるもの	咀嚼力にもよるが，水分が少ないものは窒息の原因になるため，とろみのある調味料などとからめて飲み込みやすくする
離水性	高野豆腐の煮物，すいか，もも，みかんなど，噛むと水分が勢いよく出てくるもの	細かく刻んでとろみ調整食品でまとめるか，ゼリーにするとよい

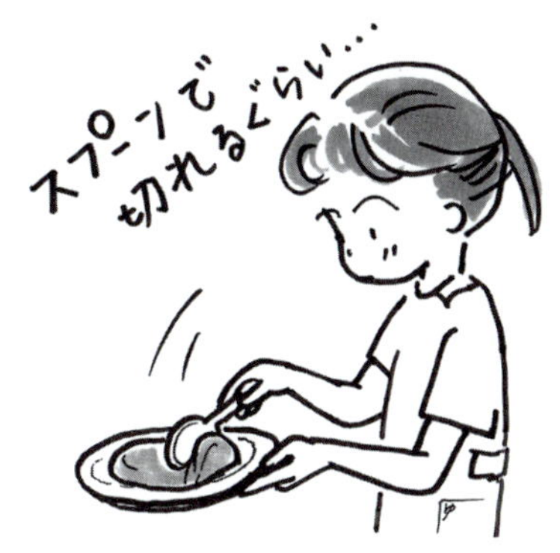

間をかけて軟らかくなるまで煮るか，圧力鍋を使用すると軟らかく仕上げることができる．

「付着性」は「口の中に張り付く」ことであり，対策としては**「上顎や歯などに貼りつくものは避ける」こと**である．たとえば，餅や白玉団子などは出来たてで軟らかくても，貼りつくため危険である．その他，わかめ，のり，魚の皮，鶏肉の皮，トマトの皮，なすの皮，たまねぎの薄切りなどは避ける．

「凝集性」は「口の中でまとまる」ことであり，対策としては**「まとまらないものを避ける」か「まとめる工夫をする」**である．たとえば，茹で卵や焼き魚はパサパサとして口の中でまとまりにくい．また，ふかしいもやパンは口の中の水分を吸い取ってしまい，窒息の原因にもなるため危険である．とろみ調整食品を使用してあんかけにすることで，まとまりやすくなる．他にも，口の中でまとめるお手伝いは，つなぎとしてマヨネーズやバター，植物油などの「油脂」や長いものようなネバネバ状のものでもできる．

「離水性」は「水が出てくる」ことであるが，たとえによく使用するのは，「おでんのがんもどき」である．いくら軟らかくしても，噛むと煮汁が出てしまう．高野豆腐の煮物も同様で，**煮汁がたっぷり入っているので，噛みついたら勢いよく煮汁が出てくる**．同じようなことは果物でも起こり，すいか，メロン，ももなどでたとえるとよい．

これらをまとめると，軟らかさだけでなく，水分が飛び出さず，まとまりよく，なめらかで，飲み込みやすいことがポイントになる．また，先行期も重要で，スプーンに乗る大きさ（10～20mm）に切ることで**丸呑みを避ける**ことができる．見た目で食欲がわかないこともあるため，隠し包丁をするのもよい．

■安全で楽しい食事のために

安全第一ではあるが，何にでもとろみを付けたり，あんかけにすると，**料理としての魅力**が落ちる．**必要のないものには使わず，家族と同じものを楽しむことができるよう指導する**．同じ料理でよいことは，家族の負担軽減にもなる．**水分のとろみは，不要な場合もあるため，主治医に相談のうえ，言語聴覚士などの指導を確認し，混乱のないよう説明する**．水分にとろみを付ける必要がない場合でも，勢いよく飲んだりすすったりすると誤嚥しやすくなるため，ゆっくり食べることも重要である．

作り方・選び方の要点

ご飯：

ご飯は軟らかめに炊くか，お粥にする．ただし，水分が多いと誤嚥の危険性があるため，注意が必要である．全粥にとろみ調整食品を少し混ぜることで，水分にとろみを付けることができるが，当院では全粥をザルにあげ，水気を切ってから器に盛りつけて提供している．熱々の全粥が少し冷めるが，ちょうど食べやすい温度にもなる．

コード 4 では軟飯のことも多いため，エネルギーもとりやすい．

麺類：

麺類はそのままで食べることはむずかしいため食べやすい長さに切る．麺類は，2cm くらいの長さに切って，**くたくたになるまで軟らかく煮て，だし汁にとろみ調整食品でとろみを付ける**．スプーンですくって，ゆっくり食べる．この段階では，水分にとろみが必要でない場合もあるが，十分に軟らかくなるまで煮ても，長いままずすって食べると危険である．

パン：

食パンは，耳を取って一口大に切り，溶き卵，牛乳，砂糖を合わせた液につけておく．フライパンを熱し，バターをひいて，液につけておいた食パンを焦がさないように両面焼く．卵，牛乳，砂糖，バターも一緒にとることができ，エネルギーやたんぱく質も確保できる．牛乳やバターは多めに使用すると，しっとりふんわり仕上げることができる．

卵：

卵1個を割りほぐしてしっかり溶き，だし汁を加えて伸ばす．卵焼き器を熱し，油をひいて，だし巻き卵にするとよい．だし巻き卵は軟らかいため，押しつぶしやすいが，少し口の中でばらけるので，とろみ調整食品で作ったあんをかける．生クリームを入れたオムレツも軟らかく仕上がるが，トマトソースやホワイトソースをかけるとなめらかになり，食べやすくなる．茹で卵や目玉焼きなどは，白身の部分が硬く，刻んでも口の中でまとまりにくく，ばらけてしまうので不向きである．ホワイトソースは冷凍保存が可能なので，製氷皿などを利用し小分けして冷凍するとよい．

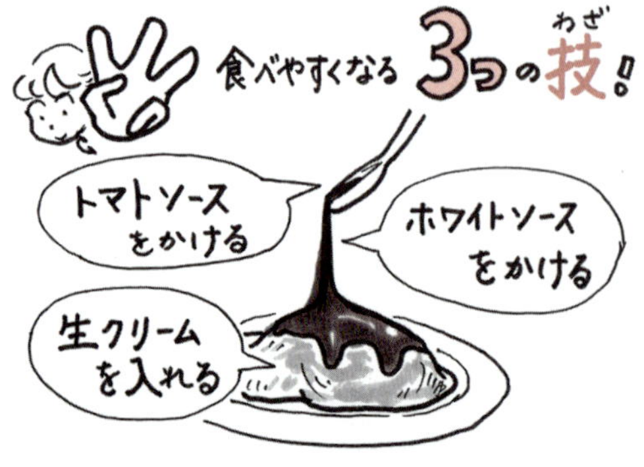

食べやすくなる3つの技（わざ）！
トマトソースをかける
ホワイトソースをかける
生クリームを入れる

★ホワイトソースの材料は，牛乳200mL，バター大さじ1と1/2，小麦粉大さじ2，塩1つまみ，こしょう少々．作り方は，フッ素加工などのフライパンにバターを入れ，弱火で焦がさないように溶かし，小麦粉を振り入れる．ヘラでゆっくり混ぜながら小麦粉を炒める．フツフツとしてきてもしばらく炒め，やや肌色になってサラッとした感触になってきたら，混ぜながら牛乳を一気に加え，さらに混ぜる．クリーム状になるまでしばらく混ぜ，塩こしょうで味をととのえる．

肉類：

肉は良質のたんぱく質を含むが，たんぱく質は加熱することで硬くなる．このため，肉の塊は噛み切れない．薄くスライスして10～20mmに切るとよい．また，ばら肉やロースなど，脂身の多い部位は加熱しても軟らかさを保っているので，脂身の多い部分を選ぶ．ひき肉は口の中でばらばらになりやすいので，肉団子やハンバーグのようにつなぎを加えて丸めた料理にし，出来上がったものをスプーンに乗る大きさに切る．

まとまりをよくするためには，とろみのあるソースをからめるか，とろみ調整食品で作ったあんをかける．塊の肉を使用する場合も出来上がった料理を食べやすい大きさに切るが，**鶏肉の皮はのどに張り付きやすいので，鶏肉の照り焼きでは，鶏の皮を外してから切る**．加工食品ではソーセージやランチョンミートのように軟らかいものを使用する．

魚類：

魚の皮は噛み切れないため外す．刺身の場合は，包丁で叩いて「ねぎとろのねぎなし」のようにしたり，あじの刺身にみそを混ぜ，なめろうにするとよい．このときの薬味はねぎではなく，おろししょうがやわさびを少量使用する．

長いものすりおろしを加えると，なめらかさが増す．

煮魚の場合，煮てから皮と骨を外す．スプーンに乗る大きさにほぐすと食べやすくなる．魚は脂肪が少ないものは硬くなりやすく，パサつきやすいため，脂肪の多いものを選ぶ．飲み込みが悪い場合は，飲み込みやすくするため，とろみ調整食品で作ったあんをかける．

脂肪の少ない魚は多めの油でムニエルにしたり，天ぷらにするとパサつかず，軟らかく仕上がるが，衣がサクサクしている場合は口の中でばらけやすいため，揚げ浸しにするか，あんかけにする．

野菜類：

生野菜は噛み切れないものが多いので注意が必要である．熟したトマトは軟らかいが，皮は噛み切れないし，果肉も水分が飛び出してくる．湯むきにして果肉の部分を食べやすい大きさに切る．お浸しや煮物は，10 ～ 20mm 程度に切る．葉物の場合，根の部分は硬いので，咀嚼がむずかしい場合は葉の部分だけにしてあんをかける．

モロヘイヤはとろみ調整食品がなくてもとろみが付いているので食べやすいが，咀嚼不十分でも一度にたくさん口に入るため，注意が必要である．また，なかなか軟らかくならないので，しっかり茹でる．かぼちゃやなすは，皮が硬いため，皮をむいてから軟らかく煮る．かぼちゃの場合は煮てから皮を外してもよい．

ポテトサラダの場合は，マヨネーズを多めに入れ，なめらかに仕上げるが，**きゅうりのスライスは口の中に貼りつくため危険である**．やめるか，すりおろして入れるとよい．にんじんは一口サイズに切って，茹でたものを加え，茹で卵は細かく刻んで混ぜ，なめらかに仕上げたポテトでまとめる．

汁物：

汁物は，嚥下機能に応じてとろみ調整食品でとろみを付けるが，具材選びに注意が必要である．汁物に適した具材としては，絹ごし豆腐，だいこん，にんじん，はくさい，かぶなどの軟らかい野菜がある．

豆腐は木綿豆腐より絹ごし豆腐のほうが軟らかいため使いやすい．**麩や油揚げは水分が飛び出すため不向きである**．**わかめ，ねぎは噛み切れないため外す**．みそ汁の具材は，細切りか薄切りにすると食べやすくなる．

カレーやシチューは軟らかく煮込んであり，とろみも付いているので安心して食べられる．ただし，塊の肉は小さく切る，グリンピースは外すなどの配慮が必要である．

一般食品の市販品の利用方法

レトルト食品：

最近は，ドラッグストア，スーパーマーケットやコンビニエンスストアなどで，いろいろな種類のレトルト食品を手に入れることができる．カレーの場合，具が大きいものや肉の塊が入っているものがあるが，多くの場合，スプーンで切れるくらい軟らかく煮こんである．ほかにも丼の素が多くあり利用しやすい．中華丼に入っているうずらの卵は丸呑みすると危険なため，半分に切るとよい．細かく刻むとばらけるので，不適切である．カレーライスや丼ものはご飯とおかずを同時に食べることができるため，効率よくエネルギーをとることができる．

ハンバーグも多くの種類が販売されているが，きのこソースになっているものもあるため注意が必要である．いろいろな具材が入っているものよりも，ハンバーグだけのシンプルなもののほうが食べやすく，価格も手頃である．ソースのとろみが不足している場合は，とろみ調整食品でとろみを付ける．焼き魚や煮魚のレトルト食品は，袋から出してから，皮と骨を外して盛り付ける．だし巻き卵は口の中で少しばらけるので，あんかけにする．

卵：

卵豆腐や温泉卵は出来上がったものが市販されており便利である．とろみが必要な場合はとろみ調整食品を利用する．

魚類：

刺身は**脂ののった刺身を選び**，一緒に付け合わせてあるだいこんや大葉，海藻などは外す．また，いか，たこの刺身は噛み切れないため避ける．えびや白身魚は脂身が少なく，口の中でばらけやすいため，注意が必要である．煮魚の缶詰はとても軟らかくしてあるため利用できるが，ツナの缶詰は，口の中でまとまらないため，ポテトサラダなど，まとまりのよいものに混ぜるとよい．

汁物：

パックや缶入り，または粉末タイプのポタージュの場合はクルトンや具（コーンなど）を外し，みそ汁の場合はざるでこして，わかめやねぎを外してから，とろみ調整食品でとろみを付ける．

乳製品：

牛乳にはとろみ調整食品でとろみを付けるが，ヨーグルトの利用が便利である．よくかき混ぜて食べるか，水切りヨーグルトにする．ジャムや果物のソースが入っている場合はよいが，一口大の果物がそのまま入っているものもあるため，注意して選ぶ．

果物類：

この段階であれば，果物の缶詰が無難であるが，熟したキウイやバナナをスライスしても食べられる．

介護用の市販品の活用方法

介護用の市販食品は，レトルト食品やゼリー，冷凍食品，チルド食品，乾燥食品（とろみ調整食品，加水成型食品）などさまざまあり，スーパーマーケットやドラッグストア，通信販売にて手軽に入手できる．

嚥下調整食は，硬さのほか，付着性や凝集性をあわせた物性でコード分類されているが，介護用の市販食品は，硬さにより区分された「ユニバーサルデザインフード」によって開発・販売されているものが多く存在している．最近では，硬さ区分のみでなく，「噛む力の目安」や「飲み込む力の目安」が記載されているものもある．**コード４に当たるのは，「容易にかめる」（旧区分１）の一部と「歯ぐきでつぶせる」（旧区分２）である**．

ただし，ユニバーサルデザインフードは咀嚼困難者用に硬さで区分されているため，「容易にかめる」には焼き魚も含まれるので注意が必要である．「歯ぐきでつぶせる」の食品には，おじや風のもの，カレーとご飯，梅干しや海苔とご飯，ハヤシライスやそぼろご飯など，ご飯もセットになっているタイプのものもあり，とても便利である．

また，**農林水産省が分類した介護食「スマイルケア食」では，コード４は黄５（容易に噛める食品），黄４（歯ぐきでつぶせる食品）に分類されている**（参照→P216）．いずれにしても，**必要に応じてとろみの調整をすることが重要**なポイントである．

外出時の工夫

お弁当を持って出かける場合は，軟らかいご飯を入れ，おかずは煮魚や煮物など，軟らかいものにする．煮汁が多いほうが軟らかさを保つことができるため，保温のできるランチジャーを利用するとよい．最近は，**丼用のランチジャー**もある．不都合があれば調整できるよう，とろみ調整食品も持って行く．

外食の場合は，専門店より，**いろいろなメ**

ニューから選べるレストランのほうが選択の幅が広がる．十分に食べられない場合のことを考え，濃厚流動食やエネルギー補給用のゼリーなども持って出る．散歩程度の外出時も，水分補給は必要であるため，水分補給ゼリーなども持って出かける．

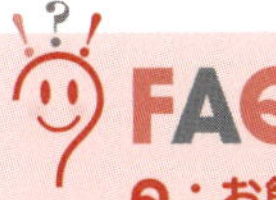

FAQ Frequently Asked Questions

Q：お餅を食べるにはどうすればよいですか？

A：お餅はのどに張り付いて窒息しやすく，最も危険な食品の一つです．餅粉から作られたお餅風の商品がありますので利用してみてください．さっくりして歯切れがよいものや，非常に軟らかくしてあるもので，張り付く心配がありません．焼いても食べられますが，茹でたり煮たり，お汁粉に入れるなど，水分があるほうが飲み込みやすくなります．

普通のお餅は，焼き餅ではなく，お雑煮風にして，細かくちぎるように切ってから口に入れましょう．ただし，溶けるくらいに軟らかく煮ても，飲み込むときに張り付くことがあります．十分なだし汁とともにゆっくり食べないと危険です．どうしても普通のお餅が食べたい場合は，主治医に相談のうえ，言語聴覚士などに同席してもらい，一度試してみるとよいのですが，退院してまた再入院というのも怖いので，しばらくは代用品を利用してみてください．

文献

1) 日本摂食・嚥下リハビリテーション学会医療検討委員会嚥下調整食特別委員会．日本摂食・嚥下リハビリテーション学会嚥下調整食2013．日摂食嚥下リハ会誌 2013；17：255-67.
2) 藤谷順子．食べやすくする食事の工夫と考え方：かむ・飲み込むが難しい人の食事：講談社エディトリアル；2015．p36-7.
3) 藤島一郎．誤嚥を防いで安全に食べるために：嚥下障害のことがよくわかる本　食べる力を取り戻す　第2版：講談社；2016．p63-84.
4) 栢下　淳．嚥下調整食の分類：嚥下調整食の提供．ヘルスケアレストラン（別冊）経口摂取アプローチハンドブック：日本医療企画；2015，p90-8.
5) 西川みか．食材の選択方法・調理方法と留意点：嚥下調整食の提供．ヘルスケアレストラン（別冊）経口摂取アプローチハンドブック：日本医療企画；2015．p103-8.

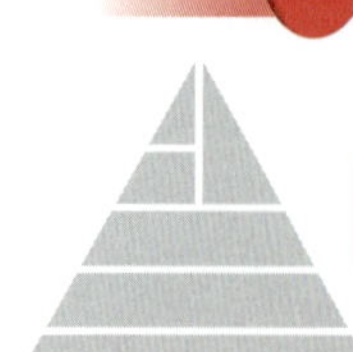

嚥下調整食 4 ―在宅

日本摂食・嚥下リハビリテーション学会嚥下調整食分類 2013（参照→P227）の早見表[1]では，コード 4 とは「食形態は，かたさ・ばらけやすさ・貼りつきやすさなどのないもの，箸やスプーンで切れるやわらかさ」とされている．その目的・特色は「誤嚥と窒息のリスクを配慮して素材と調理方法を選んだものであり，歯がなくても対応可能だが，上下の歯槽堤間で押しつぶすあるいはすりつぶすことが必要で，舌と口蓋間で押しつぶすことは困難であるもの」とされている．主食の例としては，全粥や軟飯などである．しばしば，軟菜食，移行食と呼ばれるようなものがコード 4 に含まれる．具に配慮された和洋中の煮込み料理，卵料理など，一般食でもこの段階に入るものも多数ある．一方，流動性が高いために，コード 2 に含まれないようなもの（とろみが付いていてもゆるく，drink するもの）もコード 4 に該当する．

聴取内容

コード 4 の食形態は，コード 3 以下のようにミキサーを使ったりゼリー化したりすることは少なく，煮魚やクリームシチューなど介護者と同じ料理を食べられる場合もある．そのため，一般的な食事としてイメージされやすく，手間が少なく簡単に調理できるとも思われがちであるが，完全に一般的な食事と同じというわけではなく，切り方や硬さなどの工夫は必要である．一部の食事が介護者と同じ食形態でも食べられるということから，すべて介護者と同じ食事が出てしまい，硬すぎる場合は刻めばよいなどと，安易な対応になってしまい，よりリスクの高い食形態として提供されてしまっていることも少なくない．その要因の一つに，在宅における調理の手間があげられる．

一般的に，「ミキサーにかける，ゼリー化する」ことなどは手間がかかるから大変，というイメージがあるのではないかと思う．しかし，ペースト状にしないと食べられないとなると，やらざるをえず，かつコンパクトなミキサーの利便性などもあり，慣れてくればその作業はそれほど苦にはならないことも少なくない．一方で「長く茹でる，軟らかく煮る」などの調理のプロセスは，介護者の食事に近いように見えて，実際にはよりひと手間もふた手間もかかるため，負担に感じることも多い．そのため，適切な食事(食形態）を出していただくためにも，家族構成や調理担当者などの介護状況とともに，いままでの食生活などの生活情報を押さえる必要がある[2]．

さらに，病院や施設と同様に，個々の機能評価のうえで，食形態は決定される．個々の機能評価とは，単に先行期～食道期までの嚥下 5 期だけではなく，覚醒や姿勢の保持，耐久性，集中力，咳嗽力など，さまざまな項目でのアセスメントが必要になる．在宅では，「食形態のレベルが下がる＝介護者の嚥下調整食調理の手間が増える」ということになり，誤嚥のリスクがあるからと安易に食形態を下げるのではなく，姿勢や一口量，ペーシングなどの食環境の調整を行いながら，最終的に必要であれば食形態の工夫につなげていく．在宅での食支援は，集団給食とは違い，個人の機能をしっかりと評価できれば，そこに合わせたテクスチャーを決めることができる．たとえば，義歯などの口腔環境や咀嚼能力，嚥下機能はどの程度かをしっかりと把握したうえで，提供する食事の硬さなどの物性を決められる．

■家族構成や調理支援者とそのスキル

食支援は生活支援である．起床時間，3食の食事時間などは，本人だけでなく介護者の生活パターンを知ることが重要である．そして，家族構成や調理支援者は，在宅食支援では必ず押さえておかなければならない情報である．3食の食事のなかで，毎食同じ人が作る場合もあれば，食事により調理支援者が変わる場合もある．家族だけではなく，ヘルパーなどの調理支援を受けている場合もある．1人分のお粥や副食をどのように調理するかは，調理支援者の調理スキルだけではなく，調理時間のとり方，調理器具の種類などのリサーチが必要である[3]．

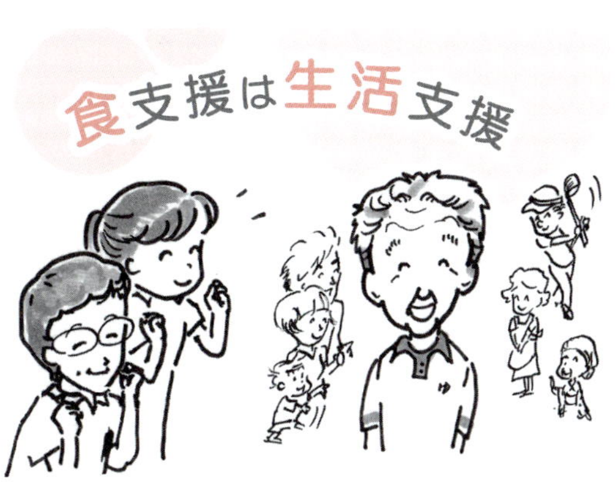

■口腔機能と咀嚼能力

口腔機能と咀嚼能力の把握は，料理の軟らかさやまとまりやすさなどの物性を決めていくうえで重要な情報である．義歯の使用の有無・適合不適合，義歯管理の適切さ，噛み合わせ，口唇や舌など口腔周囲筋群の機能，口腔ケアの回数，食事摂取は自立か介助か，などを把握しておく．

■水分摂取時のとろみ調整食品の必要性の有無

コード4の食事レベルでは，水分摂取は「とろみ不要」と「とろみ必要」の両方のケースが考えられる．固形物の咀嚼とは別に，水分摂取の仕方や条件については，必ず押さえておきたい．「嚥下調整食＝とろみあり」とは限らず，さらにとろみの濃度も個々により異なる．とろみの濃度は，薄いとろみ～濃いとろみまであるが，飲料に付ける濃度と食事のときに付ける濃度が異なる場合もある．

作り方・選び方の要点

■食材選び

スーパーマーケットに行けば，いろいろな食品が簡単に手に入る．しかしこのなかには，咀嚼しにくいもの・飲み込みにくいものも含まれているが，一般的には十分理解されていない．注意したい食材には，加熱しても軟らかくなりにくいもの，硬いもの，薄いペラペラしたもの，パサパサしたもの，繊維の強いもの，酸っぱいもの，サラサラとした液体，バラバラしていてまとまりにくいものなどがある[4]．こういった食材の特徴を理解したうえで，調理法を工夫することで，食べやすく，飲み込みやすい料理を作ることができる.

■具体的な調理工夫

食材の特徴を理解し，加熱，切り方の工夫，適度な水分，油脂の利用，つなぎの利用，とろみを付ける，などの調理法を組み合わせることで，噛みやすく，飲み込みやすい料理を作ることができる.

加熱：

生野菜は硬く食べられないが，加熱し，火を通すことで多くの野菜は食べやすくなる．肉や魚料理も長時間コトコト煮込むことで，軟らかく仕上がる（例：豚の角煮，ほうれんそうの煮浸し，かぼちゃ煮）．たんぱく質分解酵素（スベラカーゼミートなど）を使って肉を軟らかくする方法もある.

切り方の工夫：

野菜や肉などは，繊維があるので，その繊維を断つような切り方をする．食材の下ごしらえでは，どんなふうに繊維が走っているだろうか，と意識をする．繊維が強い葉ものや根菜類でも，切り方を変えるだけで，難なく噛み切ることができる．また，繊維を断つことで，より早く軟らかく火が通り，味もしみこみやすい（例：きんぴらごぼうの切り方，たまねぎの切り方）.

適度な水分：

パサパサしているものは飲み込みにくいため，水分を加え，軟らかく噛みやすくする（例：ご飯はお粥に，パンは卵や牛乳を加えてフレンチトーストに，お浸しも煮浸しに）.

油脂の利用：

食材のなめらかさを出すために，油脂を利用する．特にデンプンを多く含む食材に加えると，なめらかさがアップする．油脂にはサラダ油，マヨネーズ，ごま油などがある．また，脂質を多く含む生クリームも同様に利用できる（例：ポテトサラダ，スイートポテト）.

つなぎの利用：

つなぎには，卵や小麦粉やパン粉，いも類，などがある．食材や料理そのままではうまくまとまらないときには，つなぎを加えてまとめやすくする．ひき肉料理では，ひき肉をそのまま加熱したそぼろは食べにくいが，つなぎを入れてハンバーグや肉団子にすれば食べやすい．つなぎの配合により，さらに軟らかくもできる（例：ハンバーグ，つくね，白和え）.

とろみを付ける：

サラサラの液体はむせやすいとされている．ただし，このレベルの食形態になってくると，とろみの程度は薄くなり，飲み物はとろみなしでも可能な場合もある．しかし，煮浸しのほうれんそうとだし汁のように，固形物と水分が一緒になっている料理は，咀嚼しながら液体だけが下咽頭に入りやすく，誤嚥しやすいとされる．したがって，水分については食塊にまとまりやすくするために，とろみを付ける．とろみの程度は，食材そのものから水分が出やすいものなのか，いも類のように食材が水分を吸収してくれるものなのかにより変わってくる．一般に食材から水分が出やすい料理には少し濃い濃度のとろみとし，逆に水分を吸収してしまうような食材には，薄い濃度のとろみで対応する.

一般食品の市販品の利用方法

コード４のレベルであれば，スーパーマーケットの惣菜や加工食品のなかで，そのまま食べられるものも少なくない．惣菜の揚げ物のなかでは，コロッケやメンチカツ，天ぷらも軽く煮浸しにすれば衣も軟らかくなり食べられる．から揚げなどは肉を加工していることも多く，比較的軟らかく仕上がっている.

パスタはロングパスタではなく，ショートパスタを選び，かつ安価なタイプのものだと比較的軟らかく茹であがる．うどんなどの麺類は，

表　市販の介護食の活用目的

- 食事にプラス１品を補いたいとき（ボリュームの追加）
- 栄養や水分の摂取不足があるとき（栄養補給）
- 退院直後や通院前，通所日の朝など忙しい，落ち着かないとき
- ほとんど調理ができないとき
- 硬さや味の目安を知りたいとき

冷凍麺や乾麺は比較的こしも強いが，茹で麺を選べば，これも比較的軟らかく茹であがる．ポタージュやレトルトのカレーなどもそのまま活用できることが多い．蒸しパンもそのまま食べられる．最近では，チルド食品の種類も増えてきており，軟らかく仕上がったものが多く出てきている．

介護用の市販品・配食サービスの活用方法（表）

介護食品はスーパーマーケットではなかなか手に入らないが，主にドラッグストアや通信販売などで手に入る．市販通信販売用のパンフレットには，渡辺商事ハートフルフードの「しあわせ家族の楽しい食卓」（http://www.heartfulfood.jp/）や，ヘルシーネットワークの「はつらつ食品・にこにこ食品・いきいき食品」（http://www.healthynetwork.co.jp）などがある．一般的には，レトルト食品，冷凍食品などがある．ユニバーサルデザインフード（UDF）の基準が表示されているものは，硬さの目安にもなる．

外出時の工夫

食事は，栄養補給や生命維持のためだけではなく，楽しみとしての意味も大きい．家族や友人との食事は，自宅以外の環境が変わった場所でのものとなると，その楽しさは格別だ．自宅以外の食事には，レストランなどの外食や冠婚葬祭，お祭りや運動会などのイベントがある．また，病院の通院や移動などで，食事時間にどうしても自宅で対応できない場合もある．しかし，現代は比較的軟らかい食事が多く出回っており，レストランなどへ外食に出ても，お粥やグラタン，ドリア，ハンバーグ，ネギトロ丼など食べやすいものが比較的選びやすい．ただし，お粥と思っても，雑炊は水気が多く，その水でむせてしまうため，注意が必要である．飲み物については，とろみ付けが必要であれば小分けになっているとろみ調整食品を持ち歩き，必要に応じて調整すればよい．

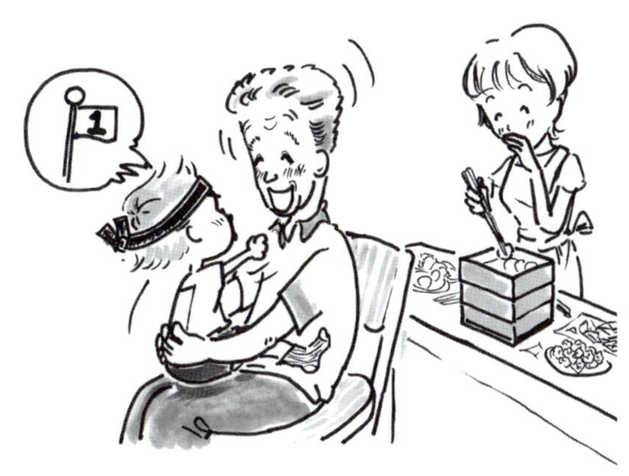

FAQ Frequently Asked Questions

Q1：もともとお粥は嫌いだという場合，鮭もほぐせば食べられるし，ご飯にしたらダメでしょうか？

A1：鮭はほぐせば食べられるのですね．鮭はどのように食べていますか？　焼き魚は比較的ポロポロして食べにくく，口の中でうまくまとめにくいため，口腔残留が多くなるといわれています．現在は食べられているようですが，その鮭はキングサーモンなど脂の多い部分を選んでいたり，つなぎを入れてまとめやすくしてはいませんか？　また，わずかな口腔残留も，主食のお粥との交互嚥下で，意外にクリアしているかもしれません．ご飯はお粥に比べ硬くパラパラしてうまくまとまらないため，交互嚥下には不適です．副食の食形態をアップしていくため，交互嚥下にお粥を活用することがあります．レベルによっては，全粥ではなく，軟飯レベルで対応できる場合もあります．

Q2：いも類やかぼちゃなどの野菜はよく食べるが，葉物がなかなか食べられない場合，何かよい方法はありますか？

A2：葉物は繊維が強く，どうしても口腔内に残ってしまいがちです．より軟らかくする場合には，葉先と茎の部分を分け，葉先だけを使用し，軟らかく煮るようにします．また咀嚼機能に合わせて，繊維を切る長さを決め，縦横ともに切るようにします．また，重曹や酵素などを加えて下茹ですることで繊維も軟らかくなります．

Q3：ひじきや切干しだいこんなどの乾物は，どうやって調理したらよいですか？

A3：まずはしっかりと戻すことです．戻しには十分時間をかけ，下茹では調味料を入れずにゆっくりと時間をかけて加熱していきます．下茹でである程度軟らかくしたうえで，調味料を加え，煮ます．通常であれば 20 ～ 30 分で煮あげるところを 40 ～ 60 分かけると軟らかくなります．白和えなど，つなぎを入れてまとめやすくすると，より食べやすくなります．

Q4：普段はお粥を食べている場合，誕生祝いの席で，お寿司を出しても食べられるでしょうか？

A4：すし飯は，軟らかめにご飯を炊き，寿司酢を少量加えます．ネタはたたきにし，握ってあげると食べやすくなります．ちらし寿司ならば，まぐろ，甘えび，ホタテ，サーモンなどたたくと比較的なめらかになるネタを選び，さらにアボカドをつぶして彩りよく盛り付けるとよいでしょう．

Q5：噛む時間が長くて，食事が疲れてしまっているように見える場合，何か工夫はありますか？

A5：噛む時間が長いということですが，食形態は合っていますか？　見た目は同じように見えても，ほんの少しの硬さの違いで，疲労感につながります．食材の切り方，料理の硬さ，一口の大きさなどを今一度押さえてみましょう．噛みやすい料理は，軟らかく，まとまりやすく，食べやすく，がキーワードです．

文献

1）日本摂食・嚥下リハビリテーション学会医療検討委員会嚥下調整食特別委員会．日本摂食・嚥下リハビリテーション学会嚥下調整食分類 2013．日摂食嚥下リハ会誌 2013；17：255-67.
2）金谷節子，編著．嚥下食のすべて第 1 版：医歯薬出版；2006．p125-8.
3）江頭文江．おうちで食べる！　飲み込みが困難な人のための食事づくり Q&A：三輪書店；2015．p21-3.
4）江頭文江．在宅生活を支える！　これからの新しい嚥下食レシピ：三輪書店；2008．p118.

3 とろみ調整食品の使い方の実際

嚥下調整食学会分類とろみ調整食品の種類

How to Use the Thickening Agent

とろみの概要

食べ物や飲み物へのとろみ付けは，咽頭通過速度を調節し，誤嚥のリスクを低減させることを目的に行われる．日本摂食・嚥下リハビリテーション学会嚥下調整食分類 2013（以下，学会分類 2013）では，摂食嚥下障害に適切なとろみの程度を3段階で示しており[1]（参照→P234），飲み物や食事における汁物，検査用あるいは訓練用とろみ液のとろみ付けの指標とされている．3段階とは,「段階1　薄いとろみ」,「段階2　中間のとろみ」,「段階3　濃いとろみ」であり，**段階1よりも薄い，あるいは段階3よりも濃いとろみは，摂食嚥下障害に対し推奨していない**．とろみ付けには，食べ物や飲み物に加えて混ぜるだけで適度なとろみを付けることができるとろみ調整食品が利用されることが多く，学会分類 2013 の段階はとろみ調整食品の使用量の少ない順となっている．難易度を示したものではなく，基本は段階2としており，個々の機能・能力に応じて段階1あるいは段階3を選択することとしている．

3段階の特徴は，早見表としてまとめられている．飲んだときの感じ方のほか，食具で扱ったときの「見たとき」の性状説明が言葉で記載されていることは，調整にかかわる者にとっては大変参考になる．これまで，ケチャップ状などという比喩的表現が一般的であったが，言葉に対するイメージは人によって大きく異なることや，ケチャップ状と表現してもとろみ付けの際に比較して確認はしていないことなどから，主観的であったことは否めない．この学会分類 2013 により，客観性が増し，調整し提供する際はもちろん，患者や家族への指導においても活用できるようになった．特に**フォークでの扱いはわかりやすい**．スプーンでは，段階1と段階2では，傾けたときの流れ落ちる速度が異なる．しかし，その傾け方により流れ落ちる速度が変わるため，違いがわかりづらい．フォークであれば，傾ける必要がなく，歯から落ちる速度で違いがわかる（**図1**）．

とろみの物性値

学会分類 2013 には，このほか，とろみの程度を表す粘度やラインスプレッドテスト（line spread test：LST）値といった物性値の記載もある．粘度は粘度計により測定する必要があり，臨床の場や家庭においては簡単に得られる値ではないが，LST 値は臨床での活用を意識し採用されている．LST は，中心から6方向に目盛りの付いた専用のプラスチック測定板*を用い，

*専用の測定板は，サラヤ公式通販で購入できる．簡単とろみ測定板（ラインスプレッドテスト）セット，価格 2,160 円（税込）（2019 年7月時点）

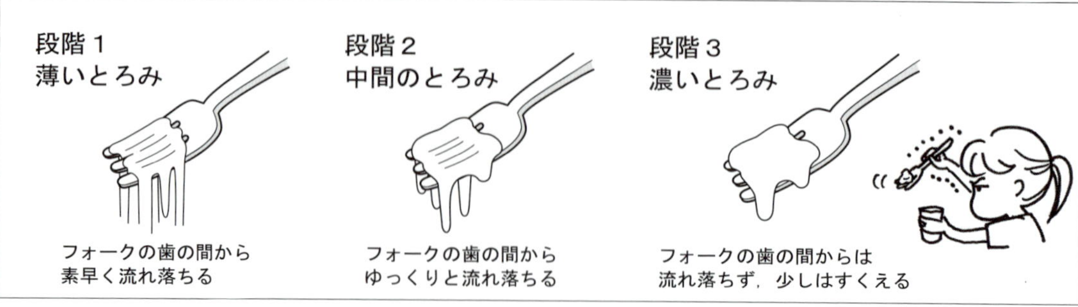

図１　フォークによるとろみの確認方法

内径30mmの金属製リングを利用して中心に置いた試料20mLの30秒後の広がりを計測するものである．水平な場所さえあればどこでも測定できる．しかしながら，これらの物性値については，その取り扱いに注意しなくてはならない点がいくつかある．早見表だけを見ていると見落としがちであり，誤った解釈をしている報告も散見されるが，重要な点であり留意したい．

まず，これらの物性値はキサンタンガム系のとろみ調整食品により，20℃の水にとろみ付けをした際のものであるという点である．後述するが，とろみ調整食品の主原料により，とろみの付き方や付いたとろみの特徴が異なる．そのため，異なる種類のとろみ調整食品でとろみ付けした場合は，ある段階の物性値範囲であったとしてもその段階の性状とは一致しないこともある（**図２**）[2]．また，とろみを付ける対象が20℃の水以外の場合も同様である．食べ物・飲み物の温度，含まれている糖・酸・たんぱく質成分などが，とろみの付き方に影響する．一般的には，**温度が低いもの，糖成分を含むものはとろみが付きやすく，酸・たんぱく質成分を含むものはとろみが付きにくい**．したがって，ミキサーにかけた食品について，記載の物性値と比較・判断することは避けるべきである．

次に気をつけたいのは，粘度の測定条件である．記載されている粘度値は，ずり速度$50s^{-1}$における測定値であるが，粘度計の種類によりこの測定条件を得られないものもある．ずり速度が異なれば得られる粘度値も異なるため，粘度値を参考にする場合は測定条件にも気を配る必要がある．なお，この測定条件は，人がとろみ液を飲んだ際に感じる速度と同等の速度であるという報告があることや，諸外国の嚥下食の分類で採用されている粘度値の測定条件となっていることから，採用されている．

最後に，これらの物性値はそれぞれの段階において範囲で示されており，記載の下限値「以上」，上限値「未満」としている．しかしながら，これらの下限値，上限値といった境界値は絶対的なものではないという点である．境界値付近では，LST値と粘度が完全には相関しない．官能評価結果を基に，連続的な物性値に便宜的に境界線を引いたに過ぎず，それぞれの意図を鑑み，判断・活用することをお勧めする．

このように記載の物性値を活用するにあたっては，留意点が多い．したがって，最終的には，飲んだとき，見たときの性状が判断基準となるといえよう．それぞれの段階の意義，特徴を十分に理解し，活用してほしい．

とろみ調整食品の種類

ここでとろみ調整食品の種類について述べる．多くの商品が存在するが，とろみの特徴や，食べ物・飲み物の味や風味・外観への影響，

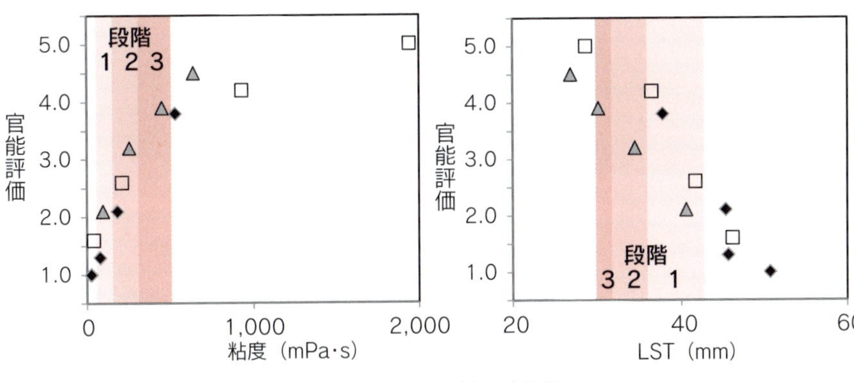

図2　とろみ調整食品の物性値と官能評価結果（主原料別）
粘度やLST値が，各段階の範囲にあっても，とろみ調整食品の主材料が異なれば，とろみの感じ方は異なる．（文献2より改変）

操作性，コストパフォーマンスから，それぞれ自身が使用する商品を選択していることと思う．とろみ調整食品の主原料は，デンプンや増粘多糖類である．増粘多糖類にはさまざまな種類があるが，主なものとして，グアーガム，カラギーナン，キサンタンガムがある．グアーガムはマメ科植物の種子から，カラギーナンは紅藻類から得られる．キサンタンガムは微生物が産生する多糖類である．多くの商品は，これらの原料を単独ではなく，組み合わせて特徴付けをしていることが多いが，まずはそれぞれの原料単独の一般的な特徴を記し，それを主材料とした商品をあげる．

■デンプン系

溶解しやすいようにアルファ化など加工されたデンプンが利用されている．とろみを付けたい食べ物・飲み物の種類にかかわらず安定したとろみが付くが，とろみの発現には多量に添加する必要がある（**図3**）[2]．そのため，食べ物・飲み物の味や風味，外観に影響を及ぼしやすい．一方で，その多量のデンプンの摂取から，多少ではあるがエネルギー補給が期待できる．

とろみの特徴としては，付着性が強いことがあげられる．濃いとろみでは口腔内でべたつき，かえって飲み込みづらくなることもある．とろみ液のような飲むものよりは，形成して食べるものに向く．トロメリン顆粒（ニュートリー），ムースアップ（ヘルシーフード）などが該当する．

なお，デンプン分解酵素であるα-アミラーゼの作用を受けることで，とろみは減弱する．食具を介した唾液の混入を避けるよう，少量ずつ取り分けて食べるなどの工夫が必要となる．

■グアーガム系

少量でとろみが付く（**図3**）ため，コストパフォーマンスがよいが，安定した粘度が得られるまでに時間がかかる．とろみは糸を引いたようなとろみで，白っぽく不透明になることが多い．また，若干の原材料由来のにおいがある．このような短所は，デンプンや他の増粘多糖類と組み合わせ，改善されている商品が多い．トロメリンHi（ニュートリー），ハイトロミール（フードケア）などが該当する．

■カラギーナン系

たんぱく質と分子的に相互作用し，べたつきが少ないとろみが付く．そのため，たんぱく質成分を含む乳製品や濃厚流動食へのとろみ付けに向く．近年では，たんぱく質成分を含まな

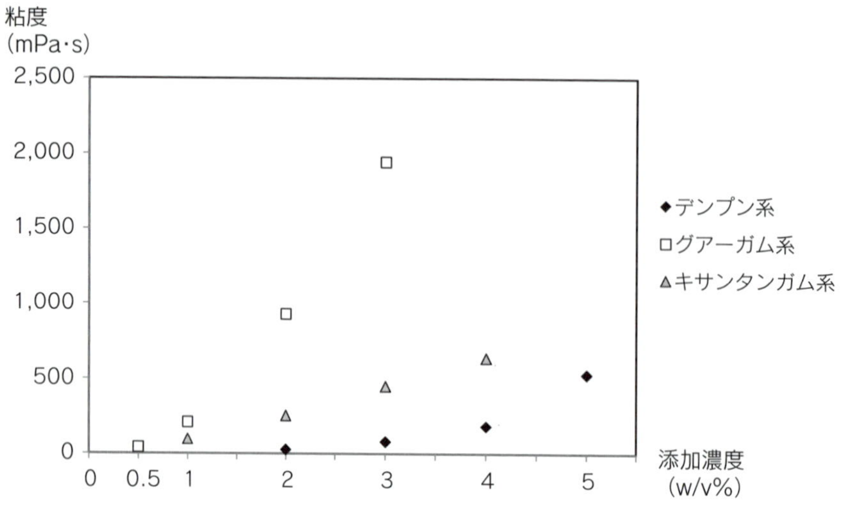

図3　とろみ調整食品の添加濃度と粘度（主原料別）
とろみ調整食品の主材料によって，添加量に対するとろみの付き方が異なる．グアーガム系は，少量でとろみが付く．
（文献2より改変）

い飲料へのとろみ付けにも対応できる商品もみられるようになってきた．ペグメリン（ニュートリー）などが該当する．

■キサンタンガム系

透明性が高く，無味無臭のため，食べ物・飲み物の味や風味，外観への影響が少ない．クリア系ともいわれ，近年の主流の原料である．とろみの特徴は，付着性が低く，するっとしており，とろみの程度によってはスプーンですくいにくい場合もある．飲み物のとろみ付けに向く．食塩を含むものは，とろみが安定するまで時間を要する．

短所としては，溶けにくいため，とろみが付くまでに時間がかかる．また，ダマになりやすく，いったん生じたダマを溶解することはむずかしい．そのため，溶解性や粘性を向上させる目的でデキストリンを添加したり，溶けやすいように顆粒状にしたりしている商品が多い．とろみエール（アサヒグループ食品），新スルーキングｉ（キッセイ薬品工業），つるりんこ Quickly（クリニコ），トロミアップパーフェクト・トロミアップ HP・トロミアップエース（日清オイリオグループ），トロメリンＶ・トロメリン Ex，ソフティアＳ（ニュートリー），ネオハイトロミールⅢ（フードケア），トロミスマイル・トロミクリア・トロミパワースマイル（ヘルシーフード），トローミファイバー（宮源），トロメイク SP（明治）などが該当する．

このようにそれぞれ原料により特徴が異なり，組み合わせにより短所を補い，特徴付けされた商品が市販されている．商品数も多いため，すべての商品の特徴を把握することは容易ではないが，主原料を参考にするとある程度の絞り込みは可能である．なお，通常は原材料の表示欄に，増粘多糖類の種類までは記載されていないことが多い．食品衛生法上，個々の物質名の表示を略すことができるケースに該当するためである．しかしながら，表示された原材料から，ある程度主原料を予測することはできる．デンプンあるいは加工デンプンのみの記載はデンプ

表　とろみ調整食品１包当たりの水分量の目安（中間のとろみ）

商品名	１包当たりの水の量（mL）	１包の分量（g）
トロミパワースマイル	150 ～ 290（中央値 190）	2.0
ソフティア S	150	3.0
明治トロメイク SP	156	2.5
トロミアップパーフェクト	150	1.0
トロメリン Ex	83 ～ 136	2.0
トロメリン V	107 ～ 167	1.5
とろみエール	170	2.5
トローミファイバー	200	3.0
ミキサーゲル	400	3.0
キユーピーやさしい献立とろみファイン	100	1.5

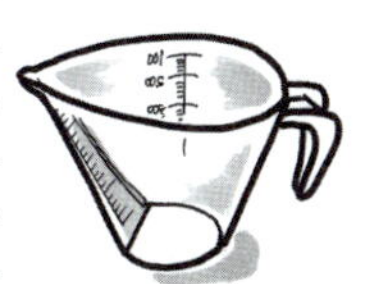

※主なとろみ調整食品で「中間のとろみ」を付けるための水の量（各メーカー提供．メーカーにより１包当たりの粉の量は異なる）．

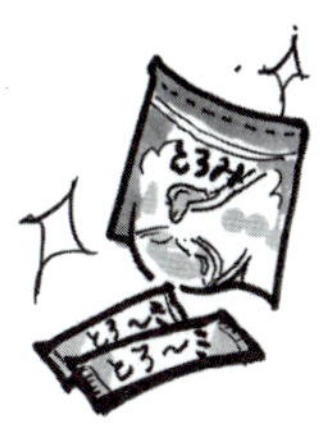

とろみの濃度，つまり配合の指導は重要である．さまざまな商品のパッケージには，目安の量が記載してある．しかし，多くの場合，液体100mL当たりの粉の量（グラム数，あるいは，1/2 包など）の記載であり，これは一般家庭では不便なこともある．数グラムのものを正確に計量することは家庭ではむずかしい場合が多い．とろみ調整食品１包当たりの液体の量で指導したほうが，作るときには計量しやすく，調整もしやすい．

ン系である．デンプンあるいは加工デンプンと増粘多糖類の両方が記載されている場合は，グアーガム系が多い．記載が増粘多糖類のみの場合は，一般にキサンタンガム系が多いが，牛乳や濃厚流動食へのとろみ付けに適する商品は，カラギーナン系が多い．ただし，この限りではない．

これらのとろみ調整食品のほか，非加熱型ゲル化剤でとろみを付けられる商品（ミキサーゲル（宮源））もある．

とろみ調整食品の使用にあたって

組み合わせによる効果は，実際にとろみ付けをし，試飲・試食しないとわからない．商品の開発は日進月歩であり，新商品の開発だけでなく，リニューアルも盛んである．**半年に１回，既知の商品も含めて，原材料を見てある程度商品を絞り込み，試飲・試食をする**ことをお勧めする．その際，日頃接する嚥下障害患者から，とろみ調整や指導の必要があるとろみをイメージし，そのとろみ付けが可能となる商品を複数把握しておくと，指導の幅が広がる．冒頭でも述べたが，とろみ付けは咽頭通過速度の調整が目的であり，飲み込みやすさとは別である．粘度以外の付着性などの性質が強ければ，かえって嚥下しにくくなるので，さまざまな添加量で試飲し，評価するとよい．

また，患者や家族が使用する際には，厨房など臨床の現場で使用するのとは視点の異なる操作性が求められることもあるので，患者目線に立った評価をすることも念頭に置いてほしい．たとえば，大容量包装では適量を量ることがむずかしかったり，開封後に適切に保存できなかったりする患者には，分包タイプが勧められる．分包タイプでは，分包量が患者のとろみに使いやすい量のものがあるか，分包包装は開けやすいか，他のサプリメントなどと包装が類似していないかなどは把握しておくとよい．**表**に，とろみ剤１包当たりの水分量の目安を示すので参考にしていただきたい（参照→P12）．また，患者や家族による不慣れな攪拌操作で，ダマができずに溶解できるかも大切なポイントである．

そして，何に対してとろみを付けたいかによっても，選択肢は変わってくる．前述したとおり，一般に，酸度の高いオレンジジュースや，たんぱく質成分を多く含む牛乳や濃厚流動食には，とろみ調整食品は溶けにくく，粒子感が残り，とろみがゆるくなる．そのため，添加量がより多くなる商品や，とろみが安定するまでより時間を要する商品，時間を置いて撹拌を２度行う必要のある商品などもある．これらをふまえ，**各種飲料に対するとろみ付けも試してほしい**．

COLUMN とろみ調整食品　試飲・試食のススメ

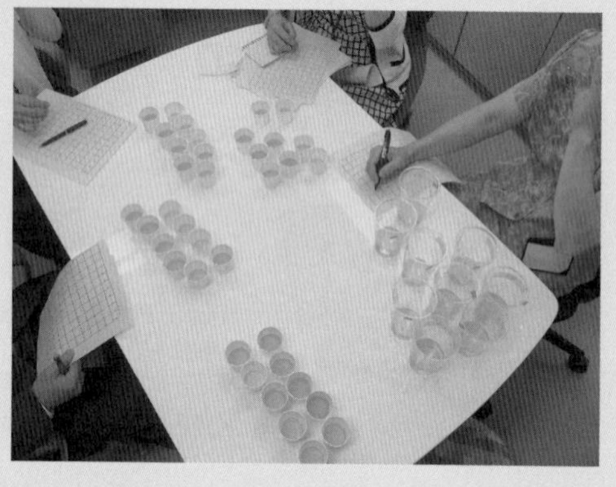

とろみ付けが想定される飲料に，複数のとろみ調整食品を用いてとろみ付けをし，溶けやすさやダマのできにくさ，見た目・味・香りへの影響，口腔内でのべたつきなどを評価する．中間のとろみを基本に，薄いとろみ，濃いとろみまで評価できると，なおよい．

写真は，筆者らが，水，緑茶（冷），コーヒー（冷），オレンジジュース，スポーツドリンク，牛乳（冷），濃厚流動食，みそ汁（具なし），だし汁に対し，中間のとろみを付け，試飲・評価をしている場面である．とろみ調整食品は，とろみエール（アサヒグループ食品），とろみファイン（キユーピー），トロミアップパーフェクト（日清オイリオグループ），トロメリンEx（ニュートリー），トロメリンV（ニュートリー），ソフティアS（ニュートリー），トロミパワースマイル（ヘルシーフード），トローミファイバー（宮源），ミキサーゲル（宮源），トロメイクSP（明治）を使用した．

水は，商品によりうっすらとにごりや黄みがかった着色が見られるものもあったが，容器が透明でなければ気になるほどではない．水のとろみは，比較的味の劣化が少ないと感じた．冷たい緑茶やコーヒーは，とろみ付けにより苦みをより感じたため，苦みの少ない飲料を選ぶ工夫が必要と感じた．また，冷たい緑茶は，さっぱり感を期待して飲む場合が多いが，とろみ付けによりそれが失われるため，あまりお勧めはできないと感じた．今回，温かい緑茶・コーヒーは試していないが，温かい緑茶やコーヒーは，香りへの影響も気がかりである．

オレンジジュースは均一なとろみになりづらかった．水とは異なり，つるんとしたゼリーっぽさも加わる．そのため，ジュースとしてではなく，別のデザートという感覚で受け入れてもらえるのではと感じた．スポーツドリンクは，とろみ付けによる味の劣化は比較的少ないが，さっぱり感は失われる．そのため，ドリンクゼリーでの代替をお勧めする．

牛乳はとろみ調整食品の溶解が悪く，撹拌に手間がかかった．それでもざらざらとした粒子感が残りやすく，とろみも付きにくかった．とろみが安定するまでも時間がかかり，その間に徐々に牛乳がぬるくなり，おいしさが損なわれた印象である．ヨーグルトなどでの代替がよいだろう．濃厚流動食も同様の傾向で，ダマがもっともできやすかった．とろみ付けをするよりは，ゼリーなど別のタイプでの摂取をお勧めする．

みそ汁はとろみ付けにより塩味を強く感じるため，薄味に調理しておくことを勧める．時間が経ってもみそが沈殿しないため，見た目の印象がやや異なるが，味の劣化は少ない．あんかけを想定しただし汁へのとろみ付けは味の劣化がなく，あんかけとしておいしく味わえた．やや粉っぽさを感じる商品もあったが，あんかけであれば気にならない．

なお，とろみ調整食品は，添加により，少なからず味や香り，風味に影響を及ぼす．添加量が増えれば，フレーバーを感じにくくなったり，酸味や甘味を感じにくくなったりする．特にフレーバーは，元の飲料を調整し増強することがむずかしいため，それらを楽しむ嗜好飲料では評価が下がりがちである．学会分類2013ではとろみ付けは，とろみ調整食品によるものと限定はしていない．とろみ調整食品以外のとろみ付けの方法や，すでにとろみが付いている飲料などの活用も取り入れていってほしい（参照→P82）．

FAQ Frequently Asked Questions

Q1：飲み物にとろみを付けるのがどうしても嫌だという患者には，どのように対応すればよいでしょうか？

A1：飲み物を安全に飲むためにとろみ付けは必要なものですが，味や香りはどうしても影響を受け，飲みたくないという方は多いです．そのような方には，嚥下機能が低下した人向けに市販されているドリンクゼリーがお勧めです．ただし，商品により，飲みやすさが異なります．小皿に絞り出してみて，ゼリーがチューブで押し出した形のままだったり，離水が多かったりするものは，あまりお勧めできません．また，スプーンですくった後，傾けても落ちてこないものは，付着性が強い可能性があります．医師や歯科医師に機能評価をしてもらうときに，気になる商品を試してみましょう．

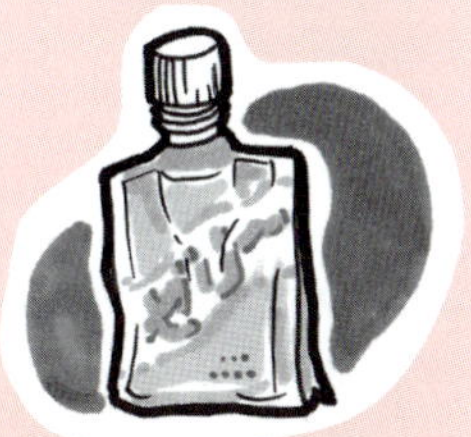

Q2：とろみがべたついてのどに残るような気がするという患者には，どのように対応すればよいでしょうか？

A2：デンプン系のとろみ調整食品を利用しているようでしたら，キサンタンガム系の商品に変えると，のどに残る感じは解消されると思います．

あと考えられるのは，いまのとろみがその患者に合っていないかもしれません．まずは，とろみを付けすぎていないか，一緒に確認をしてみましょう．もし以前の評価から間が空いているようでしたら，そろそろ再評価を考えましょう．もしかしたら，とろみではなく，ゼリー状のもののほうが合っているということもあります．

文献

1）日本摂食・嚥下リハビリテーション学会医療検討委員会嚥下調整食特別委員会．日本摂食・嚥下リハビリテーション学会嚥下調整食分類2013．日摂食嚥下リハ会誌 2013；17：255-67．
2）宇山理紗，藤谷順子，大越ひろ，ほか．とろみ液の官能評価による分類－粘度およびLine Spread Test値の範囲設定－．日摂食嚥下リハ会誌 2014；18：13-21．
3）大越ひろ，品川喜代美，高橋智子，ほか．とろみ調整剤ハンドブック：東京堂出版；2012．

本稿の執筆にあたり，商品情報の提供にご協力くださいました株式会社ヘルシーネットワーク代表取締役社長の黒田　賢様に厚くお礼申し上げます．また，サンプルの提供にご協力くださいましたアサヒグループ食品株式会社，キユーピー株式会社，株式会社三和化学研究所（執筆時），日清オイリオグループ株式会社，ニュートリー株式会社，ヘルシーフード株式会社，株式会社宮源，株式会社明治の各社にも感謝申し上げます．

3 とろみ調整食品の使い方の実際

とろみ液の作り方

How to Use the Thickening Agent

とろみとは

「トロミ」あるいは「とろみ」と表記されていることが多い．日本摂食・嚥下リハビリテーション学会嚥下調整食分類 2013（以下，学会分類 2013）では「とろみ」，「とろみ調整食品」と表記されている（参照→P227）．水分はそのままであると，飲んだときにのどを流れるスピードが速く，気道に入りやすくむせたり，むせない場合でも気道に入ってしまったりする．その結果，誤嚥してしまう可能性がある．これらを防ぐため，とろみを付けることで水分・液体の摂取が容易となり，脱水予防にもつながる．

■とろみの濃度

とろみを付ける際には，市販のとろみ調整食品（とろみ剤）を利用する．とろみは，学会分類 2013 では 3 段階に分けられ，性状，とろみの基準として数値化したものが掲載されている．

■とろみ調整食品の原材料

とろみ調整食品の原材料は増粘多糖類などと表記されているが，デンプン系，グアーガム系，キサンタンガム系に分かれる．一般にデンプン系は使用量が他の 2 種と比較して多くなり，唾液の影響を受ける．グアーガム系は原材料の植物の種子由来のにおいと薄い黄色がかった仕上がりになる．デンプン系に比べると唾液の影響は受けにくい．近年発売されているとろみ調整食品の主流は，食べ物の色や味，においへの影響が少なく安定したとろみを得られるキサンタンガム系である．

■料理別のとろみ

料理でのとろみは，素材自体あるいは調味料自体のもつとろみ，水と加熱等の調理をすることによりできるとろみがある．

■とろみの種類

とろみの種類については，学会分類 2013（とろみ）や前項に詳しく述べられているが（参照→P75, 234），学会基準を基にしたとろみの状態を対象者に当てはめ，一定のとろみの濃度で提供することが大切である．とろみについての学会基準は液体についてのものであるため，料理のとろみについては学会分類 2013（食事）も併せて参照する必要がある．

各食品のとろみについて

■汁物

使用する食材自体が加熱，冷却等調理によってとろみが付くものと，とろみ調整食品を使用してとろみを付けるものがある．前者はポタージュスープ，後者はみそ汁，すまし汁である．

後者にとろみを付ける場合には，具を別にした状態でとろみの汁を作り，最後に具と合わせてできあがりとするのがよい．

■水・茶・牛乳

液体やとろみ調整食品などの材料は計量することが大事になるため，計量コップ（容器）やスプーンを使用する．また，とろみ調整食品を量る場合には原則として「(スプーン）すりきり何杯」というように「すりきり」で量るとよい．

とろみ調整食品を使用してとろみを付けるときは，液体をかき混ぜておいてから加えるとダマになりにくく，とろみがすみやかに付きやすい．

スプーンなどでとろみ調整食品の粉末を散らすようにしてもよい．とろみを調整したい場合，特に濃いとろみにしたい場合には別の容器で濃いとろみ液を作り，それを加えながらかき混ぜるようにするとダマにならず，なめらかなとろみ液を作ることができる．

とろみ調整食品は，その対象となる食品に多く含まれる成分により「とろみの付き方」に差異が生じる．また所定の量を，よく溶けるように十分混ぜながら加え，時間が経ってから，とろみの程度を評価して，適切なとろみになっているかどうか判断する必要がある．

とろみ調整食品により各段階の濃度を作る際の使用量は異なるため，取り扱い説明を確認する必要がある（**図1**）．

酸味の強いジュース，たんぱく質が含まれている牛乳については，とろみが付くまでに時間がかかる，または付きにくいため，水・茶と同様の混ぜ方をしてからさらに5分程度時間をおいた後，再度かき混ぜるとよい（**図2**）．とろみがすぐに付かないためにとろみ調整食品を追加することは，ダマを作る原因となったり，必要以上のとろみが付いたりするため注意が必要である．

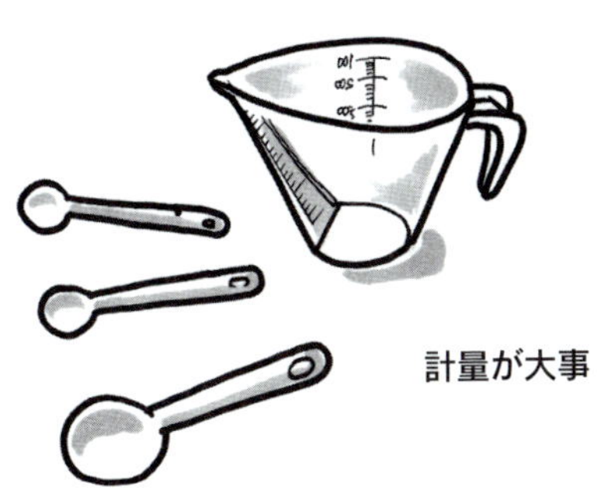

計量が大事

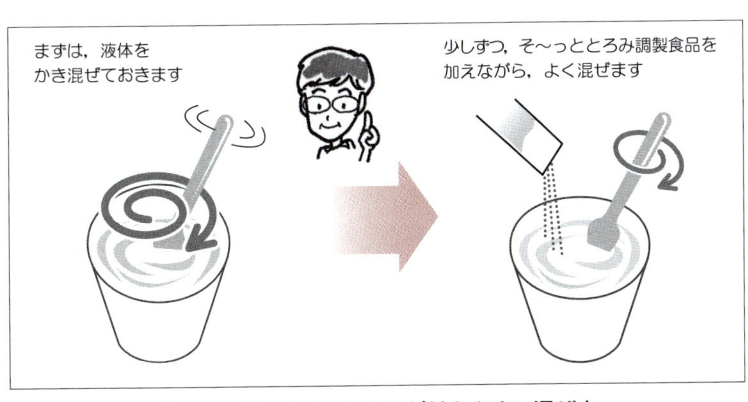

ダマになりにくく，とろみが付きやすい混ぜ方

■栄養剤

経管栄養法において使用されることの多い経腸栄養剤（以下，栄養剤）には，半固形化されている製品もある．液体の栄養剤にとろみ付け，あるいは半固形化する場合には，栄養剤（濃厚流動食）専用の製品がある．製品によっては溶かす際に，ある一定以上の温度を必要とするものや，加熱は不要だが温度が高すぎたり低すぎたりすると，とろみが付かない，または半固形化しないものもある．製品としてはソフティアENS，リフラノン，つるりんこ牛

薄いとろみ

中間のとろみ

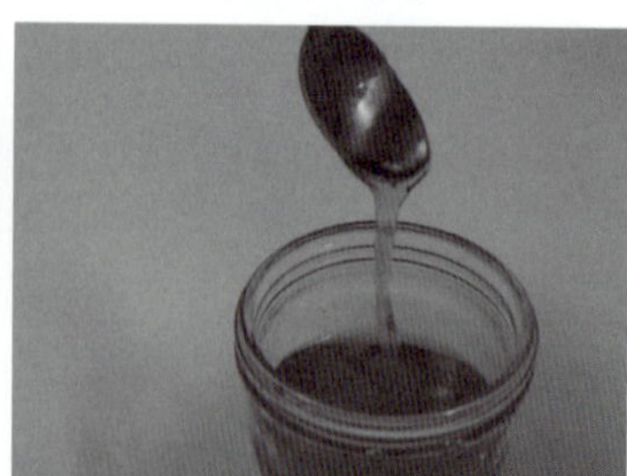

濃いとろみ

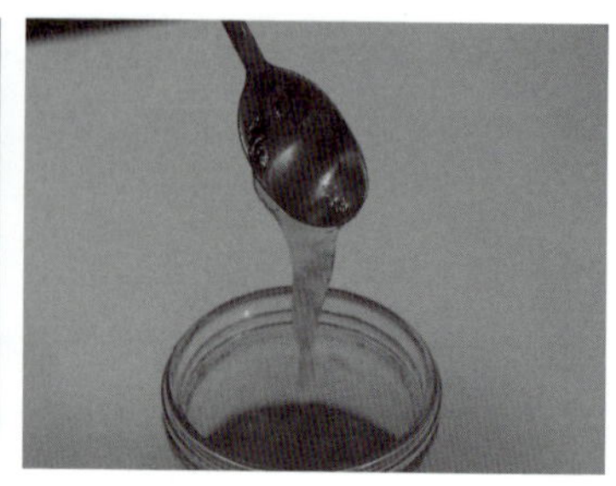

図 1　茶へのとろみ付け（ほうじ茶の場合）
ほうじ茶 100mL に対し，とろみ調整食品（キサンタンガム系）を 1g（左），2g（中），3g（右），液体をかき混ぜておいてから入れ，1 分間混ぜたときの状態．

中間のとろみ

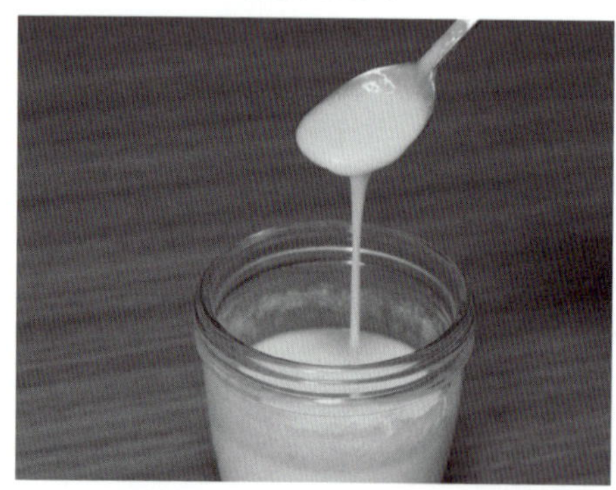

図 2　たんぱく質が含まれる飲料へのとろみ付け（牛乳の場合）
水・茶と同様の混ぜ方をしてから，さらに 5 分程度時間をおいた後，再度かき混ぜる．

乳・流動食用などがある．

■ゼリードリンク，ゼリードリンクの粉末

ゼリードリンク（ゼリー飲料）については，ユニバーサルデザインフード（UDF）の区分表示が付いている場合はそれを参照し，「かまなくてよい」（旧区分 4）のものを選ぶようにする．また，離水があまりないものがよい．離水がある場合には，水は取り除くか，攪拌してとろみの付いた流動体にする．粉末をお湯で溶かし冷却するととろみの流動体に仕上がる製品（イオンサポート）や，薬を飲むための製品（嚥下補助ゼリー）もある．えん下困難者用食品（参照→P211）の許可基準が明記されているものもよい（アイソトニックゼリー）．

■片栗粉・コーンスターチ

片栗粉として売られているものの大半が，じゃがいもからのデンプン，いわゆる「ばれいしょデンプン」である．デンプンに水と熱が加わることで粘度，つまり，とろみが付く．これを糊化という．とろみの濃度としては，液体に対し 1％前後が適当である．とろみを付ける液体は十分に加熱され，約 65℃以上の温度が保たれていることが大切である．とろみを付ける際は「必ず水に溶いてからとろみを付けること」，「あまり高温であるとすぐにとろみが付いてしまい，ダマになることもあるのでとろみを付ける直前に火を止め，再度加熱し煮立たせてから火を止めること」がポイントである．さらに，時間が経過し温度が下がると，粘度が下がり元に戻る．これを老化といい，注意が必要である．また，はちみつやしょうゆ，みそに含まれるアミラーゼがデンプンを分解しとろみが低下，またはなくなることもある．つまり，片栗粉は十分に加熱した料理のとろみ付けに適している．

とうもろこしのデンプンをコーンスターチと呼び，菓子に使用されることが多い．ばれいしょデンプンより温度が低下してもとろみが付くので冷たいお菓子（ブラマンジェ，プリンなど）に使用されることが多い．

■油脂，調味料

生クリーム，マヨネーズ，水あめ，はちみつ，ソースはそれ自体にとろみをもっている．特にソースではウスター，中濃，濃厚，お好み，焼きそばと数多くある．ウスター，焼きそばソースはとろみがほとんどなく，中濃は薄いとろみ，濃厚，お好みが中間のとろみの程度である．

■汁物以外の料理のとろみ

ドレッシング，デミグラスソース，あんかけ，くず湯（現在流通している多くのものが，ばれいしょデンプンから作られている），シチュー，ヨーグルト（牛乳と混ぜるとヨーグルト状になる製品も含む）がある．

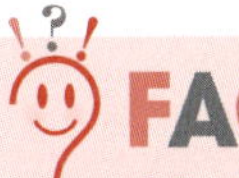

FAQ Frequently Asked Questions

Q1：とろみは濃いほうがよいでしょうか？

A1： とろみが濃すぎるとべたつきが増し，かえって飲みにくくなる場合があります．濃度は学会分類 2013 の 3 段階のとろみをもとに，適切な段階となるようにとろみ調整食品を一定量溶かし，とろみを付けることが大切です．

Q2：とろみを付けるときにダマができてしまいます．

A2： 粉の粒子が水を吸って構造がゆるむことで溶けてとろみが付く状態になるため，なるべく粒子と水がまんべんなく合うようにする必要があります．以前のとろみ調整食品に比べると現在流通しているとろみ調整食品は，多くの粉が一度に液体に入っても水に分散し，溶けやすいようになっていますが，あらかじめ液体を撹拌するか，または粉を振り入れるようにして溶かすとよいでしょう．

Q3：ダマができたらどうすればよいでしょうか？

A3： できてしまったダマは取り除きましょう．すでにとろみが付いている液体の濃度を調整したいときは，その液体よりも濃いとろみの液を作り，かき混ぜながら加えます．粉のまま足すとダマになりますので避けましょう．

Q4：とろみ調整食品を買いたがらない患者への指導はどうすればよいでしょうか？

A4： とろみ調整食品の使いやすさ，安定度など利点を説明しましょう．安い商品で 1g 当たり 4～5 円しますので，薄いとろみで 200mL 当たり 2g 程度使用した場合は 1 杯 10 円程度かかりますが，他の利点を考慮すると必需品と思われる場合があります．

また，とろみ調整食品を一番少ない規格で購入した場合の金額を紹介し，納得した場合には，その規格でしばらく継続してもらいましょう．お徳用や規格が大きいほうが 1g 当たりの値段は安くなりますので，様子をみて勧めてみてもよいでしょう．

文 献

1）日本摂食・嚥下リハビリテーション学会医療検討委員会嚥下調整食特別委員会．日本摂食・嚥下リハビリテーション学会嚥下調整食分類2013．日摂食嚥下リハ会誌 2013；17：255-67.

2）河田昌子．お菓子「こつ」の科学：柴田書店；1993．p30.

3）藤島一郎，谷口　洋，藤森まり子，白坂誉子，編．Q&Aと症例でわかる！摂食・嚥下障害ケア：羊土社；2013．p255.

4）日本ソース工業会ホームページ．http://www.nippon-sauce.or.jp/

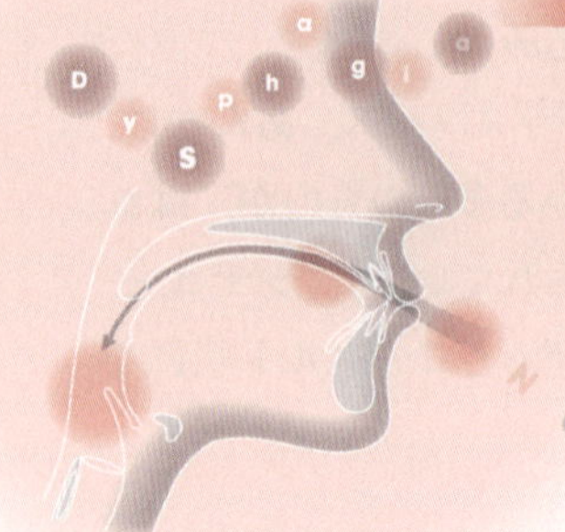

4

摂食嚥下障害と胃瘻栄養

当院における訪問栄養食事指導の実際

■訪問栄養食事指導を通して地域医療に貢献

当院（小川医院）は，金沢市の中心部に位置し，周辺は高齢者世帯が多く，1996年より診療の傍ら往診を行っている無床診療所である．訪問栄養食事指導は，2004年6月の管理栄養士1名の配属に伴い，同年7月より開始している．現在は院長ほかスタッフ7名（うち在宅訪問管理栄養士の資格を有する管理栄養士2名）の体制で，院内に「栄養ケアセンター（2014年6月発足）」を設置し，地域住民の健康管理と疾病の重症化予防に対して貢献できることを目指している（**図1**）．なお，訪問栄養食事指導の対象は，約4割が当院の患者，6割が大学病院や国立医療センター，開業医からの依頼（2016年5月現在）であり，少しずつ地域に浸透しつつ

小川医院の理念

①当院では、『あらゆる経口摂取レベルに対応する』をモットーに口から食べられる人たちだけではなく、それが困難で胃瘻の力を借りなければならない人たちにも希望をもって生活していただくため、経腸栄養管理のスキルを重視しています。
在宅医療の現場が、単なる看取りの場ではなく、社会復帰の場であることを願っています。

②当院では、栄養ケアセンターを院内に設置（2014.6.10.）し、管理栄養士による地域住民の健康管理と疾病の重症化予防に寄与することを目指しています。

小川医院　小川　滋彦

図1　小川医院の理念

COLUMN 在宅訪問管理栄養士とは？

在宅訪問管理栄養士とは，在宅療養者に訪問栄養食事指導を提供できる管理栄養士に認定される資格である．一定の研修を受けて，必要な能力を身に付け，試験に合格した者に対して，日本栄養士会の定める「特定分野認定制度」として認定される．

認定証は，実践の場で在宅療養者や他職種に対してアピールできる重要なツールでもあるため，訪問時やケアカンファレンスに参加する際に，常に目に触れるようにネームプレートなどに入れて携帯することが望ましい．

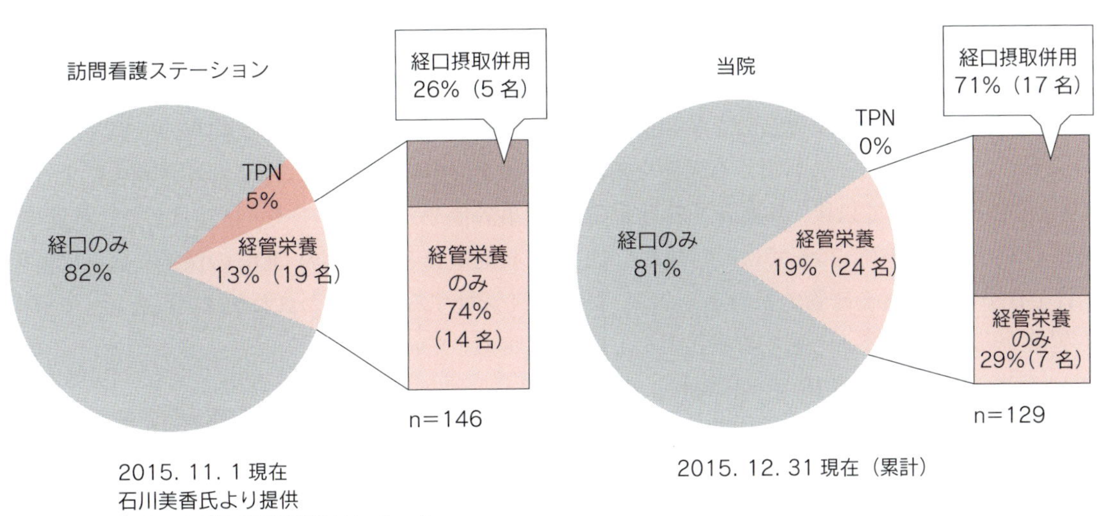

図2　訪問看護ステーションと当院における経管栄養のうち経口摂取併用の割合

ある状況といえる．

当院では，胃瘻造設前後の在宅療養者へ積極的なかかわりをしており，在宅医療の中心に栄養管理を据えている．また，当院院長の小川が「金沢在宅NST経口摂取相談会（2004年9月発足）」の代表を務め，地域医療に貢献していることも特徴としてあげられる[1]．2016年5月30日現在，訪問患者数23名のうち胃瘻造設患者は5名，食道瘻造設患者が1名で，腸瘻造設患者はいない．なお，この6名のうち4名（67%）が経口摂取を併用している．

また，2015年11月，近隣の訪問看護ステーションの協力を得て，胃瘻造設患者や食道瘻造設患者などの経管からの栄養摂取と経口摂取との併用の割合を当院と比較してみたので，その結果をグラフ（**図2**）で示す．経管・経口摂取併用は訪問看護ステーションで26%，当院では71%であった．両者の結果の違いを改めて認識した次第だが，この大きな差を生んだ原因として何が考えられるだろうか？　それは，「なんとか口から食べたい，食べさせたい」という経口摂取にこだわる意識の高い患者本人・家族からの依頼が，当院に多く集まった結果ではないかと考えられる．実際，訪問看護ステーションの責任者からは，**担当している療養者のなかには経口摂取の可能性を否定できない人がいる**と聞いている．それは，療養者や家族を取り巻く社会資源や介護環境（介護力・資力・家族力）・栄養の知識が十分に整っているといえないケースが多い結果かもしれない．本当の問題は，この辺りに潜んでいそうである．

■あらゆる経口摂取レベルに対応

一方で，胃瘻からほとんどの栄養補給を行っていた在宅療養者が，退院後１年前後で完全に経口摂取に移行できたうれしいケースも数例経験している（**図３**）[2]．また，40代女性の筋ジストロフィーの患者では胃瘻造設を積極的に受け入れたことで，朝食のみ胃瘻から栄養を補給（昼と夕は経口）して以後，体重減少を防止できている．そのほか在宅ならではの特性として，１日１食季節の食材や好物の料理をミキシングし胃瘻から注入し，本人・家族の満足度を上げているケースが３例（2016年６月現在）ある．誤嚥性肺炎などにより入院先の病院で胃瘻の造設を勧められたが家族がそれを断り，食形態の工夫や栄養食事指導の介入により，自宅で経口摂取のみで最長で４年間継続できた事例や，逆に食形態の工夫をしても経口からの栄養補給が困難になり，胃瘻などの経管栄養へ移行せざるをえないケースも経験している．

81歳男性，在宅で無事
胃瘻が抜去できました！
(2012.4)
胃瘻抜去した２カ月後

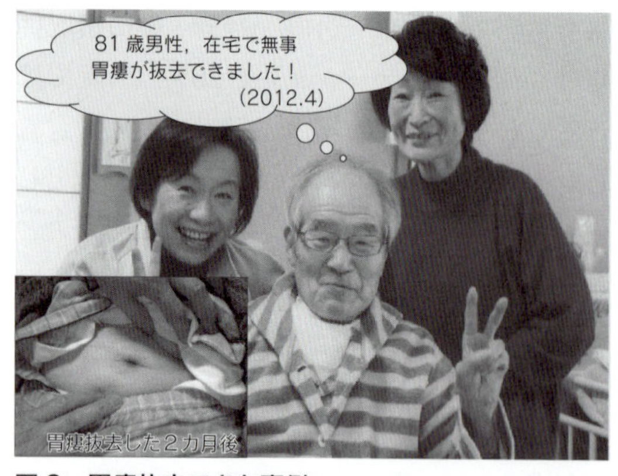

図３　胃瘻抜去できた事例
（本人の許可を得て掲載）

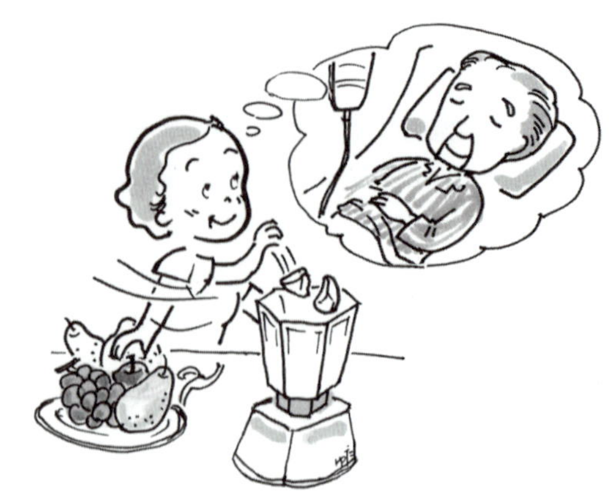

以上が，当院のモットーとする「あらゆる経口摂取レベルに対応する」内容の一部である．いずれの症例においても，管理栄養士による食事評価や食形態の工夫・指導はとても重要で，在宅療養者や家族のQOLの保持や向上に大きく影響することを，われわれは実践を通して日々実感している．

在宅訪問栄養食事指導が抱えるピットフォール

在宅訪問栄養食事指導は，いつも本人・家族が望んでいる成果につながるとは限らない．当初の計画を見直さなければならないこともあるし，思わぬアクシデントで訪問自体を断られるケースも経験している．下記は，実際にわれわれが経験したことである．

■右被殻出血後遺症のある胃瘻造設状態の50代男性に，在宅訪問栄養食事指導の介入をしたケース

介護者は妻，言語聴覚士の介入あり．月１回，主に嚥下調整食の調理指導を目的に在宅訪問栄養食事指導の介入を開始した．本人は妻の介助にてゼリーを少しずつ口から食べており，栄養士が介入してゼリー粥（固形化補助食品ホット＆ソフトプラス使用）を提案して，少量ずつ摂取していた．介入３カ月目「そばが食べ

COLUMN 胃瘻についての「2017年問題」とは？

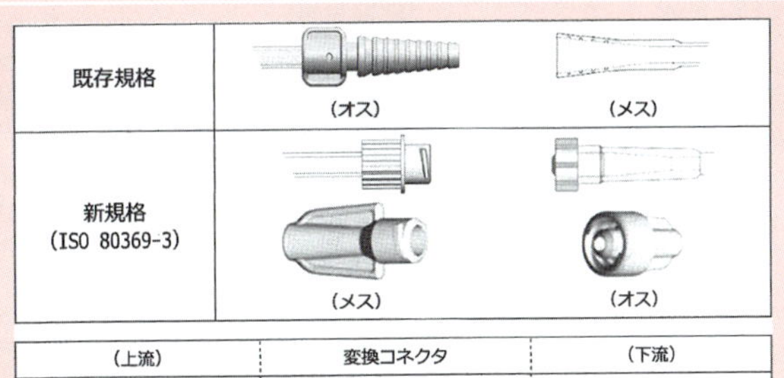

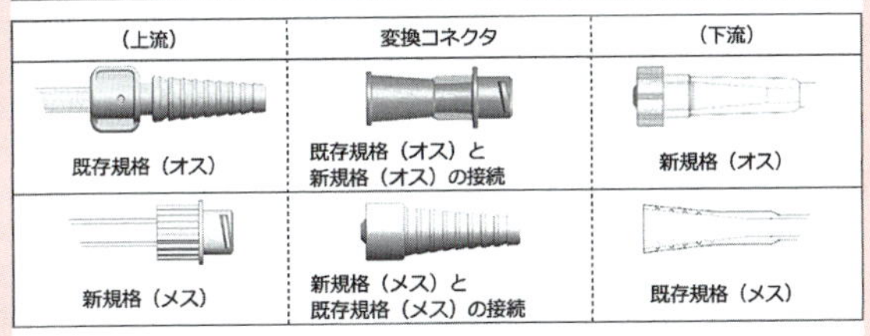

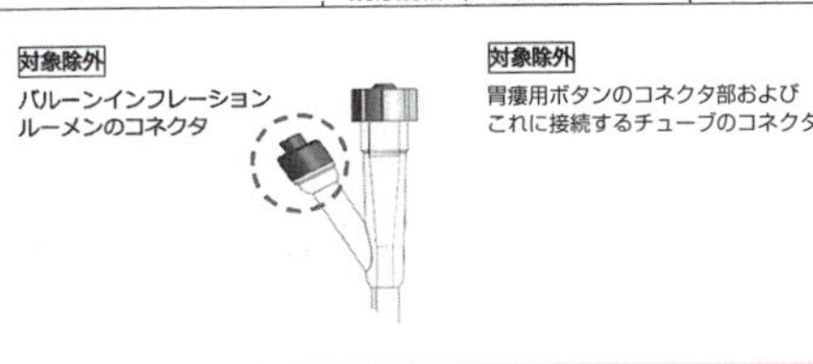

（図提供：一般社団法人日本医療機器テクノロジー協会）

経腸栄養ラインを気管切開口に誤接続しないために静脈栄養ラインよりも細くするという国際規格に移行する，いわゆる「2017年問題」は延期されていたが，ついに2020年の移行に向けて動き出している．この国際規格が適応されると，現在よりも経腸栄養ラインの接続部分が細くなるが，市販の半固形化栄養剤はなんとか注入できると言われている．一方，ミキサー食の注入は困難になることが危惧される．

経腸栄養分野の主な対象製品群およびコネクタ形状の変更点について

新規格製品（ISO 80369-3準拠品）は，既存規格製品との間で非嵌合となる．また，経腸栄養分野の新規格製品では，既存規格製品と接続の向き（オスメス（凸凹））が変更されている．

【新規格の対象となる製品の例】（新規格製品に接続（併用）して使用する製品を含む）

経鼻栄養用カテーテル，経腸栄養投与セット，経腸栄養用延長チューブ，経腸栄養用活栓，胃瘻用カテーテル（PEGチューブ・ボタン），注入器（栄董用）

注1）これらを含むキット・セット製品も新規格の対象となる．

注2）バルーンインフレーションルーメンのコネクタや胃瘻用ボタンのコネクタ部およびこれに接続するチューブのコネクタは対象ではない．

たい」との希望から「そばがき（固形化補助食品使用）」を提供することになったが，食べている途中から呼吸困難となり，介護者が吸痰を施行し往診を要請することになった．大事故に至らなかったことは幸いだったが，以後訪問を断られる結果となった．われわれはこの事例からいろいろなことを学んだ．

①本人，介護者，家族の了解が十分に得られていたか？

②調理指導の前に本人の全身状態を確認（目視・家族からの情報など）したか？

③食形態（硬さ・粘度・付着性）が本人の嚥下能力と合致したものだったか？

④「慣れた頃」に出やすい，慎重さを欠くということがなかったか？

療養者や家族の希望を叶えようとすることは大切だが，それ以上に安全・安心が第一であり，慎重のうえにも慎重に進めなければならない．また上記の①には，**あらかじめ書面で「摂食訓練同意書」をいただく**こともお互いの心得として重要である．

在宅経腸栄養管理も重要

在宅経腸栄養管理は，入院患者に対して院

表　当院における在宅経腸栄養患者の現状（2016 年 5 月現在）

患者 （性別・年齢）	主疾患名	経腸栄養アクセス （経過年数）	経腸栄養剤その他 水分	粘度調整	逆流	瘻孔 漏れ
A 氏男性 80 代	脳卒中	胃瘻 （7 年 6 カ月）	エネーボ 1.2kcal/mL/250 mL × 2 本 昼：ミキサー食，アルジネートウォーター 125mL 1 本	あり （ソフティアスーパー使用）	水分先行法 実施後なし	あり
B 氏女性 90 代	嚥下障害 認知症	胃瘻 （1 年 8 カ月）	ラコール NF 半固形 300kcal × 2 本 昼：ミキサー食	時々あり	あり	なし
C 氏男性 60 代	脳卒中	胃瘻 （2 年 5 カ月）	エンシュア H 1.5kcal/mL/250mL × 3 本 夕：ミキサー食	なし	時々あり	なし
D 氏女性 80 代	糖尿病 認知症 腎機能低下	胃瘻 （9 カ月）	PG ソフト EJ 1.5kcal/g/250 mL × 3 本 （ニュートリートウォーター⇒ PG ウォーター 250g × 3 本）	あり	なし	なし
E 氏男性 80 代	脳卒中	食道瘻 （3 年 0 カ月）	明治メイグット 300k or 400 k × 3 本 エンジョイアルギーナ，ヤクルト or R1 ヨーグルト各 1 本 ブイクレス 1 本	あり	なし	なし
F 氏女性 40 代	筋ジストロフィー	胃瘻 （1 年 3 カ月）	朝のみラコールNF 200kcal × 1 本 or ラコール NF 半固形 300 kcal × 1 本	なし	なし	なし

内で行う経腸栄養と基本的に同じと考えてよい[4]．

在宅の現場でも介護者は，さまざまな合併症対策に苦労をしている（後述の FAQ 3 ～ 5）．われわれは，その一人ひとりの病態や合併症の原因を探り，状況を診ながら介護者とともに個々に応じた栄養剤の選択や変更，粘度調整などを指導しているが，いずれの場合も本人や介護者からの訴えを傾聴し，主治医や訪問看護師などと情報を共有して原因に応じた対策を講じ，経過を観察することが重要である．なお執筆時現在，管理栄養士の訪問は居宅療養管理指導（介護保険）と在宅訪問栄養食事指導（医療保険）ともに月 2 回までの制約があり，単独ですべての情報を把握することには限界があることを申し添える．

COLUMN　HEN と HPN とは？

さまざまな病態により，経口摂取のみでは必要栄養量を満たすことができない患者さんを対象に，在宅で経腸栄養や経静脈栄養による栄養療法により栄養状態の低下防止や改善を図る方法を「在宅栄養療法」という．

在宅栄養療法には「在宅経腸栄養（home enteral nutrition : HEN）」と「在宅経静脈栄養（home parenteral nutrition : HPN）」があり，前者は，消化管が十分に機能し使用可能である場合に，胃瘻・食道瘻・腸瘻などを造設後，在宅で行う栄養療法のことをいう．後者は消化管を長期にわたり使えないと予測される人に適応される，在宅で行う中心静脈栄養（total parenteral nutrition : TPN）のことをさす．HPN は HEN より管理がむずかしく介護者の負担が大きいことから，医療スタッフとの協力体制が重要となる．

参考までに，2016年5月現在の当院における在宅経腸栄養患者の現状を示す（**表**）.

昨今，痰の量が増えたり胃食道逆流を呈する患者に，栄養剤の投与量を減らして対処することが一部の施設で行われていると聞いているが，栄養士としてはこのような状況を見過ごさず，オーダーメイドの対策を講じるように栄養の専門家として他職種に働きかけてほしい.

地域一体型NST［金沢在宅NST経口摂取相談会］の活動と訪問栄養食事指導の融合をめざして

先にも述べたが，在宅訪問する栄養士の一職種だけで療養者の栄養改善を完結させることは不可能である．医師・歯科医師をはじめ，ケアマネジャー，言語聴覚士，ヘルパー，訪問看護師，作業療法士，理学療法士，薬剤師など多職種との連携と協働は必要不可欠である．本稿の冒頭に触れた「金沢在宅NST経口摂取相談会」の活動は2019年9月には16年目を迎えるが，先進的な取り組みとして全国的にも知られるようになった．メンバーは地域の病院や事業所などに勤務する多職種からなり，月に1回定例会を実施している.

主たる活動は，問題を抱えた在宅療養者を多職種のメンバーで訪問して評価し定例会の場に持ち寄り，療養者の栄養状態改善のために必要なサービスにつなぐことである[5)]．筆者が訪問栄養食事指導を実践するうえで，なくてはならない存在であり，両者の融合が重要な戦力になることは間違いない.

今後，在宅療養者のQOLを担保するために積極的に地域に出向く栄養士が育ってほしいと願っている．いま看ている療養者は，明日の自分である.

FAQ ―Frequently Asked Questions

Q1：近い将来，経口からの栄養管理が見込まれないと判断したとき，強制栄養の必要性を栄養士として本人・家族にいつのタイミングでどのように話しますか？

A1：さまざまな対策を練って実行し，水分摂取量や経口摂取量を評価モニタリングしても改善が見られない場合，本人・家族に経口以外の強制栄養がそろそろ必要なことを伝え，「何もしないこと」の選択も含めてそれとなく意向を打診し，心の準備を促します．同時に主治医に経過を報告して，補液の対策を行ってもらいます．また，訪問看護師などからつぶさに状況の情報を入手しながら，経口摂取量が1週間経っても1日500kcal前後（約半量/日）で推移しているような場合は，経管栄養や経静脈栄養の導入を考慮するために重要な情報を正確に迅速に主治医へつなぎ，本人・家族の意志決定の連絡を待ちます．大切なことは，主治医へ報告するタイミングを逸しないことです．また日頃から本人・家族の人生観，価値観を尊重しながら傾聴し，その情報を主治医に提供しておくことも重要です.

Q2：「胃瘻」ではなく「点滴」を希望する本人・家族には，どのように説明しますか？

A2：最近は特に胃瘻バッシングの風潮による影響で，病院からの説明がよく理解されないまま，簡単に「点滴」を選択して在宅に戻る療養者が多いと聞いています．**訪問時に本人・家族**

から相談を受けたとき，本人家族が「点滴」に対して内容を正しく理解しているか？　の確認が重要です．腕など末梢からの点滴だけで，胃瘻と同じように必要栄養量を充足できると思い込んでいるケースが実際にあります．逆に鎖骨下にポートを埋め込み「中心静脈栄養」を施行することを単なる点滴ととらえているかもしれません．一般市民（特に老々介護をしている方）の持つ感覚や理解力は，このように医療者と違うことを十分に心得て，**それぞれのリスクやよい点をわかりやすく丁寧に説明し，納得して選択していただかなければなりません**．そのためには，図表などを用いてわかりやすく本人・家族に説明をするとよいでしょう（**図**）[6]．

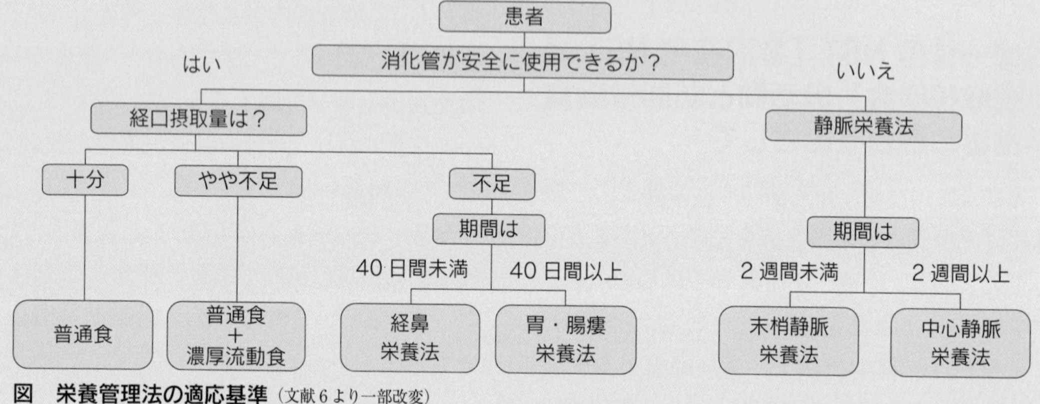

図　栄養管理法の適応基準（文献 6 より一部改変）

Q3：在宅経腸栄養に伴う消化器合併症（下痢，逆流・嘔吐，悪心・腹部膨満感）の対策はどのようにしていますか？

A3：下痢：下痢症状の原因には，大きく腸管運動異常によるものと，浸透圧性の下痢が考えられます．投与速度（速い）が影響していないかをまず確認し，必要があれば投与速度を遅くします．また，経腸栄養剤の種類の見直しや，腸への流入をゆるやかにするため半固形タイプを勧めたり，増粘剤を用いた手法を指導し，経過を診ることにしています．

逆流・嘔吐：これらの原因には，栄養剤の形態や水分投与のタイミングのほか，ベッドアップなどの姿勢が考えられます．当院では，栄養剤の半固形化や宮澤靖氏の勧める追加水の先行投与法を指導しています．追加水は，吸収の速い経口補水液（手作り：水 1 L＋砂糖 40g ＋塩 3g）を栄養剤投与の 20 分ほど前に注入します．これにより逆流や嘔吐は改善するケースが多くあります．

悪心・腹部膨満感：1 回の栄養剤の投与量が多すぎることがないか，検討が必要な場合があります．量を減らして必要量を充足させるためには，高濃度（1.5 ～ 2.0kcal）の濃厚流動食の選択も視野に入れ，場合によっては経済的な問題なども家族と話し合うことが求められます．

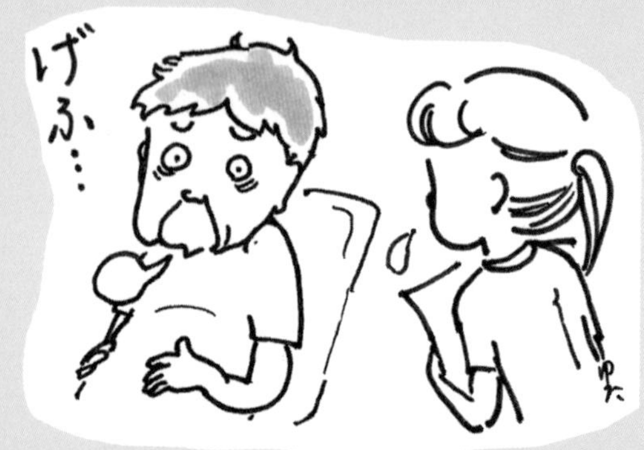

Q4：在宅経腸栄養に伴う代謝性合併症（脱水，高血糖，電解質異常）の対策はどのようにしていますか？

A4：脱水：通常の水分投与量（体重当たり 30 〜 35mL/日または，総エネルギー量× 1mL）を算出し，栄養剤の水分量（1kcal/1mL は 85%，高濃度栄養剤はこれより少なめ）とフラッシュ用の水分を引いて，不足する分を追加水として 3 回に分けて注入し，経過を診ています．

高血糖：糖尿病を合併している療養者には，医薬品タイプでは糖質の割合が少しでも少ない栄養剤の選択をお勧めします．また，昼一食のみ耐糖能異常用の栄養剤（グルセルナ EX など）を使い，血糖値の上昇を抑えられた経験があります．経済的に問題がなければ，3 食の利用をお勧めします．

電解質異常：低ナトリウム血症と高カリウム血症などがあります．経腸栄養のみの栄養補給の場合，あるいは経口摂取量が少ない場合，低ナトリウム血症になる場合が多いです．

このような場合は，臨床症状（虚脱感や疲労感）と採血結果などに留意し，主治医に塩化ナトリウムの処方をお願いし，少量から補正します．また，追加水として経口補水液を使うことによりナトリウムの補充ができます．

一方で，腎機能の低下でカリウムの排泄が困難になり高カリウム血症になることがあります．このような場合は，低カリウム低たんぱく質の腎疾患用の栄養剤（リーナレン LP など）をお勧めしています．

Q5：在宅経腸栄養に伴う機械的合併症（チューブ閉塞，上半身の姿勢・瘻孔からの漏れ）の対策はどのようにしていますか？

A5：チューブ閉塞：当院の場合，半固形化栄養剤やミキサー食をシリンジにてボーラス投与する患者が多くいます．そのため胃瘻カテーテルの太さ（内径 20Fr 以上）や種類の管理が重要になります．当院ではバンパーチューブ型を使用している例が多くあります．ボタン型でも不可能ではありませんが，逆流防止弁や接続部で流入物がひっかかる可能性がありますので，医師に確認することが必要です．

上半身の姿勢・瘻孔からの漏れ：姿勢に関しては 30 度のベッドアップのほか，座面がずれて胃部を圧迫していないか確認が必要です．骨盤が後傾した状態は，胃部の圧迫の影響で栄養剤の逆流や瘻孔漏れの原因になることがあります．

文献

1）手塚波子，加藤寿子，小川滋彦．「地域を栄養で支える」をスローガンに―金沢在宅NST経口摂取相談会．臨床栄養 2016；128：466-9.
2）手塚波子，小川滋彦．在宅管理での多職種連携―管理栄養士の立場から―．臨牀看護 2012；38：639-41.
3）蟹江治郎．半固形栄養剤の形状と胃瘻カテーテルのタイプによる栄養剤注入の難易についての検討．ヒューマンニュートリション 2014；6：92-8.
4）東口高志，編．栄養管理Q＆A　在宅経腸栄養とはナーシングケアQ＆A：2008．p136-49.
5）小川滋彦，綿谷修一，河崎寛孝．地域医療における摂食・嚥下のチームアプローチ金沢在宅NST研究会「経口摂取相談会」の取り組み．Journal of clinical rehabilitation 2010；19：857-63.
6）盛岡恭彦，監修．外科栄養・代謝ハンドブック：中外医学社；1994．p101.

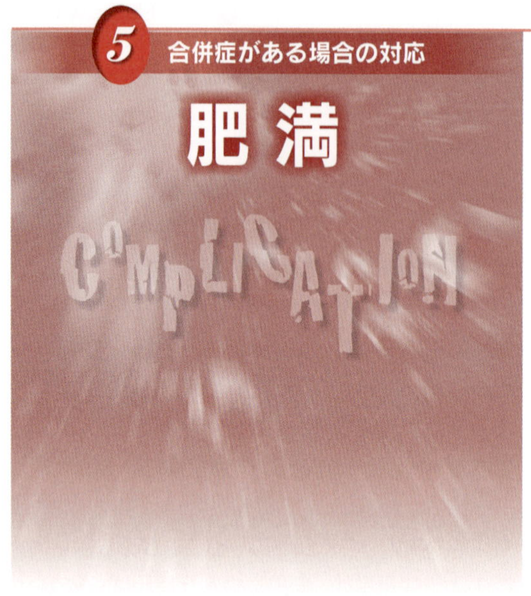

はじめに

2016年度の診療報酬改定では外来・入院・在宅訪問栄養食事指導の対象者に，新たに「摂食機能若しくは嚥下機能が低下した患者」が加わった．摂食嚥下機能低下の場合，「食べることが困難」であるので肥満が存在している場合はまれである．しかし，摂食嚥下困難になる原疾患として脳血管疾患があり，その成因として高血圧，肥満，脂質異常，糖尿病などがある．肥満がある場合の栄養食事指導の留意点を述べる．

コード別のエネルギーコントロール

肥満がある場合は患者に適したエネルギー量を決定し，食形態を決めて食事提供する必要がある．しかし，理論的な必要エネルギー量と実際の体重の増減は必ずしも一致しない．特に長期に及ぶと1日数十kcalというわずかな誤差であっても体重が減少しないこともある．また，体重減少が止まる停滞期もある．

栄養食事指導の対象者は「医師が，硬さ，付着性，凝集性などに配慮した嚥下調整食（日本摂食嚥下リハビリテーション学会の分類に基づく）に相当する食事を要すると判断した患者であること」となっている．

日本摂食・嚥下リハビリテーション学会嚥下調整食分類2013[1]（以下，学会分類2013）に沿った食形態別に，肥満に考慮した食事提供が可能な栄養食事指導が必要となる．

コード0（嚥下訓練食品）：

ここでは，嚥下調整食ではなく，嚥下訓練食品と記載されている．ゼリー状のものが0j，とろみ状のものが0tと分類される．脳血管疾患などで経口摂取を開始する場合に必要となる，均質で，付着性，凝集性，硬さに配慮されたゼリーは市販品の利用が多いであろう．また，ワレンベルグ症候群のようにゼリーは適さず，とろみが適している場合もある．学会分類2013(とろみ）の「中間のとろみ」,「濃いとろみ」がそれに当たる．1品の食品としての提供であり，組み合わされた料理としての提供には至っていない．この時期の主なエネルギー補給方法は，経静脈栄養や経管栄養である．胃瘻を使用している場合も考えられる．したがって，肥満がある場合は，それらのエネルギー量が適切かどうかを判断する必要がある．よく見られるのが胃瘻からの栄養補給で体重が増加傾向になることである．そこで，減量のためエネルギー制限を行い，1日600～800kcalにする場合もある．そうなるとビタミン・ミネラルが不足する．一般的によく使用される半消化態栄養剤は，1,000kcalの摂取で日本人の食事摂取基準に見合った栄養素が満たされるように設定されている場合が多いからである．

また，入院中は食品である半消化態栄養剤を使用しているが，在宅になると経済面を考慮して薬品扱いの栄養剤に切り替える場合がある．食品扱いの栄養剤のほうがビタミン・ミネラルが充足しており，薬品扱いの栄養剤の場合にはビタミン・ミネラルの不足が心配である．このような場合，**定期的に低エネルギーでビタミン・ミネラルが強化されたテゾンなどの流動食をプラスする必要性が生じる**．

水分の確保も重要である．栄養剤を減量すると水分も少なくなる．水分のみ補給することを怠らないことが重要である．

経口摂取の食品の栄養食事指導のみではなく，患者の栄養補給をトータルで考えた指導が必要であろう．

コード 1j：

この段階では経口から，おおむね1日500 kcal前後のエネルギー補給が可能となる．ゼリーやプリンが該当するが，甘いゼリーやプリンは肥満解消にはふさわしくないので副食がゼリー状になっている市販品を利用するとよいだろう．肉類を原料に含むカレー，シチュー，ハンバーグ，すき焼きや，魚介類，卵，豆腐類が原料のカップ入りの市販品が多くあり，30～90kcalのエネルギー補給が可能である．0jのゼリーと違ってたんぱく質が含有されており，1品当たり5g前後のたんぱく質が摂取できる．ミネラル，カルシウム，鉄分などを強化された製品もあるので指導時に情報提供する必要がある．

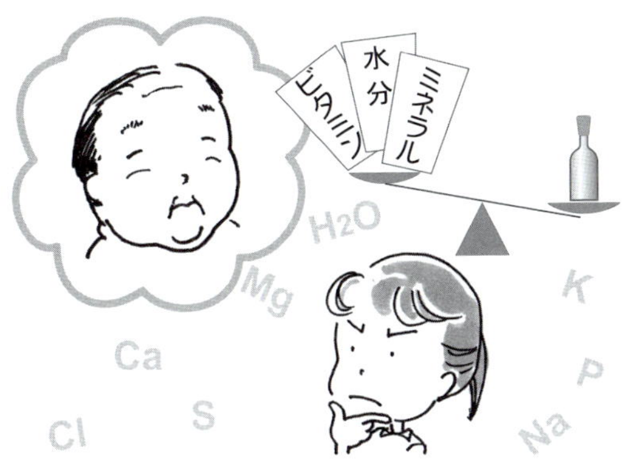

また，ゲル化剤を使用して手作りも可能である．患者や患者の家族など食支援を担う者の調理技術や，調理にかけることが可能な時間などの環境を見極めて指導することが重要であろう．この時期もまだ経口栄養のみでは十分な摂取が困難であることが多く，経静脈栄養や経管栄養を考慮しながらトータルの栄養量を満たして適正エネルギーを摂取していくこととなる．

市販品の紹介や購入方法，トータルの栄養量の確保について栄養食事指導が必要になる．

コード 2-1，2-2：

ミキサー食，ピューレ食，ペースト食などと呼ばれている食形態である．2-1は均質なもの，2-2は不均質なものとなっている．スプーンですくえるような形態であるため，とろみ調整食品で患者の病態に合わせたとろみに調整する場合もある．水分補給用ゼリーもこの形態に含まれるものが多い．市販食品としてミキサー食，ブレンダー食などと命名され多数販売されている．主食，主菜，副菜，果物などがあるのでバランスよく組み合わせて用いる．1食400kcal程度のコード2・3の食事例を（**表**）に示す．**市販品は栄養表示があるのでエネルギー量の把握もたやすいことがメリット**であるが，バランスのよい食事を摂取するためには，5，6製品ほどが必要になり，**3食とも市販品の購入となると経費もかさむ**．患者の経済状況を考慮した栄養食事指導が必要になる．

一方，手作りとする場合，付着性，凝集性に配慮する必要がある．主食のミキサー粥は時間の経過により糊状となって付着性が増すので，**デンプン分解酵素**を含有した「スベカラーゼ」，「おかゆヘルパー」などによって処理をしてからとろみ調整食品で調整するとよい．副食は家族が食べる料理をミキサーにかけて提供する方法もあるが，肉類は均質になりにくいのでコー

表　市販品を使用した嚥下調整食の一例（コード 2，3）

学会分類コード	市販品名	販売会社	1個の重量（g）	エネルギー（kcal）	たんぱく質（g）	脂質（g）	炭水化物（g）	水分（g）
2-2	おいしくミキサー白粥	ホリカフーズ	100	38	0.8	0	8.8	90.3
2-1	ブレンダー食鶏肉のけんちん風煮込み	ニュートリー	205	193	12.3	7.8	20.3	162.0
2-1	おいしくミキサーいんげんのごま和え	ホリカフーズ	50	57	2.2	3.5	4.2	39.6
2-1	おいしくミキサートマトのサラダ	ホリカフーズ	50	24	0.5	1.2	2.8	44.8
2-1	おいしくミキサーみかん	ホリカフーズ	50	35	0.2	0.1	8.2	41.3
2-1	やさしく・おいしくビタミンプラス亜鉛補給青りんご味	バランス	100	62	0	0	15.5	84.5
	合計			409	16.0	12.6	59.8	462.5
	エネルギー比（%）				15.6	27.7	56.7	
3	ふっくら白がゆ	フードケア亀田	200	100	1.4	0.4	24.2	176.0
3	やわらかカップさばの味噌煮風味	キッセイ薬品	60	99	7.3	6.0	3.9	42.1
3	和風だし香る茶碗蒸し	クリニコ	80	100	5.0	3.3	12.6	58.5
3	メイバランスカップゼリー	明治	58	80	4.0	1.8	12.0	39.8
2-1	アイソトニックゼリー	ニュートリー	150	6	0	0	1.2	149.0
	合計			385	17.7	11.5	53.9	465.4
	エネルギー比（%）				18.3	26.9	54.8	

ド 2-1 が必要な患者には注意する．

コード 3，4：

コード 3 以上は経口摂取のみでエネルギーが確保できる場合が多くなる．また，必ずしもミキサーにかける必要性はない．加熱方法や食材の切り方に工夫が必要となるが，料理の範囲も広がる．肉類は圧力鍋で加熱することで軟らかくなる．また，「ヤワラカナール」，「スベラカーゼミート」など，漬け込み液を作り，そこに食材を浸漬することで肉や野菜を軟らかくできる商品も販売されており，利用価値がある．そのような商品の紹介や購入方法などの栄養食事指導も必要になる．

コードに応じた調理の工夫

一方，食材の切り方によって食べやすさも違ってくる．野菜は繊維に直角に切ることで食べやすくなる．エネルギーをコントロールする場合には低エネルギーである野菜の量を増加したいものである．

コード 1j，コード 3 ではゲル化剤を使用した料理も必要になる．ゲル化剤の種類と特徴を考慮して指導する．ゲル化剤はミキサーにかけた料理を再加熱してゲル化剤を加え，再形成，冷却する必要があるため調理に時間と技術を要する．患者や食支援者がどの程度の調理時間や技術があるのかを把握して指導する．ゲル化剤のなかには加熱が必要ないもの（ムースナールなど）もあり，果物や栄養補助食品の飲料などの固形化では短時間で調理が可能である．また，高齢者になじみが深い粉寒天はスーパーマーケットなどで市販されており，嚥下能力が比較的保たれている場合には使用しやすく，食感も良好な料理も可能である[2)]．このようにゲル化剤の特性と対象者の食環境の理解のうえで指導することが肝要である．

高齢の患者では**市販品ばかりの提供では味が画一的で飽きがきて，継続摂取につながらない**傾向があるが，地域の食材や味付けを配慮した手作りの料理を加えることで摂取量の増加が見込める．肥満解消にはエネルギーコントロールが長期になる場合もあり，患者の嗜好に配慮した指導も必要である．

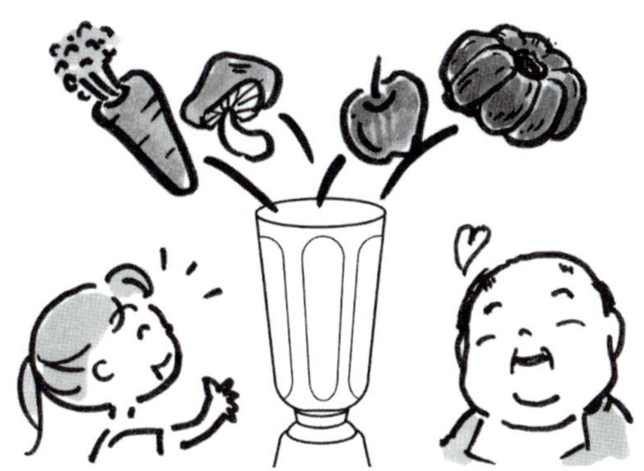

ゲル化剤を使用した料理の場合，だし汁など水分を補うことで軟らかいゼリー状にすることが可能であるが，その分，容量が増して患者によっては負担となる．そのような場合は，料理に加える水分として，少量で高栄養の栄養調整食品を利用することで解決できる．「ニュートリーコンク2.5」は糖質の一部にパラチノースを使用しており，糖質の消化吸収がゆっくりであることも肥満や糖尿病患者には適している．これらの製品はどちらかといえばエネルギーをアップするために使用する商品であるが，エネルギー制限を中心に考えるとビタミン・ミネラルの不足が起こるので，このような食品を一部に使用することはビタミン・ミネラルの強化にも重要である．

ゲル化剤を使用すれば，こんにゃくのような低エネルギーの食品も食べやすく料理することが可能で肥満の解消に役立つ．

コード3，4では調理の工夫をすれば食べられる食材も広範囲となるので，調味料の使用に注意し，指示エネルギー内に収まるようにする．高エネルギーの調味料である砂糖やみりんなどの1日量を決めておき，味付けするよう指導すれば調理担当者の負担軽減になると思われる．たとえば1日砂糖10g以内と決めておき，3食の調理に分けて使う．砂糖を使用する料理は煮物や酢の物となるので，献立も立てやすくなる．10g以上の使用となる場合は低エネルギーの甘味料を使用して味付けを行う．

また，高エネルギーである油脂の使用においても1日の使用量を決めておくとよい．たとえば1日植物性油10g（大さじ1杯）と決めておくと1日1～2回の油料理が可能であり，献立に反映させやすくなる．肥満している患者には動脈硬化性疾患をもつ者も多くあり，そのような場合はn-3系脂肪酸を多く含むアマニ油やエゴマ油を勧める．

食形態についての注意点として，患者家族のなかには料理を細かく刻んで提供すればよいと考えている人も多くいる．いわゆる「刻み食」と呼ばれる食事である．刻み食は咀嚼運動で食塊形成が可能な人の食形態である[3]．刻むとは調理方法であり，どのようなものでも刻んで提供すると食べやすくなるわけではない．刻むことで凝集性が低下し，かえって食材が気管に入りやすくなり，誤嚥性肺炎の要因になることもある．**あくまで，食材の軟らかさで判断していくべき**であることを栄養食事指導の際に詳細に伝える必要がある．

刻んだ料理はコード3･4に分類されるが，刻んだ料理を食べやすくするために，とろみ調整食品であんを作りあんかけ料理にし，凝集性を高める方法もある．

一方，「ソフミート」（施設向け業務用商品）

と呼ばれる食材を使用すると簡単に見た目にもおいしそうな料理が可能となり，エネルギー量の把握も容易である．肉類や魚類など種類が豊富で比較的安価である．また，酵素処理による見た目が一般の魚や肉類と変わらないソフト素材もあり，これを活用すれば家族とも見た目には同じ料理となり，食べる楽しみにもつながる．患者や家族が望む食環境を知ったうえで，指示エネルギーを守った嚥下調整食の栄養食事指導を継続することが肝要である．

情報の提供

調理が困難な場合は市販品の利用を勧める．ユニバーサルデザインフード，スマイルケア食（参照→P216），メーカーから市販されているゼリーやレトルトパウチ入りの食品が多数あり，購入方法も含め指導する．また，学会分類のコード別に市販品をまとめた書籍[3]も販売されており，栄養食事指導の際の情報提供として利用できる．市販品は比較的高エネルギーの食品が多いので，肥満の患者には**低エネルギーでビタミン・ミネラルが強化してある製品を選択**して情報提供すると喜ばれるであろう．

水分の扱い

基本的に水分にはとろみを付ける．とろみの基準については，学会分類2013（とろみ）[1]に3種類の基準が示されている（参照→P234）．これより薄くても濃くても適さない．とろみ調整食品は多数の種類が市販されており，目的のとろみ濃度に必要な分量，立ち上がりの時間などの差があるので，患者が使用するとろみ調整食品について具体的な指導が必要になる（参照→P75）．また，温度の変化で濃度に差が生じる．**温度は低くなると濃度が濃くなる**ので，そのような知識も栄養食事指導のときに伝える必要がある（参照→P82）．

とろみ調整食品は100gで300kcal前後のエネルギーがある．使用量が多い場合は無視できないエネルギーである．できるだけ低エネルギーのもの，使用量が少なくても粘度が付くものを栄養食事指導のときに情報提供する．

指導用リーフレットの活用

市立宇和島病院では栄養食事指導に**図1**のようなリーフレットを使用している．主食の形態，副食の形態をチェックし，1日の目標エネルギー量を記入して患者に渡している．また，食形態を口頭で説明するだけでは対象者にとって実際の料理のイメージがわきづらい．そこで，**写真入りの献立例（図2）を作成し使用する**ことで理解が深まっている．また，患者のみならず，医師や看護師，患者家族，地域施設にとっても理解が深まり好評である．写真では付着性や凝集性を理解することは不可能であるが，指導媒体として活用する価値は大きい．

一方，食環境の整備も必要である．食べるときの姿勢，必要な食具（自助食器，スプーンなど），口腔ケアなどの情報提供も必要である．食べこぼしが多いと目的のエネルギーが確保できない原因にもなるため，食環境への配慮も栄養食事指導に取り入れることが肝要である．

経過観察

肥満の判定には身体計測を定期的に行う．体重測定が可能な場合は問題ないが，不可能なときは上腕周囲長（AC），上腕三頭筋部皮下脂肪厚（TSF），上腕筋周囲長（AMC）などを用いる．摂食嚥下機能低下の栄養食事指導の目的は，口から食べることができる元気な高齢者を増やし，フレイルの減少で健康寿命を延伸させることにある．したがって，肥満の解消の栄養食事指導にはエネルギーの制限ばかりではなく，筋肉を作るたんぱく質の確保も重要である．一方，

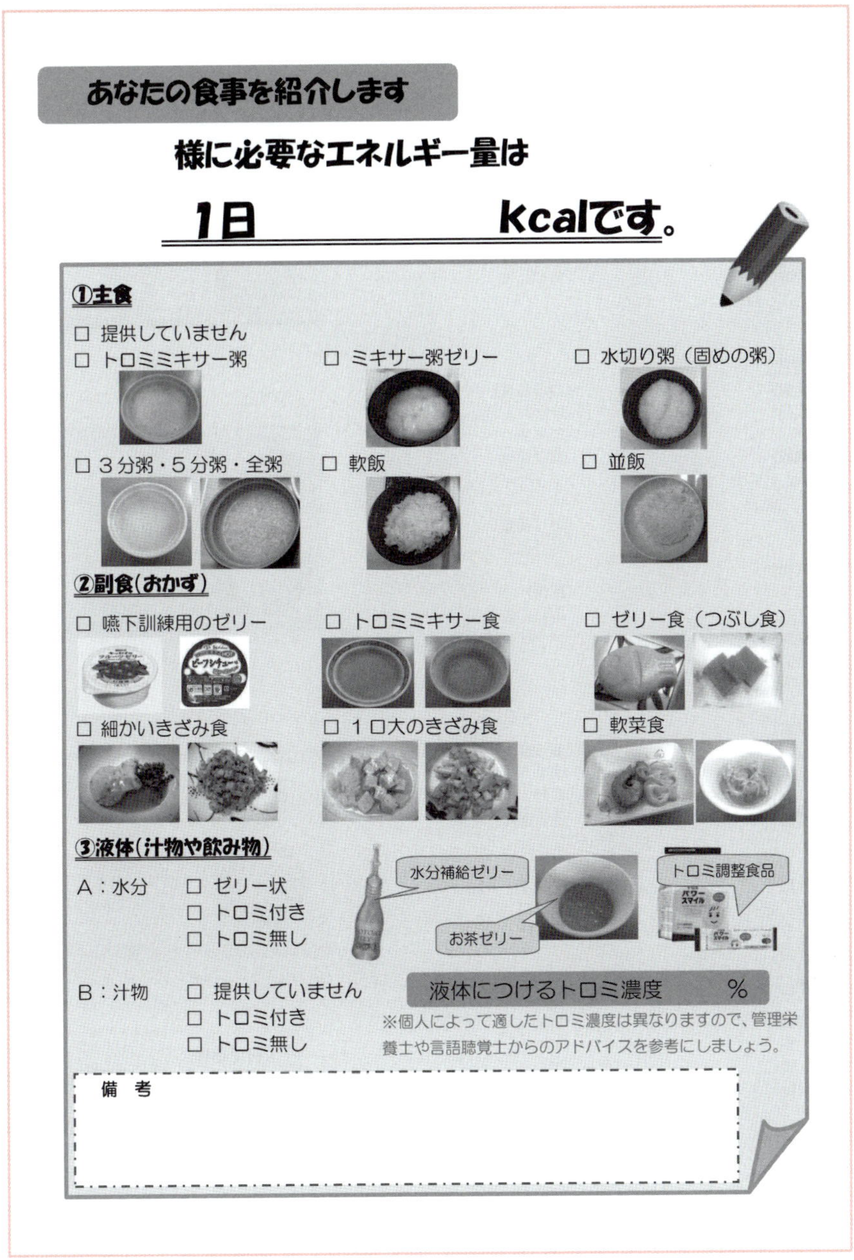

図1 栄養食事指導に用いるリーフレットの一例

高齢者の場合は，高たんぱく質の食事は腎機能の低下に影響することもあるので，Cre，BUNなどの腎機能を表す検査値をモニタリングしながら適切なたんぱく質量であることを確認し，栄養食事指導を継続する必要性がある．

嚥下調整食

市立宇和島病院

【朝食】

〈全粥〉

全粥	250g

〈ヨーグルト〉

ヨーグルト	70g

〈味噌汁〉

麦味噌	8.5g
絹ごし豆腐	15g
トロミスマイル	

〈ファファ卵〉

卵	50g
精製塩	0.2g
淡口醤油	1g
オリーブ油	2g

〈梅びしを〉

梅びしお	3g

【昼食】

〈全粥〉

全粥	250g

〈煮奴〉

絹ごし豆腐	100g
淡口醤油	5g
砂糖	2g

〈煮物〉

長芋	30g
人参	10g
砂糖	1g
濃口醤油	2g
寒天クック	

〈つぶし煮〉

ほうれん草	30g
ごま油	1g
濃口醤油	1.5g
ソフティア	

〈のり佃煮〉

のり佃煮	6g

〈果物〉

みかん缶	50g
ソフティア	

【夕食】

〈全粥〉

全粥	250g

〈煮魚〉

魚	50g
玉葱	30g
砂糖	2g
濃口醤油	4g
ソフティア	
生姜	1g
酒	1g

〈含煮〉

大根	50g
人参	10g
砂糖	2g
油	3g
濃口醤油	4g
ソフティア	

〈漬し煮〉

南瓜	50g
砂糖	2g
濃口醤油	3g
ソフティア	

〈コンポート〉

リンゴ	50g
粉あめ	10g
ソフティア	

1日栄養量

エネルギー	1,200kcal
たんぱく質	40.0g
塩分	5.2g

お粥は水分を切っています。
当院では、医師の指示に従い各患者様に応じた栄養管理を行っております。
日々の食事は健康づくりの基本です。1日3食バランスのとれた食事を心がけましょう。

図2　嚥下調整食の写真入り献立例

文 献

1）日本摂食・嚥下リハビリテーション学会医療検討委員会嚥下調整食特別委員会．日本摂食・嚥下リハビリテーション学会嚥下調整食分類 2013．日摂食嚥下リハ会誌 2013；17：255-67.

2）藤井文子，岡崎真由美，杉本みき，ほか．嚥下食の標準化による地域一体型栄養サポートチームの構築〜勉強会と料理教室による食の地域連携〜．日本病態栄養学会誌 2013；16：183-6.

3）栢下　淳，藤島一郎，編著．嚥下調整食学会分類2013に基づく市販食品300　2018年データ更新版：医歯薬出版；2018.

5 合併症がある場合の対応

糖尿病

はじめに

糖尿病患者は，脳梗塞発症の相対危険度が増大することが，久山町研究などの大規模研究でも指摘されている．一方，摂食嚥下障害の原疾患として脳梗塞は大きな割合を占める[1]．

これらのことからも，**糖尿病患者は摂食嚥下障害になるリスクが高い**と考えてよい．糖尿病患者の摂食嚥下障害に対する栄養指導は，血糖コントロールももちろん重要だが，脳梗塞の再発（動脈硬化）を防止するための栄養管理・指導が求められる．

また，脳梗塞発症を契機に糖尿病と診断されるケース（たとえば，健診などを受けず，放置されていたなど）もあり，糖尿病の食事療法＋摂食嚥下障害の食事療法を教育していくこともあるので，わかりやすくかつ継続的に指導に当たることは重要である．

糖尿病合併の摂食嚥下障害の特徴（表）

糖尿病患者は血糖コントロール目標があり，検査所見としてはHbA1cや空腹時および随時血糖値などをみながら食事療養を評価することも多い．それなりにコントロールできている患者からの「徐々に血糖値が上がってきた（また変動幅が広い）」，「低血糖を起こす回数が増えている」，「体重が落ちてきた」，「生活活動量（運動量）が落ちた」などの情報は，意外とこの先に摂食嚥下障害と結び付くことも多いことを経験する．

表　摂食嚥下障害を疑う（リスクのある）糖尿病患者の特徴

1. 高齢である
2. 総義歯である
3. 病歴が長い
4. 低血糖をよく起こしている
5. 食事内容が糖質（軟らかいもの）に偏る傾向がある
6. 食事量が減ってきた
7. 生活活動量（運動量）が落ちてきた
8. 合併症がある

また，ほかの生活習慣病（脂質異常症や高血圧症など）を合併している患者は脳梗塞のリスクが高くなるため，ほかの検査所見の変化をきちんとモニタリングしておくことも重要だ．それに加え，**高齢で病歴が長い場合は末梢神経障害を合併している**[2]こともあるので，摂食嚥下障害のリスクがあることを意識しておく必要がある．

糖尿病（血糖）コントロールの考え方

超高齢社会を迎え，高齢者糖尿病は増加の一途をたどっている．高齢者には特有の問題点があり，心身機能の個人差が著しい．それに加え，高齢者糖尿病では重症低血糖をきたしやすいという問題点も存在し，認知機能を障害するとともに，心血管イベントのリスクともなりうる．このような現状を背景に日本糖尿病学会は日本老年医学会と合同委員会を設置し，高齢者に対しての血糖コントロール目標を別に定めた[3]．

ここでの基本的な考え方は，

①血糖コントロール目標は患者の特徴や健康状態，年齢・認知機能・身体機能（基本的ADLや手段的ADL）・併発疾患・重症低血糖のリスク・余命などを考慮して個別に設定すること，
②重症低血糖が危惧される場合は，目標下限値を設定し，より安全な治療を行うこと，
③高齢者ではこれらの目標値や目標下限値を参考にしながらも，**患者中心の個別性を重視した治療**を行う観点から，表（文献[3]参照）に示す目標値を下回る設定や上回る設定を柔軟に行うことを可能としたこと，

とされている．特に，加齢に伴って重症低血糖の危険性が高くなることに十分注意する．摂食嚥下障害患者は高齢者が多いため，低血糖にならないように配慮した食事療法を進めていく必要がある．

また，このたび糖尿病診療ガイドライン2019（3章）の改訂案におけるエネルギー摂取の考え方の主旨が，食事療法に関する委員長/「糖尿病診療ガイドライン」策定委員（宇都宮一典・ほか）から発表された．内容は，

①従来，標準体重BMI 22kg/m^2を基準に，身体活動量を乗じて一律にエネルギー摂取量を設定してきた．しかし，わが国の糖尿病患者における病態の多様化と高齢化にともなって，個別化をめざした柔軟な対応が求められている．
②高齢者ではフレイル予防の観点から摂取エネルギー目標を上げるが，病態や喫食状況を加味した弾力的な対処が必要である．
③ BMI 30kg/m^2を超える肥満例で目標とする体重と実体重に大きな乖離のある場合は，患者のアドヒアランスに基づき，実効性のある目標を治療初期に設定し，治療状況によって再設定するなどの配慮をしてよい．
④「標準体重」や「適正体重」の表記は，画一感を想起させる．ここで用いる「目標体重」は，初期設定から条件に応じて段階的に再設定する目安として，柔軟な意味合いを含んでいる．

である．従来は「標準体重」とされていたが，「目標体重」を設定したうえで，指示エネルギー量を出すこととなった．

目標体重（kg）の目安は，総死亡がもっとも低いBMIは年齢によって異なり，一定の幅があることを考慮し，以下の式から算出する．

65歳未満：[身長（m）]^2 × 22

前期高齢者（65～74歳）：

[身長（m）]^2 × 22～25

後期高齢者（75歳以上）：[身長（m）]^2 × 25

以上のような提案がされた．これらも参考にして，柔軟に対応していく．

糖尿病合併の場合の食事療法の基本的考え方

前項で「低血糖」を回避する食事療法の必要性を述べた．血糖コントロールをするうえで，各栄養素の血糖へ変わる速度は非常に重要で，**図1**はその3大栄養素が血糖に変わる速度と割合を示したものである[4]．

炭水化物（この場合は糖質と変えたほうが正しい）は食直後に血糖へ変わり，2時間以内に消失する．一方，脂質は血糖上昇にはほとんど影響しないが，長時間，消化が行われている．この中間にあるのがたんぱく質である．

ただ，食事は栄養素単体を摂取するということはなく，いろいろなものを組み合わせて食事をする．その場合の血糖値について行った研究を**図2**に示す[5]．

4つの食事形式で血糖値の推移をみた研究であるが，エネルギーが一番高くさまざまな栄養素の加わった食事を摂取した場合，主食のみを摂取した場合より，血糖値が30分，120分値

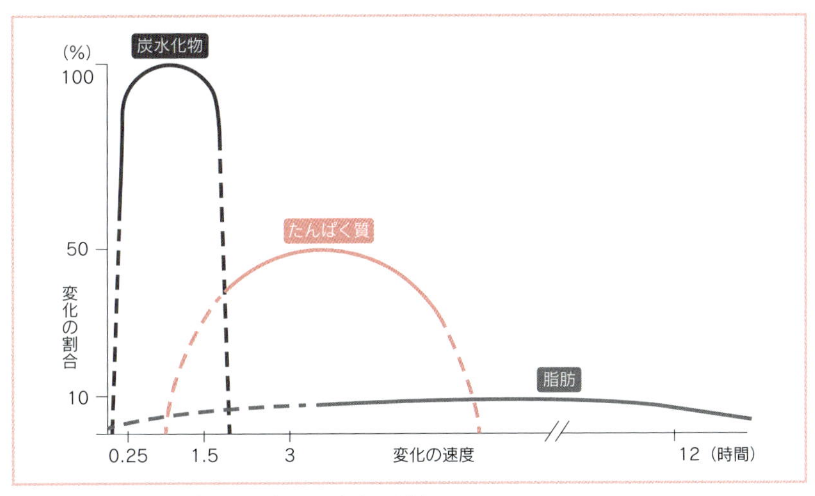

図1　3大栄養素が血糖に変わる速度と割合（文献4より）

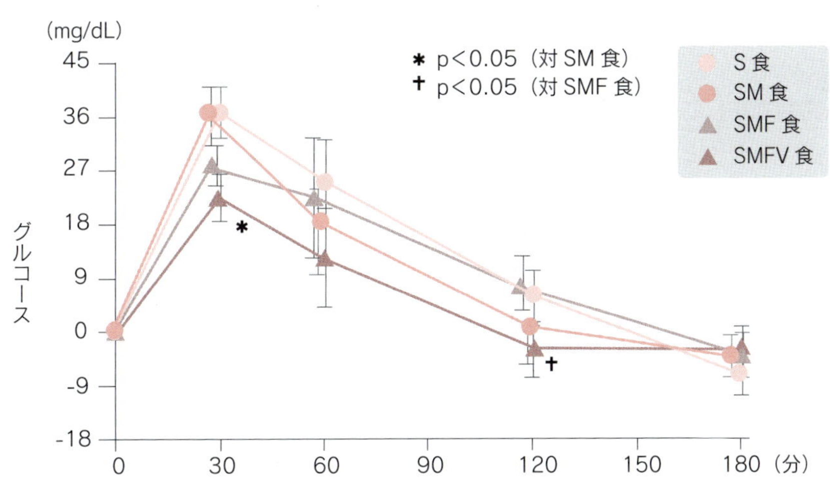

S 食：主食のみ，338kcal
SM：主食＋主菜，486kcal
SMF：主食＋主菜＋油脂，573kcal
SMFV：主食＋主菜＋油脂＋野菜，604kcal

図2　4つの食事様式別の食後血糖値の推移（文献5より）

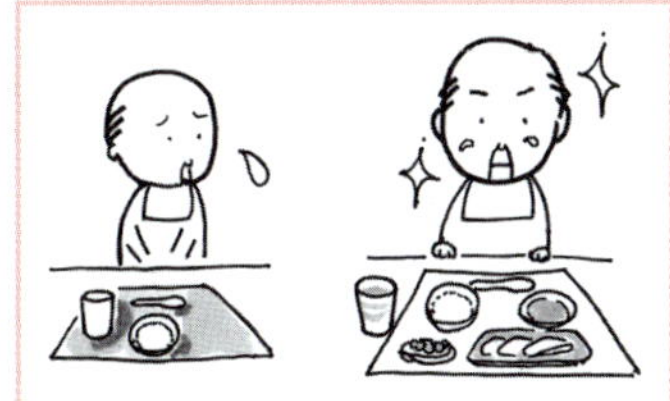

で有意に抑制されている．これは**きちんと糖質，たんぱく質，脂質に加え食物繊維を摂取する**ことで，エネルギー量が高い食事をしても血糖コントロールは安定することを示しており，摂食嚥下障害を有している糖尿病患者でもこれらを踏まえたうえで，アセスメントを行い栄養食事指導していくことがポイントとなる．

患者は糖尿病食事療法を，いまだ「エネルギー制限」と捉えていることも多い．そのためエネルギー量を控えるために，糖質に偏った食事（たとえば，お粥だけ）や極端なエネルギー制限をしている患者も多い．その場合，低栄養状態となり，かえって摂食嚥下状態が悪化してしまう危険があるため，きちんと食事内容を調査したうえで，栄養食事指導に臨む必要がある．

糖尿病を合併している摂食嚥下障害の食事療法

摂食嚥下障害患者，特に高齢者では，身体的・精神的背景，家族関係など社会的条件の個人差が大きい[6]．これらは非常に切実で，「自身で買い物および調理は可能か」，「うつや認知症など精神症状の有無」，「調理者（キーパーソン）は誰であるか？　また協力はどこまで得られるか？」，「社会的資源はどこまで利用ができるのか？」といったことにより栄養食事指導の方向性が変わっていく．

調理者も高齢でましてや男性だった場合，台所に立って調理したことがないのにもかかわらず，自分の食事以外に摂食嚥下障害用の食事を調理することになる．このような場合は，宅配食などを具体的にどのように利用するか提案したり，冷凍食品の上手な活用を勧めることも重要である．

また，デイサービスやホームヘルパーの利用頻度もキーになる．主治医や看護師や医療ソーシャルワーカーと連携し，ケアマネジャーなどとも情報を共有し，自宅での調理がどこまで必要かなども聞き取ったうえで，プランニングしていくことがポイントとなる．

摂食嚥下障害用の食事というのは，いわゆる「食形態からの視点」に立って考えた食事である．食べやすさ，飲み込みやすさには配慮されているが，血糖コントロールのためのエネルギー量にはそれほど配慮されていないため，それらの考えをプラスしなければならない．

特に摂食嚥下障害用の食事は水分を多く使用するため**エネルギー不足に陥りやすい**．食事もミキサー食や比較的軟らかいものを選んで調理されることが多いため，**糖質に偏り，食物繊維が不足がち**な食事傾向になる．このような食事は低血糖にも高血糖にもなりうる．

高齢者では動悸，冷や汗などの低血糖症状が出現しにくいため，注意が必要である[6]．特に慣れていない者が調理すると水分量が多くなる傾向になり，たとえ同じ量を食べていても摂取したエネルギー量が低くなることもあるので注意が必要だ．また，その逆に高血糖にも陥りやすい．高齢者は口渇などの自覚症状の訴えが少なく，高血糖が原因で容易に脱水になる[6]ことにも十分に配慮し，栄養食事指導を行う．

低血糖が頻回に起こる原因として，

①食事量の低下（食事回数も含めてチェックが必要）
②糖質への偏り（お粥，パン粥など主食のみの食事や嗜好品でゼリー類を好むなど）
③食事時間が不規則（薬の効能と関連性）
④インスリンの打ち間違いや服薬量の間違い

などがある．

高血糖が続く場合の原因として，

①発熱，誤嚥性肺炎の疑い
②活動量の低下〔体重（体脂肪）の増加〕
③食事内容（炭水化物と脂質の組み合わせ）
④食事時間（服薬時間や就寝時間などの生活リズムと合わせて）
⑤インスリン注射や服薬の忘れ

がある．

体重に関してはあまり変化がなくても，筋肉量の減少，体脂肪量の増加によって，いわゆる「サルコペニア肥満」状態に陥っているケースは多い．体重だけではなく，活動量（外出回数やデイサービスの利用）など詳細に確認したうえで，対応方法を考える．

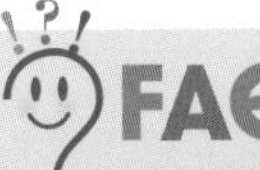

FAQ—Frequently Asked Questions

Q1：偏食でおかずを出しても食べない場合，お粥だけだとどうしても低血糖になってしまいます．何かよい方法はありますか？

A1：ペースト粥などはのり状になりべた付くので，飲み込みやすくするために酵素を加えます．酵素を加えると，デンプンをブドウ糖まで分解するため，比較的血糖が上がりやすくなる傾向にあります．卵粥など何かを一緒に加えた状態のものをお勧めします．これにより急な血糖上昇と降下を抑制することができ，なおかつ糖質に偏らず少しでもたんぱく質や脂質も摂取できます．牛乳や生クリームなどを加えたリゾットのような料理も紹介することが多いです．

Q2：食事内容はそれほどバランスが崩れていないと思いますが，食後血糖値が高くなります．何かよい工夫はありますか？

A2①：【主食に関して】：ペースト粥などへの工夫としては，押し麦のように水溶性食物繊維（β-グルカン）の多いものを一緒に加えてペーストにすることで，最初にとる食事（ファーストミール）が，次にとった食事（セカンドミール）の後の血糖値にも影響を及ぼす，いわゆる「セカンドミール効果」が期待できます[7]．特に穀類でプラスすることは，調理も比較的簡単であるので，お勧めすることが多いです*．

＊お粥での研究はありませんが，ご飯では5割を麦に替えることで，血糖値の上昇が緩やかになるという結果や3割程度で腹囲や内臓脂肪が減った[8]というような研究もあり，きちんとした分量については言及できませんが，3割以上でその効果は期待できるのではないでしょうか．

穀物の食物繊維は野菜よりも糖尿病のリスクを下げる[9]という研究結果や全粒穀物をたくさん食べている人は長生きである[10]というような研究結果もありますので，相乗効果も期待できる可能性もあります．

A2②：【副食に関して】：副食類には中鎖脂肪酸などの油脂類を加えることで，血糖上昇を抑制する効果を狙うと同時に，エネルギー確保などを図ります．油脂類のなかでも，アマニ油など動脈硬化抑制に効果があるn-3系の脂質などを加えるのもよい方法です**．

＊＊動脈硬化抑制効果が期待できる分量としては，JPHC研究でn-3系脂肪酸をほとんど摂取していない人たちと比べて，1日平均0.9 g摂取した人は41％低くなり，1日平均2.1 g摂取していた人は65％低くなっています[11]．

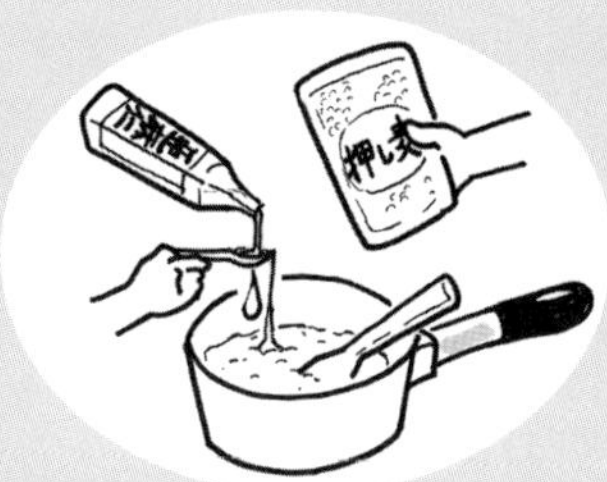

Q3：食欲がないときの糖尿病のコントロールと摂食嚥下障害用の食事の工夫を教えてください（シックデイ対策）．

A3：基本は摂食嚥下障害があっても対応は同じです[6]

1．安静と保温に努め，早めに主治医または医療機関に連絡する．
2．水やお茶などでも水分摂取を心がけ，脱水を防ぐ．
3．食欲がなくても，お粥，果物，うどん，ジュースなどで炭水化物を補給する．
4．インスリン治療中の患者では自己の判断でインスリンを中止しない．
　1）食事摂取できなくてもインスリンを中止しない．
　2）血糖自己測定を行いながら，増減の目安を参考にインスリン量を調整する．
5．経口血糖降下薬，GLP-1受容体作動薬は種類や食事摂取量に応じて減量・中止する．
6．入院治療が必要なときは，休日でも電話連絡をしてから受診する．
7．医療機関では，原疾患の治療と補液による水分・栄養補給を行う．

水分摂取については，いつもの状況に合わせたとろみ付きのお茶やお水でよいです．糖質(エネルギー）の補給の場合，お粥など固形物が食べられないケースもあります．そのときは，市販されているゼリーで十分ですので，普段からストックしておくように指導しておきます．また，この場合ミネラル類も不足がちになるため，みそ汁などの汁ものへのとろみの付け方も指導しておく必要があります．それに加えて，耐糖能異常用の経腸栄養剤をストックしておくこともお勧めです．

常備しておくと便利な食品

糖質（エネルギー）の補給	水分・ミネラルの補給
（レトルトパック）おかゆ アイスクリーム ヨーグルト 糖質調整流動食品（インスロー） 糖質調整栄養食品（グルセルナSR）など	インスタントみそ汁* コーンクリームスープ* 経口補水飲料（アクアソリタ，OS-1，ポカリスエット）など（ゼリー状のものを選択する）

*誤嚥の危険性のある具があれば取り除き，適度のとろみを付けて飲用すること

文献

1）熊倉勇美．脳血管疾患—特徴的な障害と栄養ケア 脳血管疾患による障害—摂食・嚥下障害．臨床栄養 2008；113：315-8.

2）藤谷順子．糖尿病の療養指導Q&A 咀嚼や嚥下に問題のある糖尿病患者への対応．プラクティス 2015；32：581-4.

3）日本糖尿病学会，編著．糖尿病治療ガイド2016-2017：文光堂；2016.

4）アメリカ糖尿病協会発行（池田義雄，監訳）．糖尿病教室パーフェクトガイド：医歯薬出版；2001.

5）Kameyama N, Maruyama C, Matsui S, et al. Effects of consumption of main and side dishes with white rice on postprandial glucose, insulin, glucose-dependent insulinotropic polypeptide and glucagon-like peptide-1 responses in healthy Japanese men. Br J Nutr 2014；111：1632-40.

6）日本糖尿病療養指導士認定機構，編著．糖尿病療養指導ガイドブック2016：メディカルレビュー社；2016.

7）Nilsson AC, Ostman EM, Granfeldt Y, et al. Effect of cereal test breakfasts differing in glycemic index and content of indigestible carbohydrates on daylong glucose tolerance in healthy subjects. Am J Clin Nutr 2008；87：645-54.

8）松岡 翼，内松大輔，小林俊樹，ほか．大麦食が過体重日本人男女のメタボリックシンドローム関連指標に及ぼす影響．ルミナコイド研究 2014；18：25-33.

9）Schulze MB, Schulz M, Heidemann C, et al. Fiber and magnesium intake and incidence of type 2 diabetes: a prospective study and meta-analysis. Arch Intern Med 2007；167：956-65.

10）Wu H, Flint AJ, Qi Q, et al. Association between dietary whole grain intake and risk of mortality: two large prospective studies in US men and women. JAMA Intern Med 2015；175：373-84.

11）Iso H, Kobayashi M, Ishihara J, et al. Intake of fish and n3 fatty acids and risk of coronary heart disease among Japanese：the Japan Public Health Center-Based（JPHC）Study Cohort I. Circulation 2006；113：195-202.

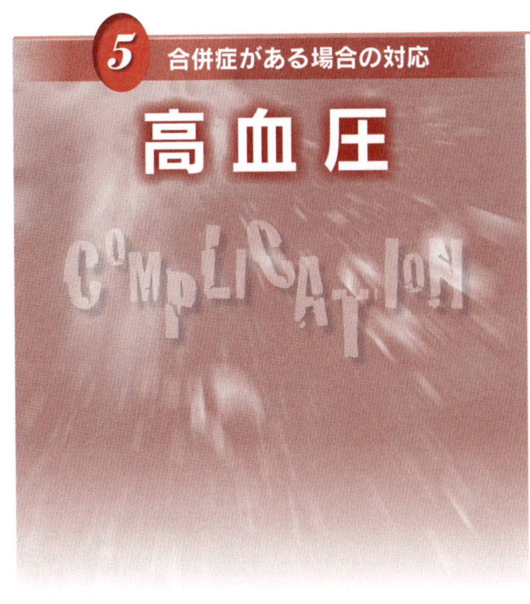

表2 生活習慣の修正項目（一部改変）

1. 食塩制限 6g/ 日未満
2. 野菜・果物の積極的摂取*
   飽和脂肪酸，コレステロールの摂取を控える
   多価不飽和脂肪酸，低脂肪乳製品の積極的摂取
3. 適正体重の維持：BMI(体重[kg]÷身長[m]^2)25 未満
4. 運動療法：軽強度の有酸素運動（動的および静的筋肉負荷運動）を毎日 30 分，または 180 分 / 週以上行う
5. 節酒：エタノールとして男性 20 ～ 30mL/ 日以下，女性 10 ～ 20mL/ 日以下に制限する
6. 禁煙

生活習慣の複合的な修正はより効果的である．
*カリウム制限が必要な腎障害患者では，野菜・果物の積極的摂取は推奨しない．
肥満や糖尿病患者などエネルギー制限が必要な患者は摂取量に注意する．

（文献 2 より）

はじめに

高齢者の半数以上が高血圧を呈しているとされ，加齢に伴いその有病率は上昇する[1]．高血圧は，脳卒中，心臓病，大血管疾患などの合併症を引き起こし，なかでも脳卒中に起因する摂食嚥下障害は多い．さらに年齢とともに嚥下機能は低下することから，今後のさらなる高齢化において，摂食嚥下障害と高血圧を関連付けた栄養食事指導の必要性は増してくる．適切な指導を行うことは，誤嚥性肺炎の予防，ひいては患者の QOL 向上を促すことにつながる．

高血圧の分類と治療

高血圧の分類と治療は，日本高血圧学会の「高血圧治療ガイドライン 2019（JSH2019）」に基づく（**表 1，2**）[2]．治療は，生活習慣の修正（第 1 段階）と降圧薬治療（第 2 段階）があるが，前者は原則としてすべての高血圧患者の基本となる．

食事におけるポイント

■減 塩

ナトリウム（食塩）の過剰摂取は体液量を増加させ血圧の上昇につながるため，減塩目標は食塩 6g 未満 / 日とされている．INTERMAP 研究[3]によると，**1 日の塩分摂取量の約 90% が食塩やしょうゆなどの調味料**であり，**残りがパンや麺，干物などの加工品類から**とされている．

しかし摂食嚥下障害を有する場合，嚥下のし

表 1 成人における血圧値の分類

分類	診察室血圧（mmHg）			家庭血圧（mmHg）		
	収縮期血圧		拡張期血圧	収縮期血圧		拡張期血圧
正常血圧	＜ 120	かつ	＜ 80	＜ 115	かつ	＜ 75
正常高値血圧	120 ～ 129	かつ	＜ 80	115 ～ 124	かつ	＜ 75
高値血圧	130 ～ 139	かつ / または	80 ～ 89	125 ～ 134	かつ / または	75 ～ 84
Ⅰ度高血圧	140 ～ 159	かつ / または	90 ～ 99	135 ～ 144	かつ / または	85 ～ 89
Ⅱ度高血圧	160 ～ 179	かつ / または	100 ～ 109	145 ～ 159	かつ / または	90 ～ 99
Ⅲ度高血圧	≧ 180	かつ / または	≧ 110	≧ 160	かつ / または	≧ 100
（孤立性）収縮期高血圧	≧ 140	かつ	＜ 90	≧ 135	かつ	＜ 85

（文献 2 より）

にくさから，前出のような加工品類の使用は比較的少ないという特徴がある．たとえばパンは口腔内にへばりつき飲み込みづらく，麺はすすり食べの必要性があるため水分誤嚥につながりやすい．干物などの焼き魚は，調理過程で水分が蒸発するためパサパサしてしまう．そのため口腔内でばらけてしまい，うまくまとまらず食べにくいものとされる．そのままでは食べにくい食べ物は，軟らかく加熱調理をし，適度な水分をもたせ，あんかけなどのとろみでまとめることで食べやすくなる．つまり摂食嚥下障害患者の食事とは，煮物料理が多くなりやすい．そのため，**減塩を実践するうえでは調味料を中心に考える**とよいだろう．

当然ではあるが，減塩は単に食塩のみではなく，**ほかの調味料からの摂取量も考慮する**必要性がある（**表3**）[4]．嚥下障害を有する高齢者の場合，加齢に伴う味の閾値の低下（特に塩味）により濃い味付けを好む傾向にあることも念頭に減塩指導を行う．

■カリウムの摂取

食塩過剰摂取による血圧上昇に対し，カリウムはナトリウムの排泄を促す拮抗作用を有するため，積極的な摂取（1日のカリウム摂取目標3,500mg）が推奨されている．生の野菜や果物に多く含まれるが，水に溶けやすい性質のため，下準備や加熱調理の間に容易に失われる．摂食嚥下障害を有する場合，軟らかく煮込んだ加熱調理が多くなるためカリウムの損失は大きい．そのため，たとえば野菜のスープ煮などの煮汁は捨てないであんでとじるなどの工夫をすると，**無駄なくカリウムが摂取**できる．また市販されている野菜ジュース（一般的に濃度の濃いものほどカリウムが多い）を使用したスープ煮もよいだろう．トマトジュースにすれば適度な酸味が味のアクセントとなり，調味料を減らした減塩にもつながる．さらに野菜ジュースを水分補給として摂取してもよい．なお野菜の種類によっては，ミキサーやゼリー形態にしても繊維質が残り，不均一で飲み込みにくい場合があるため，繊維質が少ない食材（例：だいこん，たまねぎ，キャベツなど）選びも必要になってくる．

■n-3系多価不飽和脂肪酸の摂取

n-3系多価不飽和脂肪酸（α-リノレン酸，魚類に多く含まれるEPA・DHAなど）においても降圧効果が示されている[5, 6]．青魚を使用した料理は取り入れたい献立の一つだが，生の魚を調理する場合，十分に骨を除去できなければ口腔

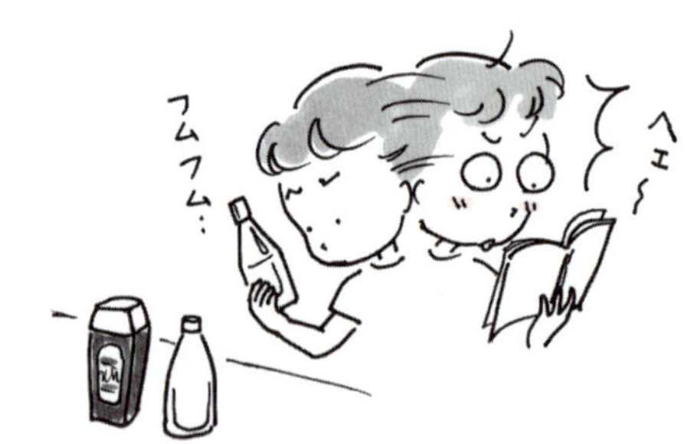

表3　主な調味料の塩分量

	小さじ1（5mL）		大さじ1（15mL）		1カップ（200mL）	
食塩	6g	塩分　6g	18g	塩分 18g	240g	塩分 240g
濃口しょうゆ（塩分15%）	6g	塩分　1g	18g	塩分　3g	230g	塩分　35g
減塩しょうゆ（塩分8%）	6g	塩分 0.5g	18g	塩分 1.4g	230g	塩分　18g
淡色辛みそ	6g	塩分 0.7g	18g	塩分 2.2g	230g	塩分　28g
ウスターソース	6g	塩分 0.5g	18g	塩分 1.6g	240g	塩分　22g
トマトケチャップ	6g	塩分 0.2g	18g	塩分 0.5g	240g	塩分　7g
マヨネーズ	4g	塩分 0.1g	12g	塩分 0.2g	190g	塩分　4g

（文献4より）

や咽頭を傷つけることになる．特にペースト食を摂取している場合は丸呑みのため，そのリスクは高い．骨なし魚や缶詰など比較的安全な食品を利用した献立の工夫が必要となる．アマニ油やエゴマ油などにも多く含まれるが，これらは熱に弱いため，料理に直接かけるなどの工夫が必要である．

栄養食事指導前のアセスメント

栄養食事指導にあたっては，事前に以下の情報を収集して，アセスメントを行う．

①患者背景：年齢，既往歴，現病歴，家族歴，生活環境（運動習慣，仕事内容，調理担当者）など

②身体所見：身長，体重，血圧，義歯・麻痺・構音障害等の有無，その他臨床検査データなど

③食事記録や聞き取りにおける摂取エネルギー量・食塩摂取量など，嗜好，市販食品の利用頻度や外食などの食生活の確認

これらの情報を得ることで，患者がどのような病態で，どこが障害されているための嚥下障害なのか，さらには患者・家族はどのような情報が欲しいかなどの確認ができ，患者個人に適した栄養食事指導の実践につながる．エネルギー量やたんぱく質の摂取不足は，サルコペニアによるさらなる嚥下機能の低下を招きかねないため，必要栄養量に対する過不足の確認は大切である．特に在宅療養する際は，共同生活者の有無，調理担当者，食べ方（摂食行為）などが誤嚥性肺炎のリスク軽減に直接的にかかわるため，ていねいな情報収集が求められる．

栄養食事指導の実践

■必要栄養量の確保

適正な体重を維持することは低栄養予防や血圧コントロールのうえでも大切である．1日3食を基本とすることで，効率よく栄養の確保ができる．ただし覚醒レベルが悪いときは，必ずしも3食にこだわる必要はない．食事は安全に提供することが第一である．摂食嚥下障害を有する場合は煮込んだ料理が多いため，水分でかさは増すが，エネルギー量は比較的低い特徴がある．

コード 0j，1j：

栄養確保というよりは安全に楽しむ程度，経口摂取するレベルである．嗜好に合わせ，離水しないゼリー作りを指導し，姿勢および一口量についても理解を促す．調理担当者が高齢で，付着性・凝集性・硬さなどに配慮したゼリーを作るのは困難な場合は，嚥下に配慮した市販食品を紹介し，調理担当者に物性を理解してもらえるよう指導する．

コード 0t：

この段階も経口のみでは必要栄養量の確保が困難である．水分にはとろみ剤を使用するが，とろみ剤の種類によりとろみの付き方が異なること・流動物の種類によってもとろみ剤の使用量が異なることの注意を促し，日本摂食・嚥下リハビリテーション学会嚥下調整食分類2013[7]を参考に，患者に適したとろみ加減の指導をする（参照→P82）．

コード 2-1，2-2：

軟らかく調理したものを，べたつかず，まとまりがあり，スプーンですくって食べることができる形態にミキサーなどで調整する．そのままでは食材と水分が分離しやすいので，とろみ剤を使用しまとまりやすくする．

この段階になると，家族と同じ料理を形態調整したものになるため，摂食意欲が増してくる．ただし香辛料や酸味の強い料理（たとえば酢豚など）はむせを誘発するため，味付けへの配慮は必要である．比較的栄養量は確保しやすいが，形態調整に加水を要するため，重量に対し栄養

量が低い．揚げ煮にしたり，**料理にアマニ油やエゴマ油を直接かける**などすると，n-3 系多価不飽和脂肪酸の摂取につながり，エネルギー確保にもなる．また間食として栄養補助食品を取り入れてもよい．

主食は効率よくエネルギー摂取ができるため，毎食取り入れるよう指導する．粥のべたつきを抑えるために，デンプン分解酵素の使用を紹介する．粥は唾液中のアミラーゼにより食べる間に離水を引き起こすため，小皿によそい，直接粥と唾液が付かないような食べ方の工夫も指導もする．

肉や魚，卵，大豆製品などは毎食使用することでたんぱく質の確保につながる．特に青魚は降圧効果が期待できるため積極的に取り入れる．骨なし魚や缶詰は安全であり，下ごしらえの時間短縮にもつながる．特に調理担当者が高齢の場合は積極的に勧めていくとよい（ただし調味液は残す）．煮物料理が多くなるため，しょうゆなどの調味料の使用が増え，その結果食塩の過剰摂取につながりやすい．減塩でもおいしく食べられるよう，十分にだしをとるなど味付けの工夫も指導する．

コード 3，4：

家族と同じ献立を，押しつぶせるくらいの形に軟らかく調整した段階になる．ただし咀嚼や嚥下しにくい食材（**表 4**）[7] は，食べやすくするための工夫が必要である．コード 2-1，2-2 同様に加熱調理が基本となる．食材の切り方で繊維を切断したり，圧力鍋を利用すると，容易に軟らかくなる．この段階でも食事には時間がかかるため，食べている間に疲れないように 1 食量の調整をしたり，エネルギーアップ目的の栄養補助食品を取り入れるなどの工夫は必要である．

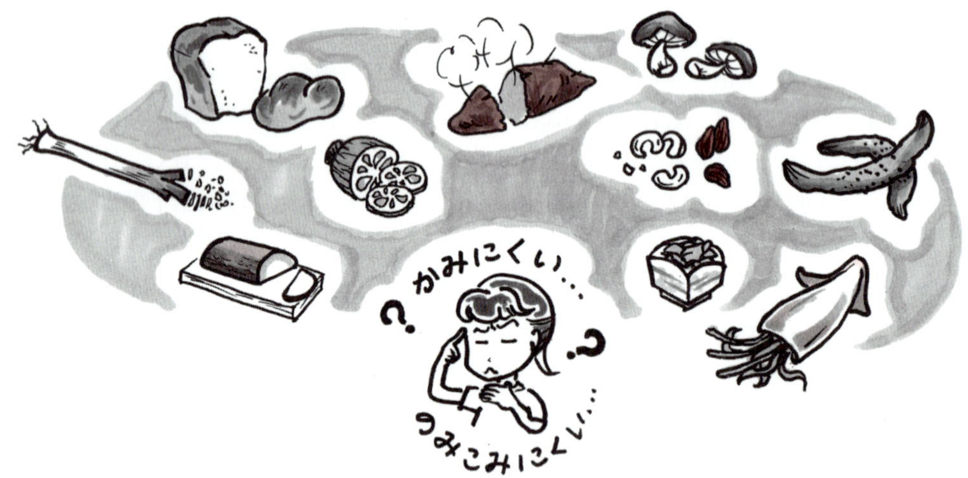

表 4　咀嚼や嚥下しにくい食品

液状のもの	水，お茶，すまし汁，みそ汁
パサパサしたもの	パン，ふかしいも，茹で卵，焼き魚，凍豆腐
バラバラとまとまりにくいもの	きざみ食，ふりかけ，佃煮，長ねぎ
酸っぱいもの	酢の物
硬いもの	ナッツ類，さくらえび，ごま，炒り大豆，焼肉，生野菜
繊維の強いもの	青菜類，ごぼう，たけのこ，れんこん，柑橘類の房，パイナップル
加熱しても軟らかくなりにくいもの	かまぼこ，こんにゃく，貝類，いか，ハム，油揚げ，きのこ類，長ねぎ，しらたき
厚みのないもの	焼き海苔，わかめ，レタス，きゅうり

（文献 7 より）

■減塩について

献立のなかで調味料を１品に集中する：

とろみ剤を用いると味がまろやかになる一方で，塩味が感じにくくなる．また煮物料理が多いと，それぞれが薄味であっても，全体としては調味料が多くなる．調味料を１品に集中し，ほかはだしで煮ることで味のメリハリを出し，減塩でも食べやすくなるような工夫を紹介する．

減塩タイプの調味料の使用：

減塩の調味料や食塩量の比較的少ないトマトケチャップ，ソース，マヨネーズなどを組み合わせると，使用量のわりには減塩となる．煮物料理にはしょうゆが多くなりがちであるが，トマト煮など洋風料理の利点についても紹介し，減塩につながる調味料の使用法を指導する．

香辛料や酸味などを利用する：

香辛料や香味野菜，柑橘類，酸味などを利用すると味のアクセントになり，減塩でも味を感じやすい．しかし刺激が強すぎるとむせの誘発につながり，嚥下のタイミングが取りにくくなるため，適度な味付けとすることを指導する．

■水分摂取について

摂食嚥下障害を有する場合，水分は原則とろみ剤を使用する．とろみ加減は各個人異なるため，使用するとろみ剤に対しどの程度必要になるか，具体的な量の指導を行う．

■指導の継続

栄養食事指導の効果は１回で出てくるものではなく，なかには十分に理解が得られず患者・家族の自己流となってしまう恐れもある．指導者側は継続指導の必要性を伝えるとともに，患者が継続できる工夫も忘れてはならない．また，調理担当者の負担を軽減するために，形態調整された既製品についても適宜利用可能であることをアドバイスし，紹介することも望ましい．

内服時の注意

①内服も食事と同様，とろみが必要な場合は水分のとろみ付けを忘れてはならない．頸部が軽度前屈するよう枕などで調整し，誤嚥しないよう姿勢（30 度リクライニング位や 90 度座位など）を安定させる．咽頭と器官に角度が付くことで，誤嚥しにくい姿勢となる．不安定な姿勢は誤嚥のリスクを高めるため，内服時もポジショニングへの配慮は重要である．

②錠剤を丸呑みできる場合は，とろみを付けた液体にくるんで内服するか，ゼリー状オブラート（らくらく服薬ゼリー（龍角散）など）を使用する（参照→P22）．散剤をそのまま内服しようとすると，口腔内でばらけてしまい大変飲みにくい．とろみを付けた白湯に溶かし内服するなどの工夫が必要である．内服後は咽頭残留しないよう複数回嚥下を促す．

③口腔内崩壊錠は，口腔乾燥が強い場合は溶解されず，口腔内にそのまま残ってしまい，誤嚥・窒息のリスクにつながる．降圧薬のなかには副作用として口腔乾燥があるため，口腔環境を整えることも重要である．口腔内崩壊錠を内服している場合は，内服後，口腔内にへばり付いていないか必ず確認を行う．

④降圧薬を内服時は，グレープフルーツに含まれる天然フラボノイド成分はカルシウム拮抗薬の薬効を増強させるため禁止である．

おわりに

平成 28 年度診療報酬改定において，新たに「摂食機能若しくは嚥下機能が低下した患者に対する栄養食事指導」が対象となった．嚥下機能が低下している場合，食事が起因となり誤嚥性肺炎や窒息事故等につながりかねないため，栄養食事指導担当者は摂食嚥下の基礎知識を十分に理解したうえでの指導が求められる．

FAQ Frequently Asked Questions

Q：とうがらしやこしょうなどの香辛料が嚥下障害によいといわれていますが，どうでしょうか？

A：嚥下障害にはいくつかの要因があり，咽頭の知覚感受能力の低下といった知覚神経も関与しています．これらは嚥下反射の惹起遅延を招き，結果誤嚥につながります．とうがらしの辛み成分であるカプサイシンは，嚥下反射に関与する温度感受性 TRP 受容体の刺激となり，嚥下反射を改善します．

また，黒こしょうによる嗅覚刺激は大脳皮質領域を活性化し，嚥下反射を改善することが報告されています[8]．降圧薬の一つである ACE 阻害剤にも嚥下反射・咳反射を改善させる作用

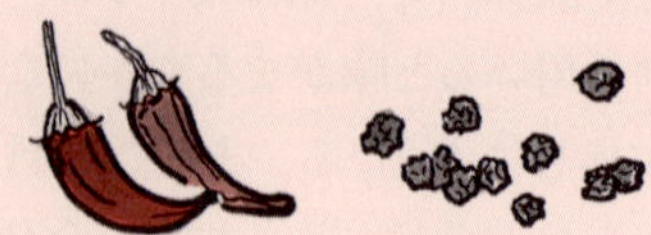

がありますが，嚥下障害のレベルによっては，内服そのものが誤嚥につながる場合もあります．近年，口腔内溶解シートや黒こしょうの芳香チップといった商品が開発され，容易に刺激による嚥下改善法を試すことができるようになりました．特に黒こしょうによるアロマセラピーは，ADL や意識レベルが低い患者にも安全に行えるため，有望な摂食嚥下障害の治療法の一つと考えられています．

文 献

1）Miura K, Nagai M, Ohkubo T. Epidemiology of hypertension in Japan. Circ J 2013；77：2226-31.
2）日本高血圧学会高血圧治療ガイドライン作成委員会．高血圧治療ガイドライン2019（JSH2019）：ライフサイエンス出版；2019.
3）Anderson CA, et al. Dietary sources of sodium in China, Japan, the United Kingdom, and the United States, women and men aged 40 to 59 years: the INTERMAP study. J Am Diet Assoc 2010；110：736-45.
4）牧野直子，監修．FOOD&COOKING DATE塩分早わかり第4版：女子栄養大学出版部；2019.
5）Geleijnse JM, Giltay EJ, Grobbee DE, et al. Blood pressure response to fish oil supple mentation: metaregression analysis of randomized trials. J Hypertens 2002；20：1493-9.
6）Das UN. Essential fatty acids and their metabolites could function as endogenous HMG-CoA reductase and ACE enzyme inhibitors, anti-arrhythmic, anti-hypertensive, anti-atherosclerotic, anti-inflammatory, cytoprotective, and cardioprotective molecules. Lipids Health Dis 2008；7：37.
7）日本摂食・嚥下リハビリテーション学会医療検討委員会嚥下調整食特別委員会．日本摂食・嚥下リハビリテーション学会嚥下調整食分類2013．日摂食嚥下リハ会誌 2013；17：255-67.
8）海老原　覚．嚥下障害のリハビリテーション．日本老年医学会雑誌 2015；52：314-21.

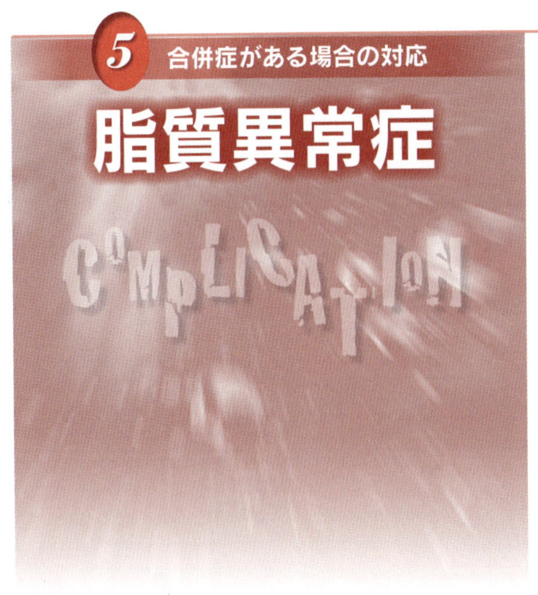

はじめに

摂食嚥下機能低下者の在宅移行時においての栄養食事指導は，診療報酬が未加算であった頃より，患者や家族が困らないように各施設において指導が行われていた．清水　亮氏の研究によれば，青森県内の病院では約6割，老健では4割の施設で指導が実施されていた[1)]．実施には，「指導の依頼」，「退院または退所情報の提供」，「リーフレットの提供」の順で必要であるとの結果が得られている．2016年4月からの診療報酬改定に伴い，摂食嚥下機能低下者への栄養食事指導の増加が今後期待されている．

摂食嚥下機能低下者の特徴

摂食嚥下機能低下者には，以下のような特徴が見られる．①低栄養のリスクの高い高齢者が多い，②複数の疾患を抱えている，③介護力や社会的支援が乏しい，④指導者や家族を含め嚥下調整食に関しての知識が乏しい，⑤嚥下調整食を調理する家族の負担増などの問題がみられる．そのため，栄養食事指導時においては主治医の指示に基づき，多職種と情報共有を図りながら家族等が実践できる方法を具体的に説明する必要がある．

脂質異常症の栄養療法のポイント

脂質異常症の治療目標は，動脈硬化予防であるが，患者にとって**症状が乏しく食事改善への意識が低い**疾患である．脂質異常症の栄養療法のポイントは，①体重のコントロール，②脂質の質と量への配慮，③適正な炭水化物および積極的な食物繊維の摂取，④減塩，⑤適正なアルコール量などがあげられる[2)]．脂質異常症は，動脈硬化性疾患の大きな原因であり嚥下障害に関連が深い脳血管障害にも密接なかかわりがあり，栄養食事指導時には脂質異常症を考慮した嚥下調整食づくりの配慮が求められる．嚥下調整食は，通常の食事と違い付着性・凝集性・かたさに注意が必要でありエネルギー不足になりやすい特徴がある（**図**）．

そのため，栄養アセスメントを行いながら，**脂質異常症ばかりに注目するのではなく**全身状態，栄養状態を常に把握した指導が必要である．特に，**定期的な体重測定**は重要なアセスメント項目である．

嚥下調整食学会分類2013に準じた指導

嚥下調整食は，障害の程度に応じた形態の指導が必要なため，主治医と十分に意思の疎通を図っておくことが必要である．脂質異常症がある場合のコード別の特徴について述べる．

コード0j，0t，1j：

コード0j，0tは重度な方の評価・訓練用で少量ずつ飲むことを目的とした食種であるため栄養食事指導の対象としては割愛する．

コード1jの形態は，均質で，付着性，凝集性，

食　種	入院時	
	主診療科	主病名
常食	整形外科	骨折など
全粥食	診療科・病名ともにさまざま	
ミキサー食		

常食　　　：21 名(男性　7 名, 女性 14 名) 84±3.7 歳
全粥　　　：27 名(男性 11 名, 女性 16 名) 85±4.3 歳
ミキサー食：11 名(男性　3 名, 女性　8 名) 86±7.5 歳

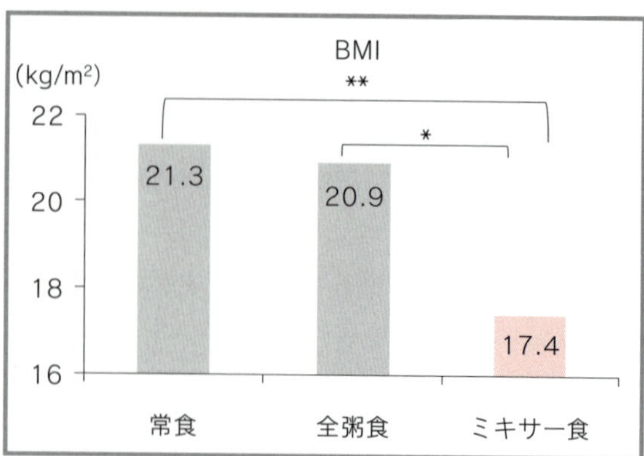

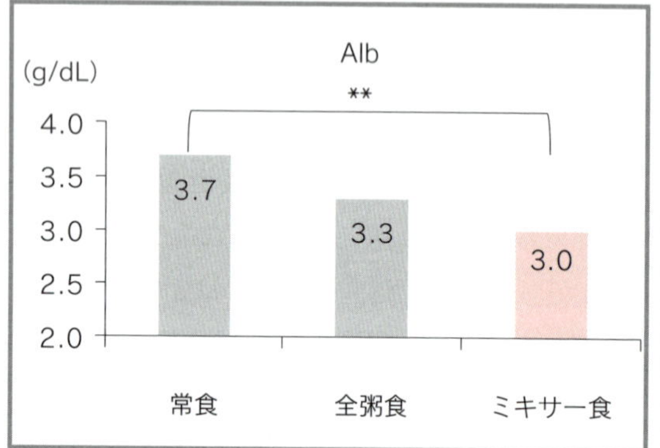

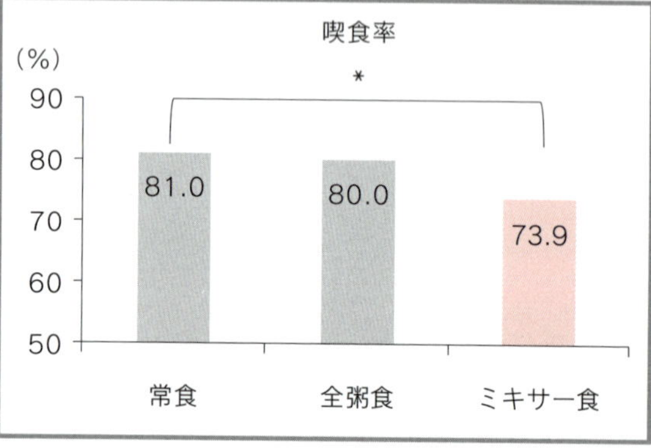

*：$p<0.05$　**：$p<0.01$

図　80 歳以上の入院患者にみる摂取食種ごとの BMI・Alb・喫食率（ミキサー食はコード 2-1）

かたさ，離水に配慮したゼリー，プリン，ムース状のものである．この食種においても，まずは嚥下調整食の食塊保持と送り込み能力が必要で 1 日の栄養量を確保するというよりも食べる機能の回復が目的であるので，脂質異常症の病態にとらわれることなく，咀嚼能力に応じた食材の選び方，調理法，栄養補助食品の選択などの指導が求められる．

コード 2-1：

コード 2-1 の形態は，均質でなめらかで，べたつかず，まとまりやすいもの．スプーンですくって食べることが可能なものである．下顎と舌の運動による食塊形成能力および食塊保持能力が求められるため，使用食材としては，穀類，いも類，野菜類，果実類，魚介類，肉類，卵類，乳類などを軟らかく調理し，だし汁などで加水してミキサー食とする．中性脂肪が高い場合は穀類，果実類が極端に多くならないように配慮する．2-1 は加水するため，栄養量が乏しく味が薄いなどの問題がみられ，栄養剤などを効果的に使用することが必要である．栄養剤の使用例として，ニュートリーコンク 2.5（ニュートリー株式会社）を毎食の主菜に 50mL 追加してミキサー状とする．1 日に 150mL 追加することにより，エネルギー 375kcal，たんぱく質 12.2g，脂質 9.6g，食物繊維 3.8g の栄養量がアップできる．また，嚥下調整食で不足しがちなビタミン，ミネラルが十分に補給できることも魅力である．

コード 2-2：

コード 2-2 の形態は，べたつかず，まとまりやすいもので不均質なものも含み，スプーンですくって食べることが可能なものである．基本的にコード 2-1 で使用した食材を活用し，主食においては，やや不均質（粒がある）でも軟らかく，離水もなく付着性も低い穀類とする．2-1 と同様に中性脂肪が高い場合は**穀類，果実類**が極端に多くならないように配慮し，栄養剤などの効果的な使用によって栄養量の確保を図る．また，消化がよくエネルギーになりやすい**MCT などの油脂の利用**もエネルギーアップに利用しやすい．1 回に大さじ 1 杯程度をミキサー状に加工する場合に追加してもよい．

コード 3：

コード 3 の形態は，形はあるが，押しつぶし・食塊形成・移送が容易，咽頭でばらけずに嚥下しやすいように配慮されたもので，多量の離水がないことである．現在，コード 2-1 または 2-2 のミキサー食にゲル化剤を混入して一般の食材に近い形に成型した「ミキサー固形食」が多く採用されている．一部の施設においては，食材そのものを酵素に浸漬して真空調理，圧力鍋等を利用して軟らかくしたものや，嚥下調整食向きに加工された食材が利用されている．コード 3 は，1 日の栄養量の確保が目標であるが，食事摂取量不足だと容易に低栄養になるリスクが高いため配慮が必要である．特に，脂質の使用量が少ない調理方法が多いためエネルギー不足になりやすい．そのため，**料理のつなぎとして**消化がよくエネルギーになりやすい MCT などの油脂の利用も勧められる．目安は，1 日 20g 程度である．

コード 4：

コード 4 の形態は，かたさ・ばらけやすさ・貼りつきやすさなどのないもの．箸やスプーンで切れる軟らかさが必要である．調理形態としては，コード 3 に準じるが，とろみは基本的に不要とする．ただし，摂食嚥下の状態によっては必要な場合もあるのでとろみについては個別対応とする．一般食に近い形態となるが，かたさや食塊形成についての配慮は引き続き必要であり，エネルギー不足にならないようにコード 3 と同様の工夫が求められる．

食材別の特徴に応じた指導（コード 4 以上の場合）

食材の選択に当たっては，嚥下調整食に向く食材と向かない食材を考慮し，食材の特徴に応じた調理を心がける（**表**）．

■穀類（ご飯の場合）のポイント

ご飯のかたさは，対象者の障害の程度や好みに合わせる．卵かけご飯や雑炊などは汁を十分に吸わせると食べやすい．ご飯が食べやすいように，のり佃煮，梅干しなど対象者がおいしく食べやすい一品を用意する[3]．また，ゼラチン粥は，程よいかたさで，食塊が形成しやすく食べやすい．

Recipe ─レシピ

■ゼラチン粥

材 料（1 人前）

精白米…50g／水…110g／介護用ゼラチン（伊那寒天）…0.8g

作り方

❶米は洗って炊飯器に水と入れて浸漬する．

❷炊く前に，介護用ゼラチンを入れてよく混ぜて粥モードで炊く．

❸途中でかき混ぜないと，介護用ゼラチンが釜の下のほうに沈殿するので 15 分に 1 回程度かき混ぜる．

表　嚥下調整食に向く食材・向かない食材と調理時のポイント

食品群	向く食材・献立例	向かない食材・献立例
穀類	軟飯，粥，パン粥，フレンチトースト，やわらかい麺	水分の多い粥，クロワッサン，カステラ，クラッカー，マドレーヌ，ウエハース，もなかの皮，団子，もち
	●ご飯のかたさは，食べる人の好みや咀嚼・嚥下の状態に合わせる． ●卵かけご飯，雑炊など，米粒に汁が浸透していると食べやすい． ●麺の長さは 3 ～ 5cm 程度に，やわらかく茹でる． ●つゆにとろみを付けたり，山いもを麺にからませると食べやすい． ●パンは，ミルクに浸すとよい．	
肉類	脂があってやわらかい肉，二度びきしたひき肉	繊維のあるかたい肉
	●隠し包丁で筋を切ったり，二度びきするなど，下処理を工夫する． ●加熱しすぎない．　●一度蒸してから煮る，揚げてから煮る． ●たれにとろみを付ける．　●ひき肉料理は豆腐，山いもなどを混ぜてやわらかくする．	
魚類	からすかれい，ねぎとろ，はんぺん，脂を含んだ魚	パサついている魚，いか，たこ，かまぼこ，小魚，貝類
	●隠し包丁で繊維を切るなどの下処理が必要． ●焼きもの料理は身がしまるが，ホイル焼きなどは野菜と一緒に調理するためしっとりとやわらかい． ●煮ものは汁を多めにつくり，汁にとろみを付けて食べる． ●すり身にして豆腐，山いもなどを混ぜてやわらかくする．	
卵類	温泉卵，卵豆腐，プリン，茶碗蒸し，スフレオムレツ，スクランブルエッグ	固茹で卵
	●固茹で卵の黄身は，パサパサしているので食べづらい． ●半熟卵は食べやすい．	
大豆食品	絹ごし豆腐	生揚げ，高野豆腐
	●たれにとろみを付ける．　●納豆は，卵，山いもなどと混ぜる． ●豆乳を加工して利用する． ●がんもどきや高野豆腐などの煮ものは，口のなかで汁と固形物が分離されるので誤嚥の可能性がある．	
乳製品	ヨーグルト，生クリーム	
	●牛乳は料理に取り入れる．　●ヨーグルトは和えものなどに利用しやすい． ●ゼリー，シチュー，グラタンなどに利用しやすい．	
いも類	じゃがいも，長いも，里いも，さつまいも	こんにゃく
	●やわらかく煮る．冷えるとかたくなる．　●つなぎに利用しやすい． ●油脂を加えてなめらかにする．	
野菜類	だいこん，かぶ，冬瓜，にんじん，たまねぎ，キャベツ，カリフラワー，ブロッコリー，はくさい，すりおろしたきゅうり，だいこんおろし	れんこん，ごぼう，たけのこ
	●かたい皮は厚くむく．　●湯むきする． ●繊維を直角に切る，葉先を利用する．　●多めの煮汁で煮て，汁をからめて食べる． ●煮汁にとろみを付ける．　●すりおろした野菜をつなぎとして利用する． ●酢のものは酸味が強いとむせるので，だし汁を多めにするなど工夫する．	
果実類	バナナ，アボカド，缶詰，コンポート	柑橘系
	●食べにくい場合は，ミキサーでジュースにしてもよい． ●酸味が強い果実類はむせやすい． ●すいかやみかんなどは，口のなかで汁と固形物が分離されるので誤嚥の可能性がある．	
油脂類	マヨネーズ，オリーブオイル，バター	
	●素材同士のつなぎとして重要であり，なめらかになるので上手に利用する． ●エネルギーアップのためにも使用頻度を多くする．	

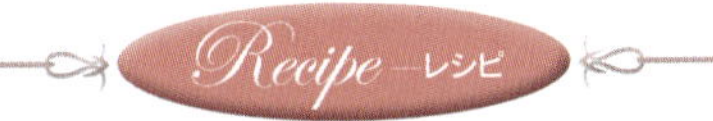

■やわらか炊き込みご飯

材 料（1 人前）

精白米…100g／水…200g

Aしょうゆ…6g／みりん…0.8g／介護用ゼラチン（伊那寒天）…1.4g

鶏ももひき肉（二度びき）…15g／にんじん…10g／ねぎ…5g／生しいたけ…5g

作り方

【具の準備】

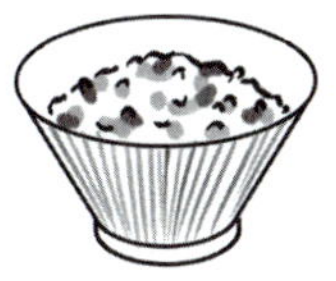

❶鶏ももひき肉は茹でて，そぼろ状にしておく．

❷にんじん，ねぎ，生しいたけをみじん切りにする．

【介護ゼラチンご飯の準備】

❶水とAの調味料，具材，介護用ゼラチンを入れ，炊飯器の「お粥モード」で炊飯する．

❷途中，15 分に 1 回程度かき混ぜる．

❸炊きあがったら，茶碗に盛り付ける．

ポイント

・介護用ゼラチンを使用することにより，まとまりのあるゼラチンご飯ができる．

■肉料理のポイント

肉は，良質のたんぱく源であるが，肉料理は噛み切りにくく食べづらいため工夫が必要である．脂身が多いほど嚥下調整食としては使用しやすい．しかし，脂質異常症がある場合は脂身が多い部位に限定せず，脂質が少ない部位も利用し，つなぎを多めに入れるなどの工夫が必要である．ひき肉は二度びきしたものが使いやすい．下処理時には，筋を切り包丁でたたく．切れ目を細かく一口大に入れる．**タンパク分解酵素を含むしょうが，パイナップル，キウイなどに漬け込む**．最近では肉を軟らかくする酵素が市販されている（例：お肉やわらかの素（味の素株式会社））．揚げ物は，揚げた後にたれやつゆに浸して軟らかくする．

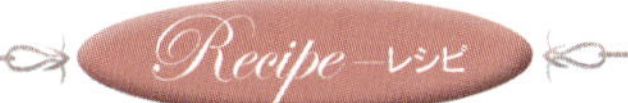

■やわらかみそカツ

材 料（1 人前）

あいびきひき肉…50g／たまねぎ…30g／サラダ油…3g／パン粉…5g／牛乳…5g／卵…10g／すりおろし山いも…10g／塩…少々

A卵…3g／すりおろし山いも…2g／牛乳…2g

パン粉（ソフト）…5g／揚げ油…適量

B赤みそ…8g／砂糖…4g／みりん…3g／だし汁…7mL

作り方

【タネの作り方】

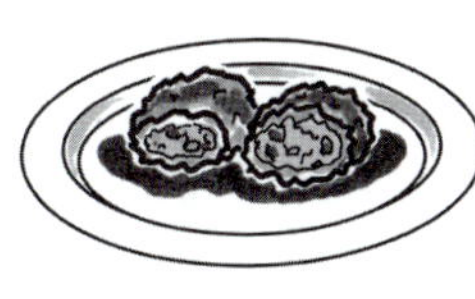

❶たまねぎはみじん切りにして，透明になるまでサラダ油で炒める．

❷パン粉は牛乳に浸しておく．

❸あいびき肉に炒めたたまねぎ，パン粉，すりおろした山いも，卵，塩をボールに入れてよく練る．

❹ハンバーグの形に成形する．

【カツの作り方】

❶Aをボールに混ぜ，タネの表面に付ける．

❷その上からパン粉を付けておく．

❸フライパンに多めの油を敷き，火が通るまで揚げ焼きする．

【みそタレの作り方】

❶鍋にBを入れ火にかける．

❷焦げないように，みそがなめらかになるまでよく混ぜる．

ポイント

・ハンバーグのタネで，みそカツにも応用ができる．

・介護用ゼラチンで作ったご飯の上にのせて，みそカツ丼にしてもおいしい．

・みそタレでなく，ソースで代用してもよい（好みに合わせて）．

■魚料理のポイント

魚は，良質のたんぱく源であり動脈硬化を予防する効果があるといわれているDHA，EPAを多く含む．いわし，さば，さんま，ぶりなどは積極的に使用したい食材である．ただし，小骨が多いものは，すり身などにすると利用価値が高い．むつ，めばる，ぶり，はまち，したびらめなどは**加熱してもあまりかたくならない**ため利用しやすい．焼き魚は，早くから塩をするとかたくなるので調理の直前にふる．ホイル焼きは，**下茹でした野菜などと一緒に包んで蒸し焼きにするとしっとり**とできる．煮魚は煮汁を多めに作りとろみを付ける．

■卵料理のポイント

卵は，栄養バランスのよい食品で，スフレオムレツ，スクランブルエッグ，温泉卵，だし巻き卵，具なし茶碗蒸しなどは嚥下調整食に利用しやすい．しかし，固茹でした卵黄や炒り卵は，パサパサ・ポロポロしているので食べづらい．卵は，料理のつなぎとして料理自体を軟らかく仕上げるため使用頻度は高い．使用例として，ハンバーグ，ミートローフなどのつなぎだけでなく，かきたま汁にとろみを付けて，ご飯や粥にかけて丼にして食べると主食の栄養量がアップするだけでなく，ご飯そのものが軟らかくなり食べやすくなる．茶碗蒸しは，だし汁にとろみを付けて茶碗蒸しの上にかけるとさらに食べやすくなる．そのだし汁の中にしょうが汁やゆずの汁を加えると，季節感を感じる料理となる．

■大豆・大豆料理のポイント

大豆は，コレステロールを含まないという特徴があり，嚥下障害があり脂質異常症もある方にとっては，絹ごし豆腐，充填豆腐，ひき割り納豆などは利用しやすい食品である．高野豆腐の煮物は，煮汁と高野豆腐が口の中で分かれるため誤嚥しやすいので，汁にとろみを付けるなどの工夫が必要である．

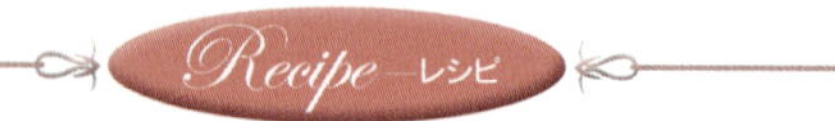

■豆乳豆腐

材 料（1 人前）

調整豆乳…100g ／砂糖…1g ／塩…0.25g ／介護用ゼラチン（伊那寒天）…1.5g ／ねり梅…3g

作り方

❶鍋に，豆乳・介護用ゼラチン・調味料を入れ，火にかける．

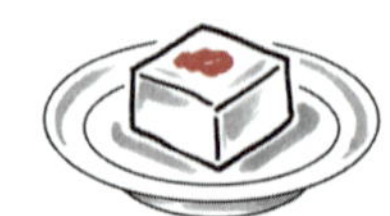

❷かき混ぜながら介護用ゼラチンを溶かし，沸騰するまで温める．

❸火から下ろし，型に流し冷蔵庫で固める．

❹固まったら，切りだして上にねり梅をかける．

＊しょうゆをかけたり，わさびをつけて食べてもおいしい．

ポイント

・介護用ゼラチンを使用してなめらかな食感に仕上げている．

■野菜料理のポイント

野菜は，ビタミン，ミネラル，食物繊維が多い食材であり積極的に使用したい．いも類，かぼちゃ，にんじん，だいこん，たまねぎ，なす，はくさい，ブロッコリーなどは嚥下調整食に向くが，ごぼう，たけのこ，れんこんなどは硬くて不向きである．葉物野菜は，のどに貼りつく危険があるため，軟らかく茹でて細かく刻んでとろみを付けるかピューレ状にして利用する．

■ほうれんそうの白和え

材 料（1 人前）

ほうれんそう…50g ／にんじん…10g ／絹ごし豆腐…50g

Ⓐ練りごま…3g／砂糖…3g／顆粒だし…0.3g／薄口しょうゆ…1.5g

作り方

❶ほうれんそうはしっかり軟らかくなるまで茹でる.

❷にんじんは千切りにし軟らかく茹でる.

❸軟らかく茹でたほうれんそうをしっかり水切りし細かく刻む.

【基本和え衣の作り方】

❶絹ごし豆腐を皿に乗せて電子レンジ500Wで約2分加熱する. しっかり水切りする.

❷水切りした豆腐をボールに入れて, Ⓐを加えよく混ぜてなめらかにする. 軟らかく茹でたほうれんそうとにんじんに基本の和え衣を和える.

ポイント

・豆腐は絹ごし豆腐を使用. 木綿豆腐では水切りするとボソボソになり, なめらかにまとまらない.

・絹ごし豆腐と調味料を混ぜ合わせるには, 小さな泡だて器を使用すると便利である (100円ショップなどで購入可能).

■果物のポイント

バナナは, フォークなどでつぶしてヨーグルトなどで和える. いちごやキウイの小さな種は義歯に挟まりやすいので, 小さく切りつぶす. 酸味の強い柑橘類は, むせやすい. すいかは, 口の中で果汁と果肉がバラバラになると誤嚥しやすいため, ピューレ状にして利用する.

おわりに

脂質異常症を合併している場合は, 病態ばかりの指導に重点をおいてしまうとエネルギー不足を招き低栄養のリスクを高める. 1日の目安量のなかで使用できる食材, 注意が必要な食材などをわかりやすく説明する必要がある. 患者, 家族にとって**一番理解しやすい指導媒体は, 料理そのもの**であるため, 食材サンプル, 料理の写真, 自宅で実践できる具体的な料理方法などを積極的に盛り込んで, 机上の空論に終わらぬような指導が期待されている.

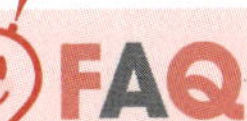

FAQ Frequently Asked Questions

Q1：お粥だけではまずいという患者の場合, のり佃煮や梅干しなどは1日どのくらい食べてもよいですか?

A1：お粥を食べる対象者はコード3と4程度と予想されるため, 1日8g以下の食塩量が望ましいと考えられます. ただし, のり佃煮などでお粥がおいしく食べられるのであれば, 減塩のり佃煮, 減塩梅干しを毎食付加してもよいと考えます.

Q2：ゼラチン粥はたくさん炊いて冷凍保存することもできますか?

A2：冷凍保存も可能ですが, なるべく早く食べるために1カ月程度を目安にされるとよいでしょう (冷凍保存した日でなく, その1カ月後の日付を記入しておくと, いつまでに食べればよいかの目安になります).

Q3：脂質異常症でも油脂をとって大丈夫ですか？

A3：もちろん，脂質は大切なエネルギー源でもあり必要です．ただし，飽和脂肪酸の多い脂質は動脈硬化促進となるため注意が必要です．エネルギー不足にならないように，植物油なら1日に20g程度を目安とするとよいでしょう．

Q4：脂質異常症の場合，卵は1日何個まで食べられますか？　制限したほうがよいのでしょうか？

A4：可食部100gにコレステロールが全卵420mg，卵黄1,400mg，卵白1mg含まれています．嚥下調整食は使用できる食材に制限がありますが，卵は良質のたんぱく質や脂質を含んでおり積極的に使用したい食品です．1日に1個程度は必要です．

文献

1）清水　亮．摂食嚥下機能低下者の在宅移行時における管理栄養士又は栄養士による食事指導に関する調査．栄養学雑誌 2016；74：4-12.

2）日本動脈硬化学会，編．動脈硬化性疾患予防ガイドライン2017年版：日本動脈硬化学会；2017.

3）山田晴子．かみやすい飲み込みやすい食事のくふう：女子栄養大学出版部；2010.

*　　　*　　　*

5 合併症がある場合の対応

CKD（慢性腎臓病）

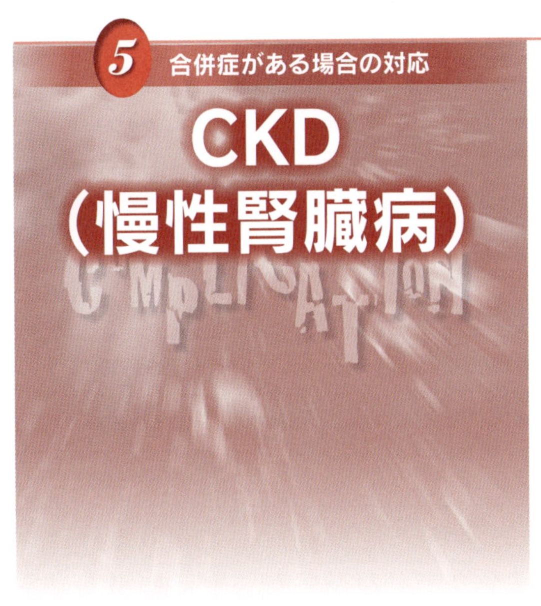

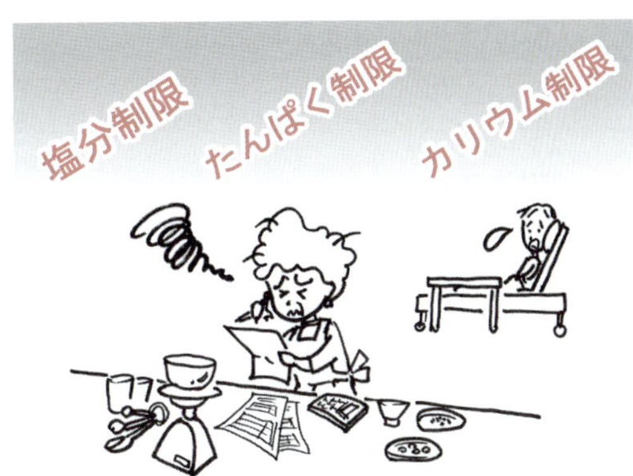

はじめに

CKD（慢性腎臓病）患者に対する食事療法では，何を一番に優先するのか？　他疾患の患者同様，医学的に安定した，嚥下機能に見合った最良の摂食状態であることは間違いないと思う．加えてCKDでは，発熱や炎症反応など誤嚥性肺炎の徴候がないこと，窒息の事故がないこと，脱水や低栄養の徴候がないことを念頭に置くことが大切である．

嚥下障害のない患者でも，最も複雑な食事療法はCKDではないだろうか？　合併症や病態のステージによるが，塩分制限，低たんぱく，高エネルギー食，カリウム制限など，同時に目標をクリアできるまで数々の問題に悩む．周囲の家族も患者本人以上に大変な思いをしているケースを数多く体験する．検査データに一喜一憂する姿に，**一緒に思いを共有**している．**患者に寄り添う，メンタル面のサポートも必須**だと常々考えている．

一般的に腎臓病の食事療法と聞くと，「塩分制限」，「たんぱく制限」，「カリウム制限」の3種類すべてに取り組むものだと思われがちだが，**実際にはステージごとで食事制限は異なる．そのなかで摂食嚥下障害にも対応するのは，なかなかむずかしいことだが，いかに患者に伝え，実践してもらえるかが，管理栄養士にかかっている．**

栄養食事指導の手順

- 患者の食事摂取量を確認する．
- 検査データを見て，CKDガイドラインのどのステージにあるのか把握し，栄養状態の確認も合わせてする．
- **服薬を確認し，検査データとすり合わせ，合併症の有無も確認する（糖尿病，脂質異常症，高尿酸血症など）．栄養状態，貧血の有無，カリウム，リンのデータは必須事項とする．**
- 主治医の食事療法指示の内容を確認する．
- CKDステージによる食事療法基準（**表1，2**）を参考に必要栄養量（エネルギー，たんぱく質，カリウム，リン，水分量，塩分量）を算出する．
- 必要栄養量を基に比較し，摂取栄養量の充足率を確認する．
- 嚥下能力を確認し（参照→P227），食事の形態，とろみ調整食品，必要に応じてゲル化剤を選ぶ．
- 1回の食事量がどのくらいなのか確認する．

表 1　CKD ステージによる食事療法基準

<table>
<tr><th>ステージ（GFR）</th><th>エネルギー
(kcal/kgBW/日)</th><th>たんぱく質
(g/kgBW/日)</th><th>食塩
(g/日)</th><th>カリウム
(mg/日)</th></tr>
<tr><td>ステージ 1
（GFR ≧ 90）</td><td rowspan="6">25 ～ 35</td><td>過剰な摂取をしない</td><td rowspan="6">3 ≦　＜ 6</td><td>制限なし</td></tr>
<tr><td>ステージ 2
（GFR 60 ～ 89）</td><td>過剰な摂取をしない</td><td>制限なし</td></tr>
<tr><td>ステージ 3a
（GFR 45 ～ 59）</td><td>0.8 ～ 1.0</td><td>制限なし</td></tr>
<tr><td>ステージ 3b
（GFR 30 ～ 44）</td><td>0.6 ～ 0.8</td><td>≦ 2,000</td></tr>
<tr><td>ステージ 4
（GFR 15 ～ 29）</td><td>0.6 ～ 0.8</td><td>≦ 1,500</td></tr>
<tr><td>ステージ 5
（GFR ＜ 15）</td><td>0.6 ～ 0.8</td><td>≦ 1,500</td></tr>
<tr><td>5D
（透析療法中）</td><td colspan="4">別表</td></tr>
</table>

注）エネルギーや栄養素は，適正な量を設定するために，合併する疾患（糖尿病，肥満など）のガイドラインなどを参照して病態に応じて調整する．性別，年齢，身体活動度などにより異なる．
注）体重は基本的に標準体重（BMI = 22）を用いる．

（文献 1 より）

表 2　CKD ステージによる食事療法基準

ステージ 5D	エネルギー (kcal/kgBW/日)	たんぱく質 (g/kgBW/日)	食塩 (g/日)	水分	カリウム (mg/日)	リン (mg/日)
血液透析（週 3 回）	30 ～ 35[注 1,2)]	0.9 ～ 1.2[注 1)]	＜ 6[注 3)]	できるだけ少なく	≦ 2,000	≦たんぱく質（g）× 15
腹膜透析	30 ～ 35[注 1,2,4)]	0.9 ～ 1.2[注 1)]	PD 除水量（L）× 7.5 ＋尿量（L）× 5	PD 除水量＋尿量	制限なし[注 5)]	≦たんぱく質（g）× 15

注 1）体重は基本的に標準体重（BMI = 22）を用いる．
注 2）性別，年齢，合併症，身体活動度により異なる．
注 3）尿量，身体活動度，体格，栄養状態，透析間体重増加を考慮して適宜調整する．
注 4）腹膜吸収ブドウ糖からのエネルギー分を差し引く．
注 5）高カリウム血症を認める場合には血液透析同様に制限する．

（文献 1 より）

・嗜好食品を確認する．

・調理担当者を確認する（食事療法を実践できる方法，指導法を考える）．

・嚥下調整食に用いるとろみ調整食品，デンプン分解酵素，ゲル化剤，ゼラチンの特徴，使用方法を確認し，調整法も伝えることが必須である（参照→ P75, 82）．

・対象者に合った嚥下調整食になるよう，とろみ調整食品，デンプン分解酵素，ゲル化剤，ゼラチンの種類を選択する．

CKD の食事療法の基本

まずベースとなる CKD の食事療法について確実に理解したうえで，嚥下調整食へ移行する．

・塩分制限（3 ～ 6g 未満 / 日）することの目的を知る．血圧コントロールの意味，高血圧と腎機能の関係を理解する．

・たんぱく制限（G3a：0.8 ～ 1.0g/kg/日）（G3b・G4・G5：0.6 ～ 0.8g/kg/日）することの目的を知る．

・栄養状態を保ち，貧血を予防するため，動物性たんぱく質が，全体の摂取たんぱく質の 60％以上となるよう目指すことを理解する．

・適正エネルギー（25 ～ 35kcal/kg/日）を確保することの目的を知る．

・エネルギー代謝は合併症や体格による個人差が大きいため，対象者の体重の増減を参考にし，適正か判断する．

・リン，カリウムを制限することの目的を知る．
・上手な治療用特殊食品の利用について理解する（主にエネルギー補給，たんぱく制限を容易にするために用いる）（参照→P211）．

■塩分制限の基本

まずは食生活で塩分を上手にコントロールすることが必要になる．目分量になりがちだが，塩分計算するときは計量スプーンなどを使い，正確な量を確認することが大切である．よく使う調味料の小さじ1杯，大さじ1杯当たりの塩分含有量を把握しておくとわかりやすい．

また，食品に含まれる塩分含有量（食塩相当量）がわかれば，1日6g未満に塩分摂取量を抑えることが可能である．塩分摂取量とは調味料に含まれる食塩量だけではなく，食品に含まれるすべての食塩量のことである．加工品，特にかまぼこ類などの練り製品（嚥下を考慮した材料に，はんぺんを利用することが多くある），ハム，ソーセージに塩分含有量が多いので，食品表示に注意する．

食品表示では，食塩はナトリウム（Na）と表記されていることも多いので，次の計算式を覚えることも大切である．

ナトリウム（Na）mg × 2.54 ÷ 1000
= 食塩（NaCl）g

塩分コントロール・減塩のポイントについて，**表3**に示した．

表3　塩分コントロール・減塩のポイント

・調味料や食品に含まれる塩分量を覚えよう．
・塩分の少ない調味料を上手に利用しよう．
・栄養成分値などから，塩分量を確認しよう．
・調味料はきちんと量って使おう．
・香辛料や酸味・香味野菜などを上手に利用しよう．
・塩味を1～2品に絞り，メニューにメリハリをつけよう．
・塩分が多い加工食品は控えよう．

■たんぱく制限の基本

表1，2に基づいてたんぱく質をコントロールする必要があるときは，「腎臓病食品交換表」を利用することにより，たんぱく質の計算が簡単にできるので，参考にしてみるとよい．特に**たんぱく制限が厳しい場合（1日30～40g），はじめは大変だが，根気よく利用して自分のものにできるよう支援したい**．

「腎臓病食品交換表」は，「表1」～「表6」から構成されており，たんぱく質を含む食品（「表1」～「表4」）とエネルギー源となる食品（「表5」～「表6」）に大きく分けられている．糖尿病腎症の場合，「糖尿病食品交換表」をしっかり覚え利用していた方にとっては，表の構成や基準など違いが多く混乱してしまう．管理栄養士が，しっかりとサポートするべきところである．

「腎臓病食品交換表」が理解できないという患者や家族については，無理なく食事療法を実施できるよう方法を考える．1日の普段の食事のパターン，嗜好を聴き取り，1食でたんぱく質10gになるメニューを，朝食用，昼食用，夕食用それぞれ何種類かパターン化し，提案するとよい．

特に高齢者にとっては，たんぱく計算，エネルギー計算はむずかしく，できないと思ってしまわれがちである．ましてや，嚥下調整食にする場合，覚えなければならないことが山積みで

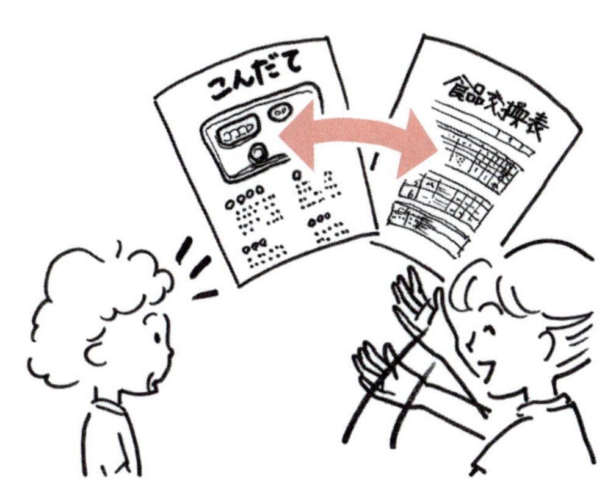

あるのだと，**相手の立場になって考えてみよう**.

一方的な栄養食事指導では，何もしないほうがいいとさえ思われかねない．一つひとつ相手の反応を見ながら，栄養食事指導を進めてほしい.

■適正エネルギーの確保

適正エネルギーの確保によって，腎機能を保持できることを理解することが大切である．せっかくがんばってたんぱく制限をしても，**エネルギー量が少なければ，たんぱく制限の努力が逆に腎機能の低下につながりかねない**．必要なエネルギーを確保せずにたんぱく制限だけ行うとエネルギーが不足し，体のたんぱく質が分解（異化）され，栄養障害につながる．エネルギーが 100kcal 不足すると筋肉の崩壊が起き，たんぱく質を 1 ～ 2g 余分に摂取したのと同等になるといわれている．

エネルギー不足が食事療法の失敗の主原因になることは多くみられ，残念なことにほとんどの患者が体験する．エネルギー量の確保のためにどんな方法があるか，患者個々人の食嗜好，体調に合わせた提案をしてほしい．

このとき注意を払わなければならないのは，CKD 以外の疾患も考慮して食品を選ぶことである．たとえば，血糖が高いにもかかわらず，砂糖を大量に摂取するような提案をしないなどである．ここが，管理栄養士の本領発揮といえるところである．

■リン，カリウムの制限

リン，カリウムが高い場合はそれぞれ制限が加えられる．患者にとって，かなり上位のストレスになる制限である．栄養状態の保持，貧血の予防のために動物性のたんぱく質 60％を目指すが，動物性たんぱく質にリン，カリウム含有量の多い食品が数多くある．練り製品，ハム，ソーセージなどの加工食品にも多く含まれる．

リン制限：

リン制限の場合は，**調理法によるリンの減少は望めない**ため，リンの含有量の少ない食品を選ばなければならない．数少ない食品のなかから組み合わせて食事をすることは至難の業であり，決まった食品ばかりの食事になってしまう．食品のリンを 700mg 以下にすることは，ストレスになり，結果として食事療法の継続がむずかしくなる．

この状況をなんとか切り抜けるために，私はまず 2 週間のリン制限を提案し，次の 2 週間は，元の食事に戻す提案をする．いつまでも続く終わりのないリン制限ではなく，2 週間という期限を区切ることで，少しだが気持ちが楽になり，それならがんばれるという患者が多数いる．この場合，必ず血清リン値の変動を確認しておきたい．

カリウム制限：

血清カリウム値が正常であれば，大きな制限は必要ない．

血清カリウム値が高ければ，不整脈の原因になる．カリウム制限のある場合は，カリウムの含有量の少ない食品を選ぶほか，**調理法により，食材のカリウム含有量を減少させる**ことができる．カリウムは，水に溶出しやすい特徴をもっている．

たんぱく源になる，肉，魚，卵，乳製品は該当しないが，野菜類，いも類などは茹でこぼすこと，水にさらすことで食材のカリウム量を減少させることが可能である．

ポイントは，水に触れる部分を多くするために，小さくカットしたり，薄くスライスすることである．**葉物野菜は，茹でこぼした後，絞りさらに水に浸す**ことを勧める．茹でこぼすことで食材も軟らかくなるので，嚥下調整食にするときも使い勝手がよいと思う．嚥下調整食のためミキサーにかける場合は，**茹で汁ではなく白湯などを加えてミキサー調理**をする．茹で汁のなかには，食材から溶出したカリウムが含まれているので要注意である．

煮物を作るときもひと手間かけ，茹でこぼし水気をよく切り調理するとよい．生食で野菜を食べたいときは，薄くスライスして大きめの容器に水に入れて浸す．その際，流水を何度か取り換えることも勧めたい．

果物に関しては，**フルーツ缶詰はカリウム含有量が少ない**ので，できるだけフルーツ缶詰を選ぶようにする．ただし，フルーツ缶詰のシロップは，カリウム含有量が多いので注意が必要である．嚥下調整食には，水分を加えミキサーにかける．果物をそのまま食べるときは，野菜を完全にカリウム処理することで1日のカリウム量を減らしてから，カリウム含有量の少ない果物を少量選ぶとよい．

血清カリウム値についても，常に変動を確認しておきたい．**表4**に血清カリウム値が高くなったときのチェックポイントをまとめた．

表4　カリウムが高いときのチェックポイント

- 野菜，フルーツの食べる量は多くないか？
- 肉，魚，牛乳などは適量か？
- 豆類は多くないか？
- いも類は食べ過ぎていないか？
- 海藻類は多くないか？
- 100％果汁のジュース，トマトジュース，野菜ジュースは飲んでいないか？
- 食事の全体量・バランスは適切か？

■上手な治療用特殊食品の利用

食事療法は継続することが重要である．指示量の塩分，たんぱく質，エネルギーでメニューを組み立てることは大変である．そんなとき，便利なものが「治療用特殊食品」である．

「治療用特殊食品」の例：

- 低甘味ブドウ糖重合体製品：（甘味度が1/8）粉あめ
- 中鎖脂肪酸製品（MCT）：（消化吸収に優れている）マクトンゼロパウダーなど
- たんぱく調整食品：（たんぱく質を30％以下にしたもの）低たんぱくご飯，低たんぱく米，低たんぱくパンなど
- デンプン食品：（ほとんどたんぱく質を含まない）デンプン米，デンプンもち

「治療用特殊食品」を使用するメリット：

- 十分なエネルギーの確保ができる．
- 厳しいたんぱく制限を可能にする．
- 動物性食品の摂取量を増やすことを可能にする．
- 献立づくりが，正確かつ容易になる．

エネルギーアップに適した治療用特殊食品（実際に使用し効果があったもの）：

- 粉あめ（1包50g，50kcal）

甘さは砂糖の8分の1なので，とろみのあんに混ぜたり（特にフルーツ缶に混ぜるとおいしい），お粥，汁物，お茶に混ぜたりできる．使用した後に，とろみ調整食品などで調整する．

吸水性に富んでいるので，時間をおくと固まってしまう．振りかけたらすぐ混ぜること．

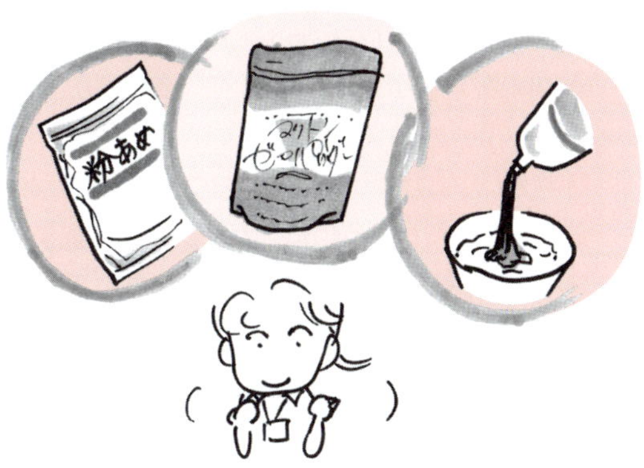

・マクトンゼロパウダー（1包12.7g，100kcal）
脂質であるため，粉あめに比べ，エネルギーが高い．

1袋を1日数回に分け，使用してみてほしい．お粥に混ぜたり，とろみのあんに混ぜたりできる．白濁して少しもっちりする．水分に混ぜるときは，あらかじめ少量の水に溶かし混ぜてから入れる．水には溶けにくい特性がある．

・ごはんにあうソース（1袋10g，60kcal）
主に脂質でできているソースである．

味は，“たまご”，“明太”，“うに”の3種類がある．商品名のとおりご飯，お粥に合い，おいしくいただける．患者の好みに合わせて3種類から選べる．

※上記の3点については，エネルギーアップするために使用してみた．患者が食べることのできる部分にだけ使用すること．食べられる量は決まっていたり，日々違ったりといろいろなケースがあるが，少量でのエネルギーアップは可能である．口から食べることで五感を刺激するだけでなく，唾液の分泌を促進して口腔ケアもスムーズになることが期待される．

おわりに

以上，CKDにおける食事療法の基本を記述した．これをベースにして，目標栄養量で，嚥下調整食とするスキルを伝え，実践してもらう指導を行えるのは，管理栄養士の腕の見せどころである．目標栄養量を補うことは簡単ではないが，病態の維持を優先して，患者の充足度を高める努力をしてほしい．さまざまな角度，数多くの選択肢のなかから，個々の患者に合った栄養食事指導を目指してほしい．

FAQ Frequently Asked Questions

Q1：料理をミキサーにかけるだけではダメですか？

A1：食品をミキサーにかけただけでは，ほとんどの食品は食塊が形成されず，口腔内でばらけた状態にあります．できあがった料理を確認してみてください．とろみ調整食品やゲル化剤の使用をお勧めします．誤嚥のリスクを減らすことが大切です．

Q2：たんぱく制限を守っているのに，腎機能の検査データが悪くなった場合，どのように考えればよいでしょうか？

A2：エネルギー不足が考えられます．たんぱく質異化抑制の面からもエネルギー確保で腎機能の保護が大切です．エネルギー付加の方法は多々ありますが，食事量のとれない高齢者や食欲低下がみられる場合は，見た目や量を変えずに提供する工夫が必要です．少量でエネルギーを多くとれるMCTや粉あめを使用することをお勧めします．

Q3：カリウムが高いので，カリウム処理のため，必ず熱を加えているのに，カリウムの検査データが改善されないのはどうしてですか？

A3：カリウム処理の確認をすると，熱を加えるだけでカリウムが減ると勘違いしていることがあります．レンジにかけたり，蒸し野菜にしているだけだったり，煮物は茹でこぼさず，煮汁を使用していたり，フルーツ缶のシロップも使用していたり，といったケースがみられます．カリウム処理について再度確認しましょう．

文献

1）日本腎臓学会，編．慢性腎臓病に対する食事療法基準 2014 年版：東京医学社；2014.

2）日本腎臓学会, 編．CKD 診療ガイド 2012:東京医学社; 2012.

3）日本摂食・嚥下リハビリテーション学会医療検討委員会嚥下調整食特別委員会．日本摂食・嚥下リハビリテーション学会嚥下調整食分類 2013．日摂食嚥下リハ会誌 2013；17：255-67.

*　　*　　*

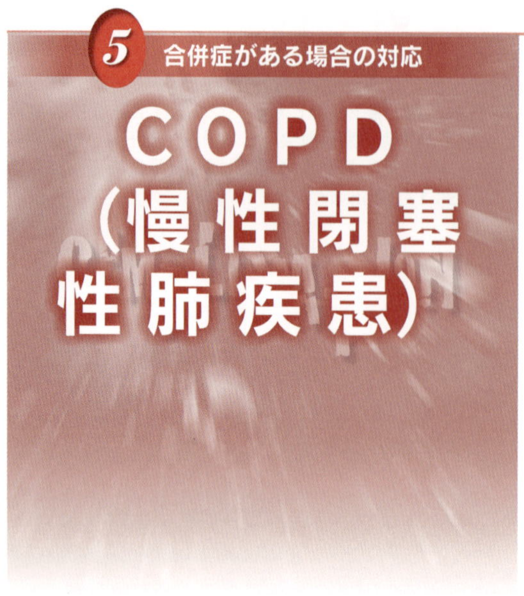

COPD（慢性閉塞性肺疾患）

はじめに

2016年度の診療報酬改定では外来・入院・在宅栄養食事指導の対象者に，新たに「摂食機能若しくは嚥下機能が低下した患者」および「低栄養」が加わった．低栄養状態になりやすいCOPD（慢性閉塞性肺疾患）では摂食嚥下障害を認めることが少なくない．先行研究においても男性の外来COPD患者の嚥下造影では，85%に何らかの摂食嚥下障害を認め，56%に喉頭侵入か誤嚥を認めている．さらに咳による排痰機能も弱くなり，誤嚥性肺炎を併発する患者もみられる．COPD患者の栄養管理法について述べる．

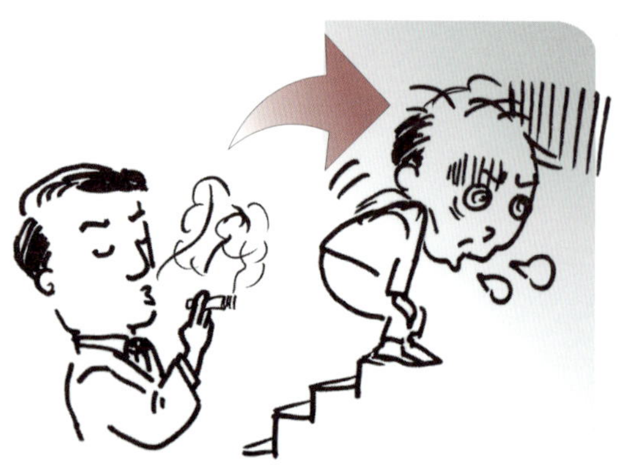

COPD患者の食事への対応

■COPDの病態と摂食嚥下障害との関係

COPDの病態は，たばこの煙を主とする有害物質を長期に吸入曝露することで生じる肺の炎症性疾患であり，呼吸機能検査で正常に復すことのない気流閉塞を示す[1]．この臨床症状としては，労作時の呼吸困難や慢性の咳，痰を特徴とするが，COPDと認定されても若年者の場合には症状が出ない場合もあり，わが国では約3.5%の発症率であることが示されている[2]．

一方，高齢者の場合，症状の発症率は24.4%に上がり，今後高齢者数の増加が確実なわが国では，発症の顕在化による絶対数の増加が予想され，COPDそのものの発症予防とCOPDの症状の顕在化およびその重症化に対する予防策の具体化が危急の課題となっている[3]．

COPDは，長期の喫煙歴がある中高年男性に多く発症する疾患であり[4]，禁煙後や有害物質の曝露を取り除いても炎症が長期間持続するため，**肺以外にも全身性の影響**をもたらして合併症を引き起こす全身性炎症疾患であることが知られている．また発症した症状が重症化すると，**全身性炎症から起こる栄養障害**が高頻度にみられ，炎症性メディエーターの増加，摂食ホルモンであるレプチンやグレリンの分泌動態の変化も関与している[5]．さらに運動耐容能も低下するため，患者の体重減少，日常生活に困難さを伴うレベルの呼吸機能低下により，日常の活動量がさらに低下し，加齢に加えて不活動によるサルコペニア（筋減弱症）を進展させ，その結果日常的な歩行機能が低下するという悪循環を引き起こすことが指摘されている[6]．

それればかりではなく，摂食嚥下機能と気道を使用する呼吸は密接な関係をもち，COPDによる呼吸不全が悪化すると嚥下時の一時的な呼吸停止状態時の乱れも生じる．COPDによる気道閉塞不全による呼吸の乱れから誤嚥してしまい，その結果肺炎が合併する可能性がある．特に高齢者のCOPD患者では嚥下障害をきたす合併疾患が多くみられる．摂食嚥下障害の原因には，嚥下筋のサルコペニア，呼吸と嚥下反射のタイミングの障害，胃食道逆流，食道入口部開大不全，認知機能の障害などがある．COPDによる呼吸障害が呼吸のコントロールを困難にすることにより誤嚥をきたし，摂食嚥下障害患者であっても呼吸障害をきたすといった相互の関係がある．どちらの場合でも食事への対応はその患者の状況に合わせた対応が必要である．

■ COPD患者の栄養療法とアセスメント

COPDでは，長期のたばこの煙や大気汚染，室内煙などの有毒粒子やガスの吸引によって末梢気道に炎症を生じる．中枢気道の気質化を伴う恒久的変化がある「気道病変タイプ」と，肺胞壁の破壊によって生じる「気腫病変タイプ」に進展するという概念がある．

呼吸障害が起こると呼吸エネルギー消費量が増大になり，健常者36～76kcal/日に対してCOPD患者では430～720kcal/日も必要になる．これらのことから呼吸筋の疲労や肺循環障害および骨格筋機能障害の原因から運動機能低下が起こり，その結果，サルコペニアや体重の減少が起こる．

NHLBI/WHO（2005）で定めた，分類方法は，1秒量の正常値に対するパーセント（% $FEV_{1.0}$）をスパイロメトリーで計測し，肺機能の低下によりADLの視点では，軽度（社会的自立レベル，Stage Ⅰ），中等度（施設内・自宅内自立レベル，Stage Ⅱ），重度（ベッド上・車椅子レベル，Stage Ⅲ），および最重度（ベッド上・車椅子レベル，Stage Ⅳ）とされ，自覚症状と危険因子評価と増悪の既往を含めたCOPDの総合的な評価が明記されている．以上のことから，たんぱく質を筋肉に変えやすい運動療法とともに**3大栄養素の摂取量とビタミン・ミネラルを補酵素として増加**させることが大切である．

摂食嚥下障害をもつCOPD患者の栄養食事指導は「医師が，硬さ，付着性，凝集性などに配慮した嚥下調整食（日本摂食嚥下リハビリテーション学会の分類に基づく）に相当する食事を要すると判断した患者であること」であり，嚥下調整食学会分類2013（参照→P227）[7] に沿った食事形態別にCOPDを考慮した食事提供が可能な栄養食事指導に準じて進める．

COPD患者の栄養療法としては，**図**[8] に示すアルゴリズムに基づき，①**十分なエネルギー**補給，②**分岐鎖アミノ酸（BCAA）強化**により筋タンパク質の異化を防ぐ，③COPDにより横隔膜が圧迫されているため，少量頻回食などが推奨されている．**表1**に，BCAA含有量の多い食品を示す．

COPD患者に対する栄養スクリーニング指標は，体重の維持・増加のために，食習慣，食事・栄養摂取量，食事摂取時の臨床症状の有無をはじめ，体重，身体組成，血清アルブミン値等の生化学検査，呼吸筋力，骨格筋力，エネルギー代謝量，および免疫能等で，総合評価をする必要がある．近年では，間接エネルギー代謝計を用いた安静時代謝の測定の実施が増えており，安静時代謝は，代謝状態を反映し，栄養ケア計画を示すうえで有用な指標とされている．低栄養状態を評価する代表的な指標に血清アルブミン値があるが，COPDではトランスサイレチン，レチノール結合タンパク，トランスフェリン等のrapid turnover protein（RTP）を使うことが多く，可能であれば，血漿アミノ酸分析（分岐鎖アミノ酸/芳香族アミノ酸比）等の評価を行うことが望ましい[5]．

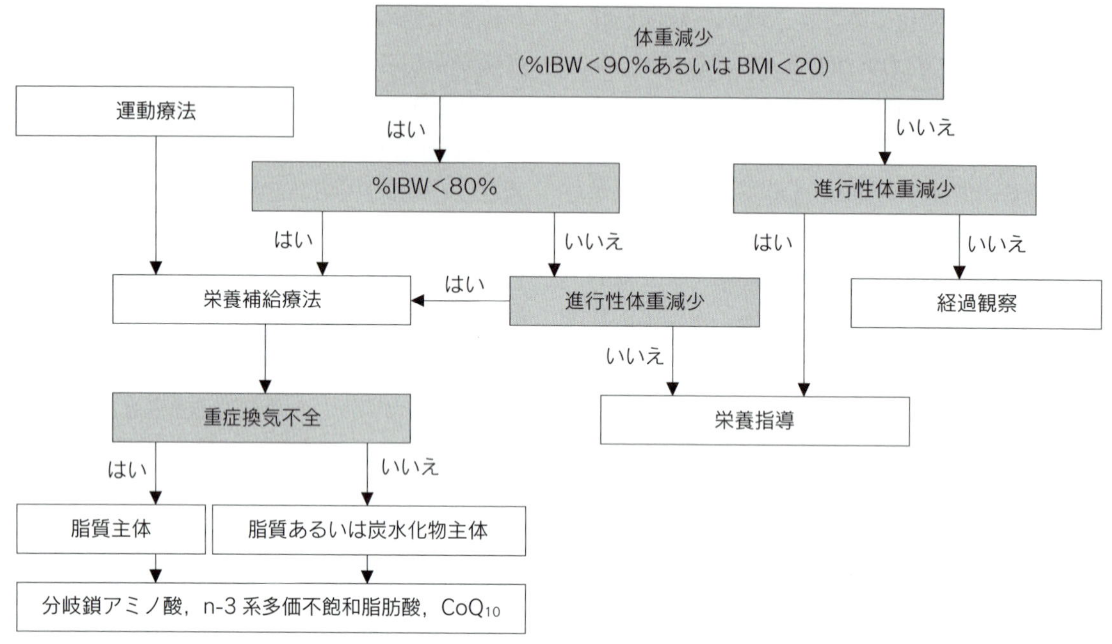

図　COPD 患者による栄養療法の適応に関するアルゴリズム（文献 8 より）

COPD 患者は，食事摂取量が変わらないにもかかわらず，体重が減少する場合が多く，体重の維持・増加のためのエネルギー必要量では，安静時代謝（実測）の 1.5 倍以上のエネルギー摂取量（エネルギー比率としては，たんぱく質 15 ～ 20％，脂質 30 ～ 35％，炭水化物 45 ～ 55％）を基本とする．エネルギー代謝に影響するリンをはじめ，カリウム，カルシウム，マグネシウムは呼吸筋の機能維持に重要である[9]．呼吸困難時の食事において腹部膨満感が強い場合には，食事時間を増やしゆっくり摂食させ，消化管でガスが発生しやすい発酵食品などを避けて，満腹状態にさせないよう心がける．

栄養補給法では，普段の食事に加え，栄養補助食品や経腸栄養剤を利用することがある．炭水化物の過剰摂取では，二酸化炭素の産生を増加させ呼気の負担になる可能性が指摘されている（Angelillo ら，1985）．これは呼吸商によるものであり，脂質 0.7，たんぱく質 0.8 に対し，炭水化物は 1.0 であることから，著しい呼吸不全がある場合には注意が必要である．

コードに応じた栄養管理

コード 0，1j：

COPD 患者の急性増悪時の呼吸不全状態の場合は末梢静脈栄養剤が中心となるが，呼吸不全の状態が安定してきた場合に初めて摂取できる嚥下訓練食品としては，ゼリー状（0j），とろみ状（0t），またコード 1j では市販のゼリーやプリンなどに分類される．安定した姿勢をとらせ，SpO_2（動脈血酸素飽和度）を確認後，食べさせるスピードや一口量などを呼吸の状態に合わせて，まずは一口から調節することが先決である．嚥下訓練食品はもとより水分にもゼリーまたはとろみを加え少しずつ開始する．末梢静脈栄養補給＋嚥下訓練食品により，必要栄養素量が適切かどうかを判定し，食事を開始したことによって呼吸状態が悪化していないかを

表1 BCAA含有量の多い食品

食品名	BCAA（mg）	バリン（mg）	ロイシン（mg）	イソロイシン（mg）
まぐろ赤身生　刺身約8切れ	4,800	1,400	2,100	1,300
かつお	4,300	1,300	1,100	1,900
あじ　中1匹	3,760	1,100	960	1,700
さんま生　中1匹	3,650	1,100	1,600	950
鶏肉（胸肉）	4,300	1,200	1,900	1,200
鶏肉（もも肉）	3,290	910	1,500	880
牛肉（サーロイン）	2,360	650	1,100	610
卵　1個（50g）	2,610	830	1,100	680
凍り豆腐　1枚（16g）	1,600	448	720	432
納豆　1パック（50g）	1,305	415	550	340
木綿豆腐　1/4丁	1,210	330	560	320
牛乳　コップ1杯（200mL）	1,360	400	620	340
チーズ　小1個（20g）	1,020	320	460	240

※可食部の値，表記のないものは100g当たり

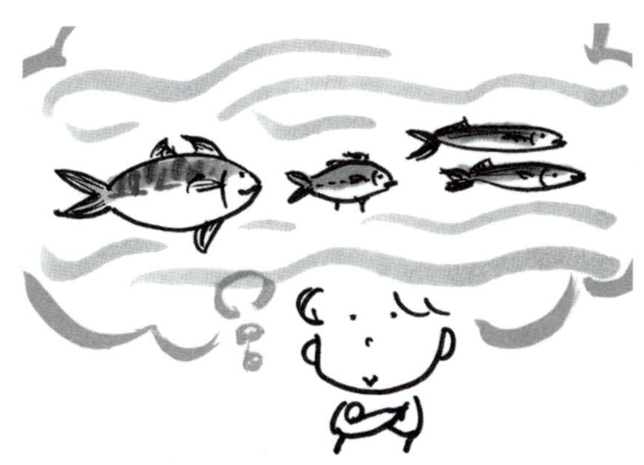

確認しながら食べさせることが必要であろう．

ここでの嚥下訓練食品として用いられる場合には，**急性増悪期のCOPDにふさわしい経腸栄養剤を使用しゼリー状やとろみ状にする**ことが多い．COPDの急性増悪期では，全身性炎症であることからEPA・DHAおよび抗酸化物質を含有した免疫調整剤であるオキシーパや，安定期には体内での炭酸ガスの発生の最も少ない呼吸商に考慮した高脂質濃厚流動食プルモケアやライフロンQLなどの選択が適切である．特にオキシーパは，アラキドン酸と代謝酵素を取り合い炎症性エイコサノイドを減少させ，抗炎症性エイコサノイドを産生して炎症を抑制し，肺機能を改善する．さらにこの栄養剤は抗酸化ビタミンであるビタミンC，ビダミンE，β-カロテンを強化している．急性増悪期から脱するまでの間，この経腸栄養剤の利用を勧める．

コード2-1，2-2：

ミキサー食，ピューレ食，ペースト食などと呼ばれている食形態である．2-1は均質なもの，2-2は不均質なものと定義されている．ここでは個々のCOPD患者1食当たりの必要栄養素量を把握し，たんぱく質，脂質を強化しつつバランスのよい食事作りが必要となる．栄養補助食品では，エネルギーとたんぱく質，ミネラルなどを強化した嚥下調整食品が市販されている．また最近では，中鎖脂肪酸を強化したエネプリンなども，食事摂取量が減少しているか代謝亢進しているCOPD患者にふさわしい栄養補助食品（亜鉛・銅・ビタミンE強化）として活用されている．

コード3，4：

コード3以上は経口摂取のみでエネルギーを確保できる場合が多いが，体重の維持・改善のため，呼吸エネルギーの増加に伴いここでも濃厚流動食を追加することが多い．

表 2　COPD 患者の食事摂取時の工夫

症状	対策
食欲不振	・高エネルギー食品の摂取 ・少量頻回食 ・間食の利用
早期満腹感	・高エネルギー食品の摂取 ・食事中の飲水制限 ・冷たい食事
呼吸困難	・食事の前に休息，気管支拡張薬の使用・排痰 ・ゆっくりと摂取する ・飽和度（サチュレーション）を測定し，酸素投与を検討する
疲労感	・食事の前に休息 ・疲労感がないときに高エネルギー食を摂取
満腹感	・呼吸困難に対処して，空気嚥下を少なくする ・少量頻回食 ・ゆっくり摂取

COPD 患者の食事摂取時の工夫（表 2）

COPD 患者の場合，食事中の息切れや排痰，満腹感などによって誤嚥性肺炎を引き起こす可能性もあり，食事に積極的になれない要因も抱えている．特に嚥下困難な COPD 患者はこの要因に向き合い，個々に合わせて嚥下調整食のコンディションを整える必要がある．また嚥下障害，肺過膨張，横隔膜の平坦化などが合併している患者は腹部膨満感を訴えることもある．できるだけ食事の回数を増やし少しずつ食べさせるように少量頻回食とし，6 回程度に分食させる．その場合の一回量はできるだけたんぱく質，脂質を増加した高エネルギー，たんぱく質食品を選び間食も上手に増やす．

食べる時間帯だが，食べてすぐに寝ると逆流をきたし嚥下障害が悪化することがある．夕食を多くすると体重増加が期待されるが，体脂肪の増加が考えられる．

早期満腹感がある場合には，空気嚥下を少なくさせ，食事中の水分摂取を控えながら冷えた食事を提供すると食べやすい．姿勢と食べるタイミングだが，少し前かがみになって食べることにより食事中の誤嚥を防ぐ．また息を吐く（呼気）ときと吸う（吸気）ときのタイミングを上手につかむことである．**せっかくコードに合わせた食形態にしてもタイミングを間違える**と口に入れたものが出てしまったり，誤嚥してしまうこともある．呼吸困難時は食形態を整えていても誤嚥の危険があるため，SpO_2 を計測しゆっくりとしたスピードで食べさせることである．

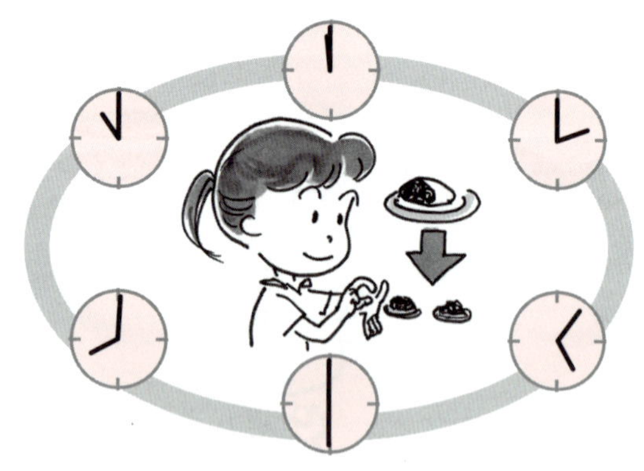

食事形態として一番心配な食事は，刻み食である．刻むことで凝集性が低下し，食材が気管に入ると誤嚥性肺炎の要因になる．誤嚥の心配がある場合は，できるだけ凝集性を高める方法を勧める．

おわりに

COPD患者は，嚥下筋のレジスタンストレーニングと，適切な栄養管理を併用することが重要である．高度侵襲下では，適切な栄養管理とリハを行っても摂食嚥下機能の改善はむずかしいが，栄養療法に嚥下調整食を加え，さらには食べ方の工夫を進めて積極的な食事管理を促していくことが必務である．

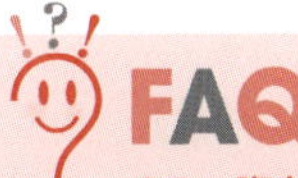

FAQ Frequently Asked Questions

Q1：腹部膨満感が強い場合，どのように対応したらよいでしょうか？

A1： 腹部膨満感は腹部や腸管にガスがたまって腹部が張る状態をいいます．腸内フローラのバランスが乱れると悪玉菌が増加し発酵によりガスが発生します．

ガスが発生しやすい，根菜，いも類，豆類などの食物繊維を多く含む食品や発酵食品を多くとると腹部膨満感が強く現れます．そのため，それ以外の食物繊維の少ない食品で発酵性がないものをとるとよいでしょう．

Q2：早期膨満感がある場合，温かい食事より冷えた食事のほうがよいのはなぜですか？

A2： 膨満感時に冷たすぎる食事は胃腸に負担がかかることが多くあり，避ける必要がありますが，温かい食事はCOPD患者の場合，においによる吐き気の原因になります．そのため，においの強すぎる食事は避け，常温にして食べることをお勧めします．

Q3：「経腸栄養剤の味が甘いので飽きてきた」という患者には，どのように対応したらよいでしょうか？

A3： 摂食嚥下の状態にもよりますが，経腸栄養剤に含まれる必要栄養素を食品に変え，自然濃厚流動食として，みそ汁，シチュー，コーンスープなどをベースにしてスープなどを，嚥下調整を行いながら本人の嗜好に合わせて作ることも提案します．

文献

1) Celli BR, Snider GL, Heffner J. Standards for the diagnosis and care of patients with chronic obstructive pulmonary disease. Am J Respir Crit Care Med 1995；152：77-120.
2) Fukuchi Y, Nishimura M, Ichinose M, et al. COPD in Japan：the Nippon COPD Epidemiology study. Respirology 2004；9：458-65.
3) 厚生労働省．健康日本21（第2次）：2013. http://www.mhlw.go.jp/stf/seisakunitsuite/bunya/kenkou_iryou/kenkou/kenkounippon21.htm.
4) Agustí AG, Noguera A, Sauleda J, et al. Systemic effects of chronic obstructive pulmonary disease. Eur Respir J 2003；21：347-60.
5) 日本呼吸器学会COPDガイドライン第4版作成委員会．COPD（慢性閉塞性肺疾患）診断と治療のためのガイドライン第5版：メディカルレビュー社；2018. p99-101.
6) 成田亘啓，夫　彰啓，竹中英昭．第2回呼吸不全患者全国栄養実態調査-予後因子解析の試み．厚生省特定疾患呼吸不全調査研究班平成7年度報告書：1995. p100-5.
7) 日本摂食・嚥下リハビリテーション学会医療検討委員会嚥下調整食特別委員会．日本摂食・嚥下リハビリテーション学会嚥下調整食分類2013．日摂食嚥下リハ会誌 2013；17：255-67.
8) 日本呼吸器学会COPDガイドライン第3版作成委員会．COPD（慢性閉塞性肺疾患）診断と治療のためのガイドライン第3版：メディカルレビュー社；2009.
9) A.S.P.E.N. Board of Directors and The Clinical Guidelines TaskForce. Guidelines for the use of parenteral and enteral nutrition in adult and pediatric patients. JPEN 2002；26：63-5.

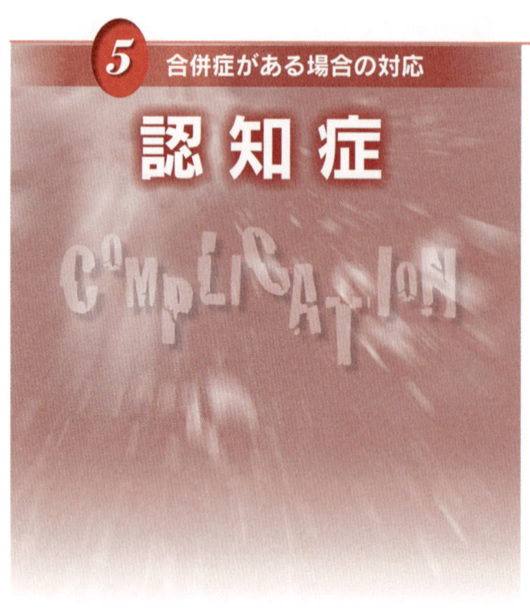

はじめに

超高齢社会が進行するなか，認知症高齢者の数も増加を続けている．2012（平成24）年の厚生労働省の発表によると，わが国の認知症高齢者数は462万人，65歳以上の7人に1人と推測されている． 認知症の高齢者を介護している家族や施設等の専門職から「口をなかなか開けない」，「食べようとしない」などの声をよく聞く．認知症の高齢者が自分自身で食事環境を整えることは困難であり，それゆえに支援者が食事前に環境を整えておく必要がある．

認知症によって，食べ物を口へと運び，咀嚼して嚥下するまでに支障をきたすことで，体内への食物の取り入れが減少するため，他者による支援がなければ低栄養状態になる．

本稿では，認知症に対する心がまえ，栄養的な配慮と具体的な食事上の問題点，また介助方法および食介護の重要性について述べる．

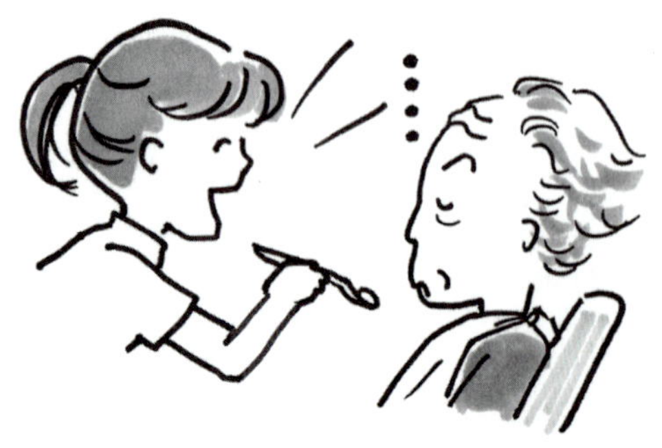

認知症高齢者の食事ケアの心がまえ

認知症特有の問題点を明らかにして，細やかで温かい個別対応を行う．認知症の方の食事ケアでは，当事者の視点に立って「食べない」ときの真の意味を見極めることである．認知症高齢者に対しての心がまえは国立病院機構・菊池病院名誉院長の室伏君士氏が，①認知症の特性についての知識をもつ，②受容的な態度で接する，③人間として尊重する，④生活環境の急変を避ける，⑤相手のペースに合わせて対応する，⑥失禁などを叱責・蔑視したりしない，⑦説得より納得を図る，などを基本としてあげている[1]（**表**）．

認知症高齢者の療養に必要な栄養的配慮

認知症高齢者は，栄養障害や脱水が起こりやすいので，食事ケアが特に重要となる．基本的には，たんぱく質やミネラル，ビタミンが不足しないようなバランスのとれた食事をおいしく食べられるようにすることであるが，認知症に特有な食事上の問題点をあらかじめよく理解しておくことが必要である[2]．また，認知症高齢者の目線に立つことも大事である．よい食事ケアは，認知症高齢者の身体状態を改善し活動的にするだけでなく，**人としての尊厳を保ち**QOLを向上させることにより，認知症の症状改善に効果をもたらすことにもつながる．

表　認知症高齢者への対応のポイント

1. 認知症の特性についての知識をもつ 認知症があると周囲の状況について誤解や曲解をしやすく，不安や異常心理状態を起こしやすく，それが異常行動のもとになるということをよく知っておく．
2. 受容的な態度で接する 認知症高齢者の言動の意味を理解し，聞き上手になることで，もし認知症高齢者に勘違いがあっても，害がない限りは否定せずにそのまま受け入れ，本人に同調しながら信頼感や安心感を与えるようにする．
3. 人間として尊重する 認知症高齢者のことを二度童子という地方もあるように，子どもに返ったように見えるが，自尊心や礼儀正しさは残っているものであり，自尊心を傷つけないようにし，敬語で接するようにする．
4. 生活環境の急激な変化を避ける 住居を転々とさせる“たらいまわし”をしたり，転居や転室，部屋の模様替えなどをすると，新しい状況に適応しにくく不安が大きい．
5. 相手のペースに合わせて対応をする 視力・聴力の低下など高齢者の能力や特徴をよく見極め，ゆっくり，わかりやすく，せかさないよう対応する．
6. 失禁などを叱責・蔑視したりしない 窮地に追い込むと，“猫がおしっこをした”などと嘘をつき，いよいよこじれることになるので，さりげない温かい対応が望まれる．
7. 説得より納得を図る 理屈ではわからなくても感性的に納得する．

（文献1より）

摂食の異常と対応方法

■異食

食べられないもの（アルミカップ，バラン，ごみ，石けん，糞便）まで食べてしまうので，アルミカップ，バランは盛り付けに使用しない．ごみ，石けん，糞便など近くに危険なものは置かないようにする．冷蔵庫内に腐敗した食品や賞味期限の切れた食品が入っていないようにする．

■過食

少し前に食べたばかりなのに忘れてしまって，また食事を要求した場合は「さっき食べたばかりじゃないの」と叱ったりせず，少量のゼリーを出したり「今，準備しますからね」などといって納得させせる．

食事上の問題点と介助方法[3)]

■食事環境への配慮（図1）

認知症高齢者は，「場所」や「介助者」などの環境が変わると容易に認知機能が低下するといわれている．たとえば，急に入院した病室など馴染みのない場所や介助者では「混乱」して，その結果，日常行為が困難になり，機能低下により食欲が減退することも少なくない．

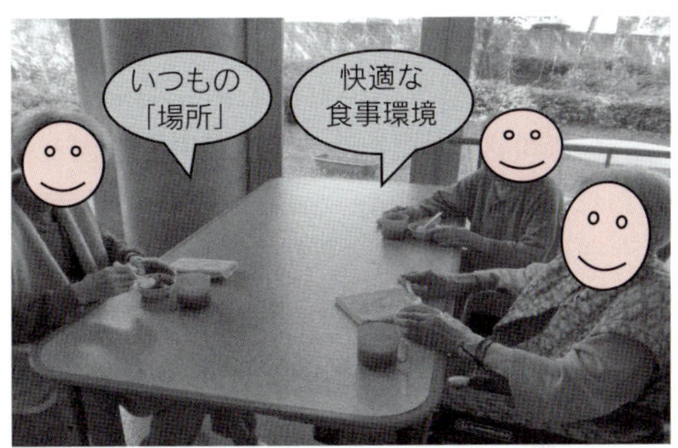

図1　食事環境への配慮

要介護高齢者自身に食べる機能が働いていても「混乱」することで“食べる心境”に至らなければ，食事時間をずらして気分転換を図ることや原因となっている環境の調整をすることも必要である．

認知機能低下があると，さまざまな環境刺激に気を取られて食事に集中できなくなる．たとえば，①食事を食べ始められない，②食事を拒否する，③食事を中断してしまう，④食事に集中できない場合は，気になる物音，動くもの・動き回る人，光（反射），においなどがないかを確認する．

■食卓・配膳への配慮

食卓の環境は，食事に注意が向いていても，摂食行動に影響する刺激になる．たとえば，①食べ始めることができない，②食器を並べ替えたり，食事に触ってみるが食べない，かつ「こんなに食べられない」と断る場合は，食卓の環境に混乱している可能性がある，その場合は，食卓にはしょうゆビンや常備菜（佃煮や梅干し），花，時計，ハサミ，ティッシュなどを置かず，食卓をシンプルにしたり，認知症高齢者が食事に集中できるようにしたり，あるいは介助食器などの使いやすいものを使用する．

特定の場所の食べ物を残す場合は，脳の機能（視空間認知障害）や視野の狭さが原因とも疑われるので，そのような場合は食器の位置換えでサポートすることができる．視覚・視野障害や，認知症の症状によって対象物の色合いや奥行き，立体感などが認知しにくくなる．

脳血管障害後遺症による視野空間認知障害では，対象物の半側（多くは左側）に注意が向かなくなり食器の置いてある場所によっては，いつも食べ残しをしてしまうことになる．その場合は，食べていない食器を渡す，半分残っているようならば食器をまわすなどして，食べやすくする．たとえば，ランチョンマットの柄模様はなるべく少なく，食器や食べ物が明確にわかるように，主菜や副菜の器はシンプルな白色などが好ましく，柄のある器もあまり好ましくない．また，ご飯や粥の器は，赤や黒色などにして，ご飯や粥との区別がつく器が好ましい．

品数に混乱するならワンプレート料理が好ましいが，流涎がみられるようであれば，松花堂弁当に入れるのもよい．これは筆者の経験した事例であるが，ワンプレート料理にして流涎し，のど詰めになり，飲み込んだ食べ物が海苔巻状になって吐き出された経験がある．認知症患者の場合は、特に注意が必要である．

■バイオリズムへの配慮

食事中の覚醒は，安全な嚥下のために非常に大切である．特に昼夜逆転傾向がある，あるいは睡眠薬，向精神薬の服用により薬の効果が朝あるいは昼ぐらいまで残っている場合は，食事時間帯の見直し，睡眠薬などの見直し（医師に相談）が必要である．日によって時間によってムラがあるような認知症高齢者では，覚醒状態が悪い・機嫌が悪く**何をしても拒否するような時間帯は食事を中止し，よいときを見計らって**食事を再加熱して，間食などの形で提供するほうが安全に食べることができ，栄養量の確保ができる．

■注意機能維持に向けた配慮（図 2）

認知症をもつ要介護高齢者では，時間の見当識の障害や実行機能障害があることでその場に適した行為ができなくなる．たとえば，①食事を食べ始められない，②食事を拒否する，③食事を中断し，集中できない，④手で食べる，⑤食べることに飽きて食べ物で遊ぶ，⑥食べ終わるまでに 30 分以上かかるような場合は，声掛

食器を手に持って食べる
食事がおいしく見えるような盛り付け

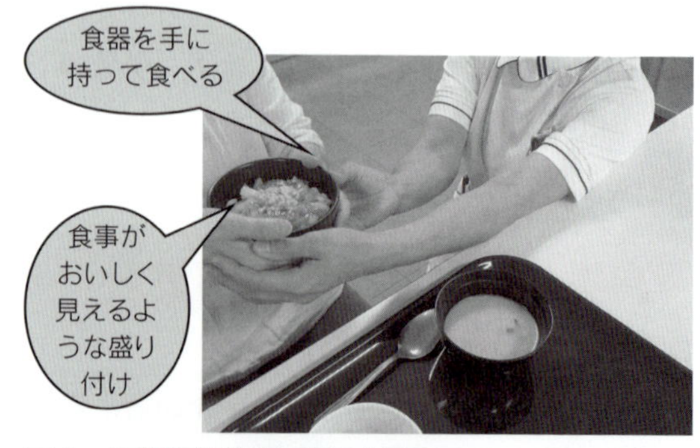

図 2　注意機能維持に向けた配慮

けだけでなく，食事動作のきっかけの支援をすると，介助摂取が継続できるようになる．声掛けをしても食事が始められなければ食事の内容を説明し，食事を手で示しながら手にスプーンや食器を持たせ，最初の一口をすくう動作の手伝いをする．たとえば粥をスプーンではなかなかうまくすくうことができない場合は，プラスチック製のチリレンゲで食べると食事がスムーズにいく．

■安全を重視した動作への配慮

自立摂取している対象者で，認知症の精神心理学的症状によって食事動作の不十分なケースでは，①一口の量が多すぎるケースでは口に頬張りすぎることで窒息のリスクがある，②食べるペースが速すぎる早食いケースでは，嚥下のタイミングと口に入れるタイミングが合わないことで，丸呑みになってしまったり，呼吸との協調がとれずに吸い込んだりしてしまうことで，誤嚥・窒息のリスクがある．特に流涎する認知症高齢者は注意が必要である．

■介助の姿勢と位置

嚥下障害のある認知症高齢者の介助では，嚥下の状態を見極めながら食事を与えないと，窒息や誤嚥の危険がある．そのためには，介助者は高齢者の表情や口，のどの動きを十分観察できる位置に座って，声を掛けながらゆっくりと食事の介助をすることが大切である．また食事の姿勢が崩れていることで，食事をうまく認識できないだけでなく嚥下しにくくなってしまうことを理解して，①下肢の麻痺により骨盤がずれてしまいがちであれば容易に体幹が傾くので，麻痺側の接地，骨盤の角度の調整を行う，②脳血管障害後遺症により，半側麻痺があると麻痺側に傾いてきてしまいがちになる．その際は，頭が直立するように枕やクッションなどで調整する．

■食事の提供方法に関する配慮

食事は一品一品にそれぞれの味があるものである．認知症高齢者に残された能力を少しでも維持し，楽しみを与えるためには，できるだけおいしく食べられるように，**きれいな盛り付けを見せたあとで**，目の前で混ぜたり、魚の身をほぐしたりして食べさせる．絶対にしてはいけないのは，食事のなかに薬を混ぜることである．

■咀嚼機能の確認

口腔内の状態がよくないと咀嚼や食塊形成，送り込みが十分にできていないと嚥下機能にも問題が起こる．その場合には，よく噛まずに丸呑みになってしまうので嚥下反射と飲み込みのタイミングが合わずに誤嚥や窒息のリスクになる．咀嚼機能の低下があると口腔内に繊維質の多い食品や硬い食物が，いつまでも口のなかに残り，異物と判断して食べなくなる．

事例に学ぶ

■認知症で「私は普通の人」と自らチューブを抜いた患者を多職種連携で対応したケース

A さんは 79 歳の女性． 脳梗塞で脳外科の急性期病院に入院したのち，介護療養型医療施設を経て入院した． 認知症がある A さんは環境の変化もあり，昼夜逆転傾向がみられ昼間の覚醒状態はとても良好な状態とはいえない患者である．

A さんは経管栄養であったが，家族から経口摂取を強く望まれ，嚥下状態についての診察が行われた．言語聴覚士（ST）による嚥下評価，管理栄養士による栄養状態の評価などから総合評価した結果，嚥下機能はそれほど悪くないと判断された．

食種を決める目的も兼ね，覚醒のよいときに

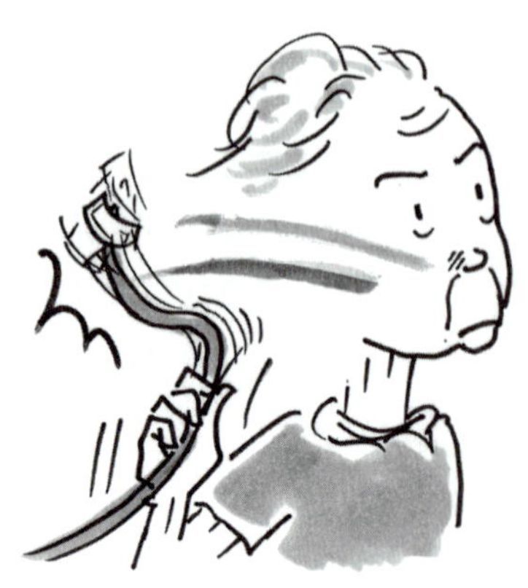

嚥下内視鏡検査（VE）が行われ，ゼリーとペーストを用意した．A さんはペースト状で問題なく，主食の粥では，わずかな咽頭残留を認めたが，水ゼリーを食べることで咽頭はクリアになった．しばらく経口摂取をしていなかったため，基礎訓練，アイスマッサージ，口腔ケアを行い，水ゼリーとの交互嚥下で経口摂取を進めることとし，チューブは摂取状況を見て外す予定にしていたが，A さんは VE の検査後の夕食時に「私は普通の人です」と自らチューブを抜かれ，認知症でぼんやりとしていた A さんのはっきりとした口ぶりに皆が驚き見直しが行われた． A さんは基礎訓練，アイスマッサージ，口腔ケアを行い，水ゼリーでの交互嚥下訓練に協力的で，経口栄養食品のミニタイプを飲んでいたので，栄養状態もよく経口摂取訓練を進め，順調に食事量がアップした．その間，医師は薬剤の見直しを行い，看護師は食事時の覚醒をよくするためのケアプランを実行し，管理栄養士は摂取栄養量を栄養補助剤などで調整したところ，3 カ月間で普通食に移行することができた．

家族はカンファレンスの折，「普通の食事が食べられてうれしい，今では脳梗塞で倒れる前の母に戻ってくれました」と喜ばれ，さらに 3 カ月後，A さんは自宅へと退院された．

A さんは認知症に間違いないが，A さんの入院当初の状態は，ケアする側のあきらめが具現化した像であった．認知症の患者のなかには，A さんのようなケースもあるのではないだろうか．医療スタッフと家族が，認知症だからとあきらめずに経口摂取への支援を行えば，A さんのような患者を減らすこともできることを教えられた事例である．

おわりに

認知症の患者が抱えるさまざまな内面的問題点を理解して，食事上あるいは栄養上の困難さに適切に対応できる管理栄養士としての役割がますます重要となる．

文 献

1）手嶋登志子．高齢者のQOLを高める食介護論：日本医療企画；2006．p26-8.

2）山田律子．認知症の人に対する「食」の取り組み：臨床栄養別冊JCNセレクト10　高齢者栄養ケアUPDATE—介護予防から終末期まで栄養ケアの現在がわかる：医歯薬出版；2015．p222-5.

3）枝広あや子．厚生労働科学研究費補助金長寿科学総合事業 要介護高齢者の経口摂取支援のための歯科と栄養の連携を推進するための研究 平成27年度総括・分担研究報告書：2016.

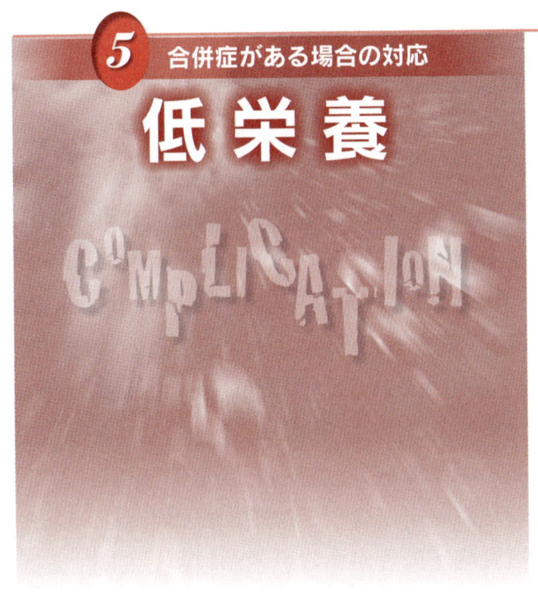

はじめに

多種多様の疾患や老化が要因で摂食嚥下障害になり，その機能が低下している患者は，当然ではあるが毎食の食事摂取量が不足しやすい．したがって，容易にエネルギー量や栄養素の欠乏状態になりやすいため，摂食嚥下機能障害がある患者の合併症のなかでも，低栄養については最も注意を払う必要がある．さらに，低栄養状態が持続することにより，全身の骨格筋の減少にもつながり，咀嚼に必要な筋肉や嚥下を司る筋肉も減少させてしまう[1]．

低栄養を放置してしまうと摂食嚥下機能低下を助長し，重篤な低栄養のリスクになり，摂食嚥下機能の悪循環に陥ってしまう．したがって，摂食嚥下障害の患者では，低栄養を早期に発見して適正な介入を行い，負のスパイラルが始まらないように，心がける必要がある．

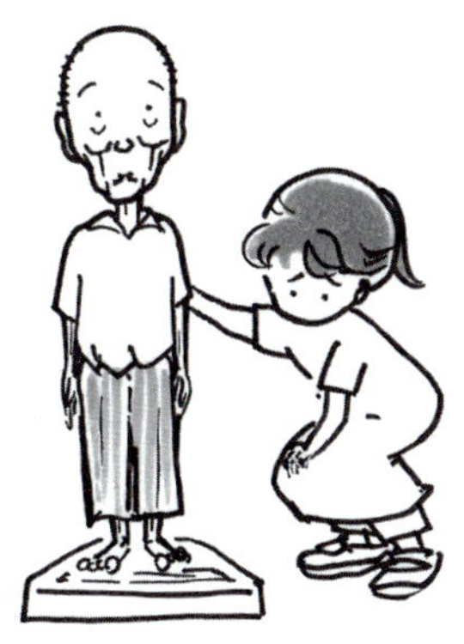

管理栄養士は摂食嚥下障害の患者には，医師や看護師など多職種と常に連携をして，栄養状態に対するスクリーニング（screening）を行い，栄養アセスメント（nutritional assessment）を実施し，初期の変化をおろそかにすることなく，迅速な介入を行うことがきわめて重要になる．

栄養状態のスクリーニングとアセスメント

栄養状態をスクリーニングする際に必要なことは，患者の原疾患を理解することである．原疾患とその治療方法，特に薬物治療の影響により，検査結果が変化している場合があるので，患者ごとの原疾患と現在の病状や治療方法を理解したうえで，スクリーニングを実施することが必要である．また，生化学検査の結果を継時的にスクリーニングすることも必要である．ただし栄養状態の指標として用いられるアルブミンは，その有効性が明らかになっている[2]が，肝機能や腎機能の影響を受けることに加え，栄養状態に反映するまでのタイムラグもあるので，留意する必要がある．

栄養アセスメント（nutritional assessment）の方法として，現在の高齢者に対する日本の医療体制は，包括医療が中心であるため，費用がかかる生化学検査を行わない方法として，さまざまな方法が用いられる．

詳細な評価が必要かどうかを判定する方法としては，簡易栄養状態評価表（mini nutritional assessment：MNA）やそれを簡便にしたMNA-SF（short form，**表1**）がある[3]．

MNA-SFの特徴は身長や体重が計測できない場合でも，ふくらはぎ周囲長による簡便な評価や，心の問題や認知症もリスクとして評価しているところである．医療資源の少ない在宅医療では，MNA-SFが推奨される．

主観的な栄養アセスメントとしては，SGA（subjective global assessment：主観的包括的評価，**表2**）が用いられることが多く[4]，病院などでは最も多く使用されている．身体状況による評価項目が多いことが特徴であり，入院時のクリニカルパスに組み入れられて，看護師による栄養スクリーニングとして使用され，低栄養のリスクがある場合には，NST（nutrition support team）の介入につなげられている．

ただし，近年では主観的指標であるSGAとともに，客観的な指標として一部の生化学的指標も取り入れたMUST（malnutrition universal screening tool），NRI（nutrition risk index），NRS（nutrition risk screening）2002（**表3**）も活用されるようになってきた[5]．NRS2002は病気の重症度も評価しているので，医療機関で用いられることが多く，医療に精通している管理栄養士に適した評価方法といえる．現在，摂食嚥下障害がある患者が数多く入院する医

表1　簡易栄養状態評価表：簡易版，MNA-SF（mini nutritional assessment-short form）

スクリーニング
A　過去3カ月間で食欲不振，消化器系の問題，咀嚼・嚥下困難などで食事量が減少しましたか？ 0＝著しい食事量の減少 1＝中等度の食事量の減少 3＝食事量の減少なし
B　過去3カ月間で体重の減少がありましたか？ 0＝3kg以上の減少 1＝わからない 2＝1～3kgの減少 3＝体重減少なし
C　自力で歩けますか？ 0＝寝たきりまたは車椅子を常時使用 1＝ベッドや車椅子を離れるが，歩いて外出はできない 2＝自由に歩いて外出できる
D　過去3カ月で精神的ストレスや急性疾患を経験しましたか？ 0＝はい　　2＝いいえ
E　神経・精神的問題の有無 0＝強度認知症またはうつ状態 1＝中等度の認知症 2＝精神的問題なし
F1　BMI（kg/m^2）：体重（kg）÷身長（m）^{2} 0＝BMIが19未満 1＝BMIが19以上，21未満 2＝BMIが21以上，23未満 3＝BMIが23以上 ＊BMIが測定できない方は，F1の代わりにF2に回答してください． ＊BMIが測定できる方は，F1のみに回答し，F2には回答しないでください．
F2 ふくらはぎの周囲長（cm）：CC 0＝31cm未満 3＝31cm以上
スクリーニング値（最大14ポイント） 12－14ポイント：栄養状態良好 8－11ポイント：低栄養のおそれあり（At risk） 0－7ポイント：低栄養

表2　SGA（主観的包括評価）シート

A．患者の記録

1．体重の変化　　過去6カ月間の体重の変化：______kg，減少率（%）：______%
　　　　　　　　過去2週間の変化：□増加　□変化なし　減少（　　kg）

2．食物摂取の変化　□変化なし　□変化あり
　　　　　　　　変化の期間：______週（________________________）
　　　　　　　　食べられるもの：□固形食　□完全液体食
　　　　　　　　　　　　　　　　□水分　□食べられない

3．消化器症状　　□なし　□悪心　□嘔吐　□下痢　□食欲不振
　　　　　　　　その他：________________________

4．機能状態　　　機能障害：□なし　□あり
　　　　　　　　持続期間：______週
　　　　　　　　タイプ：□日常生活可能　□歩行可能　□寝たきり

5．疾患および栄養必要量の関係　初期診断：
　　　　　　　　代謝需要（ストレス）：
　　　　　　　　□なし　□軽度　□中等度　□高度

B．身体状態

■皮下脂肪の減少（三頭筋，胸部）
■筋肉減少（四頭筋，三角筋）
■下腿浮腫
■仙骨部浮腫
■腹水

C．主観的包括的評価

□栄養状態良好　□中等度の栄養不良　□高度の栄養不良

表3　NRS2002（nutrition risk screening）

A）初期に行う栄養スクリーニング

1．BMI < 20.5？	Yes	No
2．3カ月以内に体重減少を認めたか？	Yes	No
3．先週食物摂取が減少したか？	Yes	No
4．重症な病気に罹患しているか？（重症管理を行っているか？）	Yes	No

Yes：いずれかの質問に一つでもYesがあればBに進む
No：いずれの質問もNoであれば，毎週繰り返しAを行う．ただし大きな手術等が予定されている患者では栄養学的リスクを回避するために予防的な栄養管理計画を作成する

B）最終栄養スクリーニング

・栄養状態

栄養状態良好（スコア0）	栄養状態良好
軽度栄養不良（スコア1）	3カ月間に5%以上の体重減少または先週に通常の栄養必要量の50～70%の食物摂取
中等度栄養不良（スコア2）	2カ月間に5%以上の体重減少またはBMIが18.5～20.5で全身状態不良または先週に通常の栄養必要量の25～60%の食物摂取
高度栄養不良（スコア3）	1カ月間に5%以上の体重減少（3カ月間に15%以上）で全身状態不良または先週に通常の栄養必要量の0～25%の食物摂取

・病気の重症度

なし（スコア0）	通常の栄養必要量
軽度（スコア1）	大腿骨骨折，慢性疾患患者で肝硬変，COPDなどの急性の病態を合併している場合（血液透析，糖尿病，担がん状態）
中等度（スコア2）	腹部手術（major abdominal surgery）患者，脳卒中患者（重症肺炎，血液悪性腫瘍）
重症（スコア3）	頭部外傷，骨髄移植，重症管理患者，（APACHEスコア>10）

療機関は多種多様であり，在宅医療・在宅介護も増加しているので，それぞれの施設の特徴や，在宅の状況に応じた評価方法を，さまざまな手法をもとに選択する必要がある．

その際には，3つのスクリーニングの特徴を一覧（**表4**）にしたので，この表を参考にして栄養スクリーニングや栄養アセスメントを実施することを推奨する．また，栄養スクリーニングや栄養アセスメントを実施する際には，2008年に日本病態栄養学会栄養評価ガイドライン作成委員会が提唱しているように，**栄養状態のアセスメントと栄養リスクのアセスメントは，混同しない**ように整理をして（**表5**）実施することを基本としている[6]ので，そのことを踏まえて多職種での業務の分担や標準化を行うことが必要である．

栄養管理のポイント

■摂食嚥下機能評価と食事形態の検討

栄養管理を行う際は，はじめに摂食嚥下機能の評価を実施する．嚥下内視鏡検査や造影検査が可能な場合には，歯科医師など専門職種による評価を実施するが，設備やスタッフが整わない場合には，簡易な嚥下機能の評価として，RSST（反復唾液嚥下テスト），咽頭挙上，MWST（改訂水飲みテスト），フードテストな

表4　各種栄養評価表の特徴

評価項目	MNA-SF	SGA	NRS2002
食事量の減少	○	○	○
食欲不振	○	○	○
咀嚼・嚥下問題	○		
体重減少	○	○	○
歩行・移動	○	○	
ストレス，急性疾患	◎		
精神神経的問題	◎		
重症な病気の罹患			◎
BMI	○		○
ふくらはぎの周囲長（cm）	◎		
皮下脂肪		◎	
筋肉減少		◎	
下腿の浮腫		◎	
仙骨部浮腫		◎	
腹水		◎	
ポイント数による栄養状態の評価	◎		
主観的包括的栄養状態の評価		◎	
栄養状態の評価（体重と食事摂取量）			◎
病気の重症度の評価			◎

表5　栄養状態の評価と栄養リスクの評価

栄養状態の評価	栄養リスクの評価
1）スクリーニング項目 いずれかが見られる場合，栄養不良の可能性がある a）体重減少 b）食事摂取の低下 2）アセスメント項目 a）筋肉，皮下脂肪の低下 b）BMI の低下 c）身体活動能力の低下（栄養に関連した） d）握力，脚力の低下	a）消化管症状（2 週間以上続く）食欲低下，嘔気，嘔吐，下痢 b）基礎疾患（代謝亢進を来す可能性のある疾患） c）急性相蛋白（CRP など） d）血清蛋白質（アルブミン，プレアルブミンなど）

どが実施される.

また，重症筋無力症などによる延髄神経核以下の下位のニューロンの障害は，咽頭期の障害が主体で，嚥下反射の誘発がなく強い移行障害があるため，固形物が飲み込みにくくなる．多発性脳梗塞やパーキンソン病などでは，口腔期から咽頭期の動作が悪くなり，嚥下反射も遅れるため，水分にむせやすい.

このように原疾患と摂食嚥下機能を正確に把握して，食事の形態を検討する．食事形態を検討する際には，嚥下調整食学会分類 2013 のコード別に整理することが必要である（参照→P227）.

■エネルギー量の確保

低栄養の最大の原因は，エネルギー不足である．良質のたんぱく質の摂取も重要であるが，**エネルギーが不足した状態では**，摂取したたんぱく質もエネルギーとして利用されてしまい，たんぱく質も不足した状態になってしまう．そのため，**体タンパク質の異化**が起こり，骨格筋量が減少してしまう．したがって，十分なエネルギー量と良質のたんぱく質量の確保は，常に一対となって行わなければならない.

しかし，摂食嚥下障害がある患者は，十分な喫食量の確保が困難であるため，少量で高エネルギーな食品（粉あめ，中鎖脂肪酸（MCT），ニュートリーコンク 2.5 など）の利用が必要になる．ただし，骨格筋の維持・増量にはリハビリテーションを同時に行うことが必要であり，栄養補給だけでは骨格筋の維持には十分とはいえない.

■脱水予防

食欲に影響する要因として，脱水への配慮も重要である．食事摂取量不足は同時に水分摂取量不足になりやすいため，不感蒸泄に尿量を加えた量の水分量を把握して，誤嚥に留意しながら適正な形状にして提供する必要がある．また，下痢を併発することがあるので，便状の評価を行い，下痢がある場合にはすみやかに対処（栄養剤の再検討，食物繊維の利用，オリゴ糖の利用，乳酸菌の利用など）する必要がある.

コード 0j，0t：

この時期は嚥下訓練食品による摂食嚥下機能のリハビリテーション期なので，栄養補給の主体は経静脈・経腸栄養管理となる．リハビリテーションの効果を上げるためにも，十分なエネルギーと良質のたんぱく質の補給が，栄養管理のポイントになる．また，**骨格筋の維持増強に必要なビタミン B 群や亜鉛・銅などのミネラルの十分な補給**も必要になる．したがって，経腸栄養剤の選定も重要である（参照→P86）.

コード 1：

この時期も十分なエネルギーや栄養素の補給を，食事のみで行うことは困難であるため，経静脈・経腸栄養管理を併用する必要がある．エネルギーや栄養素摂取の中心はコード 0 同様に栄養剤が中心である．ここでもビタミンやミネラル，微量栄養素の不足に対する十分な配慮が必要になる.

コード 2-1，2-2：

この時期に経口摂取からの栄養摂取と，経静脈・経腸栄養補給からの栄養摂取が同等になり，経口摂取が徐々に増量されていくので，食事形態を慎重に適正化させ，食事内容のバランスに考慮する必要がある．**食べ残しによる摂取量不足を常にモニタリング**して，提供する食事のエネルギー量や栄養素量が不足しないように，十分な配慮を行う必要がある.

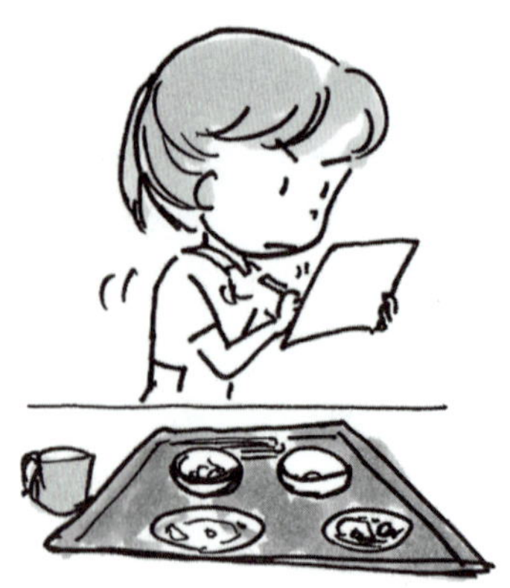

コード3：

この時期から経口摂取が中心になるので，適正な食事形態を慎重に検討し，患者の嗜好にも配慮して，食べ残しのないように工夫する必要がある．食べ残しに対するモニタリングは，コード2同様に実施する．一度に食べきれない場合には5回食や6回食も検討する必要がある．

コード4：

この時期には使用できる食材が増えるので，患者の食習慣や嗜好に対して十分な配慮を行い，摂食量を維持する．食べ残しに対するモニタリングは，コード2同様に実施する．コード3同様に一度に食べきれない場合には，5回食や6回食などの分食も検討する必要がある．

栄養食事指導

入院中の栄養食事指導では，本人への指導は困難なケースが多い．しかし，意思疎通が可能な場合には積極的に面接して，コミュニケーションをとるように心がける．健常時の食習慣や嗜好を聞き取り，タイムリーに献立に反映させることが重要である．本人への指導が困難な場合には，家族への指導を実施するが，この場合も健常時の食習慣や嗜好の聞き取りが重要になる．家族は退院後の食事づくりに対する不安を抱いていることが多いので，丁寧な対応を行い，不安を取り除くように指導することが必要である．

退院後も通院が可能であれば，外来受診に合わせて繰り返し栄養食事指導を行い，常に寄り添うような支援の実施が重要である．通院が困難な場合には，在宅患者訪問栄養食事指導を行い，家族やケアマネジャー，訪問看護師やヘルパーなど，介護系の多職種を交えたチーム（在宅NST）での介入が必要になる．この場合，管理栄養士は毎月2回までの介入になるので，日常的に介入しているチームのコーディネーターとして，家族や多職種の不安や負担を取り除いて，在宅での栄養問題を解決するように心がける必要がある．

在宅では老々介護なども多くなり，通信販売やインターネット販売による購入が困難であったり，高価な栄養剤が利用できないことも多いので，栄養価が高く身近で購入可能な食品（乳製品や粉あめなど）を中心に指導することも，低栄養の予防と改善には重要である．

FAQ Frequently Asked Questions

Q1：低栄養の方への初回訪問栄養食事指導で高エネルギー食品をお勧めしたのですが，2回目の訪問時に確認すると，まったく買っていませんでした．どのように対応したらよいでしょうか？

A1：初回の訪問時に高エネルギー食品をお勧めすることに問題があったと思います．訪問栄養食事指導で最も重要なことは，本人やご家族・介護スタッフに負担をかけないことになるので，高エネルギー食品の購入は，本人が食べたいと望んでいる場合や，家族が購入を望んでいる場合にのみ，紹介をすることが基本になります．したがって，今回は購入していなかったことについて，触れることは避けたほうがよいと思います．今後本人や家族が現在ある食材に限界を感じたり，早期回復などを望んで購入を希望してきたときには，丁寧に相談に乗って適切なものを勧めてみてください．

Q2：お酒ばかり飲んで食事をとらない患者には，どう指導したらよいでしょうか？

A2：アルコールはエンプティーカロリーであり，栄養素としての価値がきわめて少なく，肝疾患・動脈硬化・認知機能低下など，さまざまなリスクの元凶になっていることを，本人が十分に納得しているのであれば，アルコールを減らすことには触れずに，食べられる食品をどのようにとっていただけるのかを，相談していきます．このときも本人や家族の負担にならないように配慮することが重要になります．繰り返し継続的に指導をしていくなかで，本人からアルコールの相談をされるまでは，アルコールのことには触れないように気をつけてください．少しでも節酒の意識が見られた際には，理想的な適正量ではなく，実行可能な程度を相談して決め，患者に成功体験をさせることが重要です．

Q3：スーパーマーケットやコンビニエンスストアで買える栄養価が高くて安価な商品について教えてください．

A3：推奨する食材は，牛乳・乳製品（アイスクリームなども含む）です．低栄養の予防には最適であり，最も安価なたんぱく質とミネラルの供給源です．私が推奨している「乳和食」を利用すれば，減塩効果も期待でき，だし汁代わりに牛乳を使用するので，調理の手間も削減できます．「乳和食」は牛乳を使用しますが和食なので，乳の臭みもほとんどなく高齢者にも喜ばれています．もう一つお勧めしたい商品があります．全国のイトーヨーカドーで販売されているスローカロリーシュガーです（2016年9月現在）．これは糖尿病患者で血糖値を抑制しながら，低栄養を改善したいケースに，最も適した甘味料になります．スローカロリーシュガーはパラチノースの配合糖であり，二糖類分解酵素に先回りして結合し，ゆっくりと分解されていくために，他の二糖類の吸収も遅延させ，血糖値の上昇を抑制しながらゆっくりと吸収される甘味料です．血糖値の上昇を抑制する甘味料ですが，砂糖と同じエネルギー量があり，ゼロキロカロリーではないので，低栄養が懸念される高齢者などには最適な甘味料といえます．

Q4：腎臓病用の高エネルギーのゼリーなどを，低栄養の方に勧めてもよいでしょうか？

A4：エネルギー量が不足しているケースでは，これらの食品も有効と考えられます．良質のたんぱく質やビタミン・ミネラルも必要になりますが，エネルギーが不足している状態では体タンパク質の異化が進み，摂取したはずのたんぱく質がエネルギー源として利用されてしまうので，十分なエネルギー量の確保は，とても重要になります．そのための手段としては，高エネルギーゼリーも有効な手段と考えられます．

Q5：6回食を勧めてもなかなか食べてくれない患者がいます．まわりから「食べろ」と言われるとよけい本人がかたくなになり，家族も「せっかく用意したのに食べてくれない」といらだっています．どう助言したらよいでしょうか？

A5：本人がそこまで嫌がっている6回食は，その患者にとってベストな選択ではないと，判断するべきではないでしょうか．食事時に摂取できる内容を検討し，栄養量を増やす工夫から始めてみたほうがよいと思います．同時に食事以外に摂取する飲料の工夫も検討が必要になります．飲料でも栄養補給が可能なものはたくさんあるので，本人が飲めるもののなかで検討してみてください．

文献

1）細谷憲政，杉山みち子，五味郁子．高齢者の栄養管理－寝たきり解消の栄養学－：日本医療企画；2005．p11-2

2）杉山みち子．栄養スクリーニング，栄養管理サービス－高齢者の栄養スクリーニングとアセスメント－：第一出版；2002．

3）Kaiser MJ, Bauer JM, Ramsch C, et al. Validation of the Mini Nutritional Assessment Short-Form：A practical tool for identification of nutritional status. J Nutri Health Aging 2009；13：782-8.

4）井上善文．SGA．臨床栄養別冊ワンステップアップ栄養アセスメント基礎編：医歯薬出版；2010．p72-80.

5）櫻井陽一．MUST，NRI，NRS2002（Nutrition Risk Score），臨床栄養別冊ワンステップアップ栄養アセスメント基礎編：医歯薬出版；2010．p97-102.

6）中屋　豊，村上啓雄，鈴木壱知，ほか．栄養スクリーニングおよび栄養アセスメント法－2008試案（案）．日本病態栄養学会誌 2008：11；411-5.

＊　＊　＊

脱水

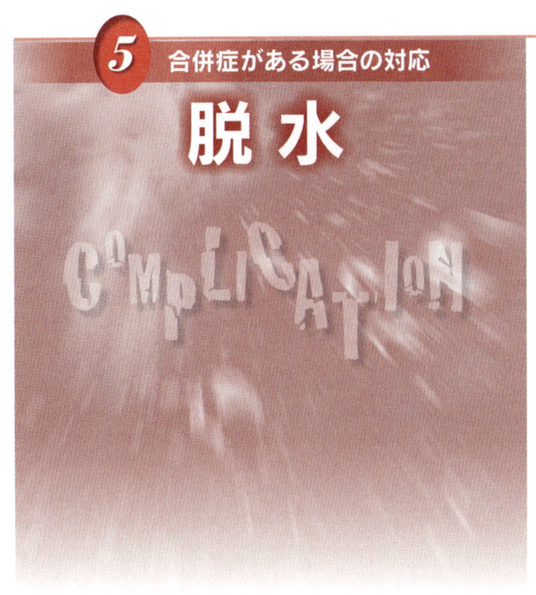

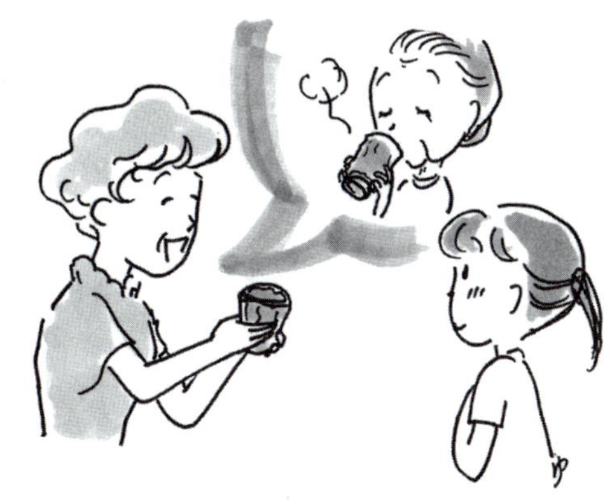

脱水の見方

在宅患者の脱水をみる場合，なかなか血液データをとれないため，下記のような**フィジカルアセスメントで確認し，家族，本人と状況を共有**している．

訪問したら，まず挨拶をしながら顔を見て，眼球の陥没がないかを確認する．

「1カ月ぶりですね」などと握手をして，冷たくないかを確認する．また口腔内を見ながら，舌が乾いていないかを確認する．脱水時は唾液の量も減るためである．

次いで全身の観察．皮膚の張り，浮腫がないかを確認．パラフィン様皮膚は低栄養のサインであるが，脱水でもなりうる．皮膚が破れると感染リスクも生じるので，腕，足をよく観察する．また一般的な脱水の確認方法であるツルゴール（皮膚緊張感）は，在宅高齢者の多くが，皮膚が伸びる傾向のため，わかりにくい場合は実施していない．膀胱留置カテーテルをつけている方は，尿の色が濃かったり混濁がある場合，それを家族と目で確認し，脱水や尿路感染症のリスクを共有する．

在宅での水分摂取量の聴取，提案

在宅で，経口摂取の方の水分摂取量を確認する方法として，①食事摂取量，②食事中・食事以外の水分摂取量の聴取がある．①は管理栄養士が食事内容を聞き出し，算出する．食事からの水分摂取量は，軟らかい食形態であればエネルギーの70～80％として算出している．推定摂取量1,200kcalならば，約850～950mLを食事からとっているという計算になる．②では，毎日使うコップも見せてもらうと，より正確に水分摂取量を把握できる．心疾患や浮腫のある方でも，テレビCMの影響から，脱水予防にOS-1を飲んでいる方がよくいるが，OS-1は1本500mLで塩分1.5gを含むため要注意である．

摂食嚥下障害があると，咽頭通過速度を落とすために，水分にとろみを付けることが多いが，とろみの添加により味が変わる，のどごしが変わる，といった理由で水分摂取を控えるという声をよく聞く．そのため，食事中はもちろん，

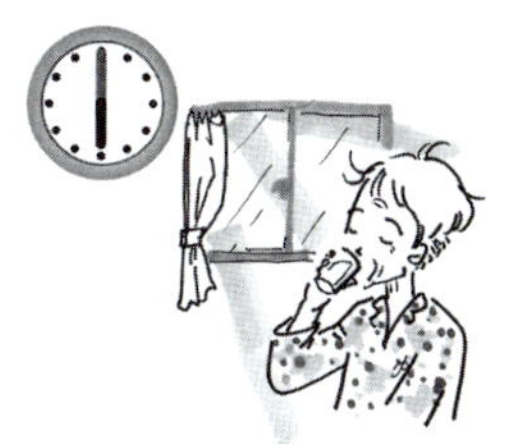

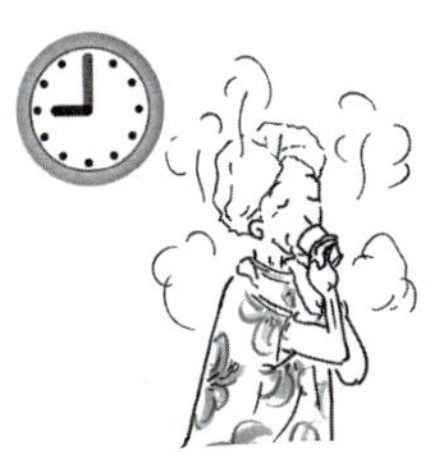

表　栄養剤による水分含有量の違い

	商品例	おおまかな水分量
1mL＝1kcal	・MA-ラクフィア 1.0 ・メイバランス 1.0 ・ラコール NF 配合経腸用液* ・エンシュア・リキッド*	総量の約 80～85%
1g＝1kcal	・F2 ショット EJ	総量の 75%
1mL＝1.5kcal	・ペプタメン スタンダード ・エンシュア・H*	総量の約 75～78%
1g＝1.5kcal	・PG ソフト EJ	総量の約 65%
1mL＝2kcal	・テルミール 2.0α ・アイソカル 2K	総量の約 70%

*：薬剤扱い.

朝起きたら，午前・午後の間食時，お風呂あがり，などこまめな摂取を提案することが多い．**その方の生活に合わせて，何時を飲水時間にするか決めて習慣化してもらう**．また，500mL のペットボトルを毎日２本飲む，専用ポットを毎日飲み干すなど，**最初から１日の最低摂取量を示しておくと，自己管理もしやすく，それができない場合も介護者が把握しやすくなる**．ただ，長い期間同じペットボトルを利用して，非常に不衛生になっている場合もあるため，容器の定期的チェックは必須である．

飲水の提案をしても，トイレに頻回に行くことを懸念し水分を控える高齢者が多い．この場合，特に夜間のトイレ設定を多職種と情報共有し，眠前の飲水がとれるよう提案する．就寝中は，8 時間ほど絶飲食状態になるため，と家族・本人へリスクの説明をする．

摂食嚥下障害で水分摂取が進まない場合，重度でなければ，トマトや旬の果物をミキサーでフレッシュジュースのようにするとゴクゴク飲める場合がある．嚥下調整食の野菜や果物は火に通すことが多いので，生のものを口にできる機会が喜ばれるとともに，ビタミン・ミネラルも補給できる．また，牛乳や飲むヨーグルト，豆乳などと野菜・果物を一緒にミキサーにかけると栄養価が増し，エンシュアなどよりもおいしく飲める方もいる．

栄養剤の水分量について

静脈栄養の場合，投与した総量イコール投与水分量となるが，経腸栄養の場合は，100% 水分ではないため，経腸栄養剤の総量（mL または g）がそのまま投与水分量にはならない．高濃度の製品では，含有水分量の割合は少なくなり，1.5kcal/1.0mL の製品では約 75%，2.0kcal/1.0mL では約 70%となる（**表**）．

経腸栄養剤と食事を併用している場合の水分量は，**表**の栄養剤ごとの水分量に，推定食事摂取量（kcal）の 70～80%の水分量の合計となる．

6 摂食嚥下障害評価表の読み方

How to Use the Thickening Agent

はじめに—摂食嚥下障害評価表の目的

摂食嚥下障害患者を評価する際には，「口から食物を入れて飲み込む」ことだけでなく，患者背景や身体全体の状態を多面的に見なくてはならない．

評価の目的は，「口からものを食べることができるのか？」，「どんなものであれば食べることができるのか？」ということを決めるためだけではない．どのような嚥下の訓練をすればよいか，あるいは**どこを改善すれば口から食べることができるか**など，摂食嚥下障害患者に対するアプローチ法を考えるために必要なものである．

また，摂食嚥下障害には多職種で介入するため，チーム内で共通の認識，情報をもち，同じ目標に向かってアプローチしていくためのツールとして重要である．状態の変化をとらえるために，経時的に評価し，状況に応じて方針を変更していくことも必要である．

実際に栄養士が摂食嚥下障害評価表を自分ひとりで記載する機会は多くないかもしれないが，患者の摂食嚥下の全体像を認識するため，また他職種がどのように患者を観察評価しているのかということを知るために摂食嚥下障害評価表をしっかり読むことが大切である．

ここでは，日本摂食嚥下リハビリテーション学会の医療検討委員会が作成した評価表とマニュアル（学会ホームページからダウンロード可）[1] をもとに，わかりやすく解説する．

評価表は，はじめに2011年に評価表簡易版（案）として発表され，その改訂版が2015年に作成された．本稿で解説するのは，この2015年の評価表簡易版である．このたび2019年に，さらに詳細な摂食嚥下機能の評価や摂食状況を確認するための，脳神経，画像なども追加された評価表が作成された．基本的な点に関しては，2015年版と大きな変わりはなく，新しい評価項目が追加されている．評価表，評価マニュアルいずれも学会ホームページよりダウンロードできるので，参照いただきたい[2]．

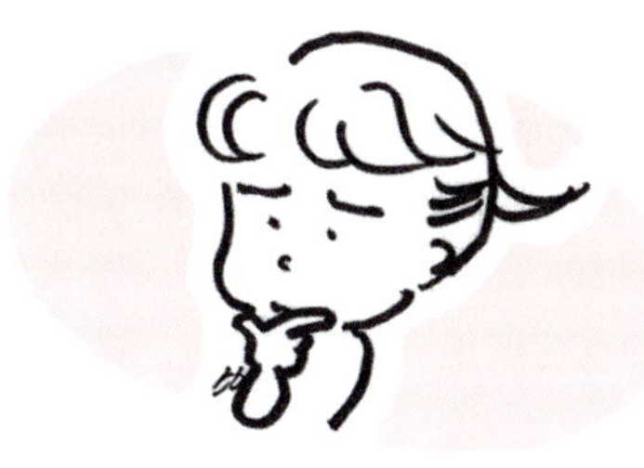

■導入

	年　月　日　NO
	名前
ID.　　年齢　　歳	男 ・ 女　身長　　cm　体重　　kg
血圧　　/　　脈拍　　回 / 分	SpO_2　　%　（ルームエア ・ O_2 投与　　%）
評価者氏名 / 職種	

※「評価者氏名 / 職種」は評価表の一番下に入る項目です．

①**身長，体重**

言うまでもなく，るいそう（やせ），肥満など栄養状態などを把握するために必要な情報である．摂食嚥下障害がある患者は，栄養状態が不良でるいそうを認めることが多い．

②**バイタルサイン**

バイタルサインとは訳して「生命兆候」であり，患者の生命に関する最も基本的な情報である．臨床でバイタルサインというと，主に血圧，脈拍，体温，呼吸数を示すことが多い．バイタルサインの異常は，その患者が何かしら病的な状態にあるということを示す．そのため，嚥下評価を行う際にはバイタルサインを確認する．

嚥下障害により誤嚥を生じると，呼吸状態が悪化して SpO_2（動脈血酸素飽和度）が低下し，酸素投与を必要とすることがある．SpO_2 の正常値は 96％以上であり，評価時に SpO_2 が 95%以下のときには注意が必要である．

■基本情報

主訴ないし症状		
原因疾患 / 基礎疾患		関連する既往歴
栄養方法	経口摂取　：　常食　・　粥　・　きざみ　・　その他（　　　　）絶食	
	水　分　：　トロミなし　・　ゼリー　トロミ付き（薄い・中間・濃い）　・　禁	
摂食状況のレベル	経口なし（Lv1：口腔ケアのみ，Lv2：食物なしの嚥下訓練，Lv3：少量の食物で嚥下訓練） 経口と代替栄養（Lv4：1 食未満の嚥下食経口，Lv5：1, 2 食の経口，Lv6：3 食嚥下食＋不足補助） 経口のみ（Lv7：3 食嚥下食経口．代替なし，Lv8：特別食べ難い食物以外 3 食経口，Lv9：医学的配慮の下 3 食普通食経口，Lv10：食物制限なし正常）	
座位・歩行	座位　：　十分　・　不十分 【十分】30 分以上座位を保つことができる． 【不十分】座位をとる時間が短い，あるいは困難． 歩行　：　独歩　・　杖等使用　・　不可能	
補助（代替）栄養	なし　・　経鼻経管（　）・　胃瘻　・　点滴（　　）・　その他：	

①**主訴ないし症状**

摂食嚥下に関して最も問題となっている点を記載する（例：「飲み込みにくい」，「食欲低下（食事量が減った）」，「食事に時間がかかる」，「食事中にむせる」など）．症状は自覚症状が基本だが，家族や介護者からみた他覚的症状が問題となる場合はその旨が記載される．

②**原因疾患 / 基礎疾患・関連する既往歴**

嚥下障害の原因となりうる可能性のある疾患名（例：脳梗塞，脳出血，パーキンソン病，ALS など），また，嚥下障害を起こしうる薬剤を使用している場合も記載する．過去に誤嚥性が疑われる肺炎を起こしている場合には，関連する既往歴として重要である．

③**栄養方法**

評価時に摂取している食事の形態を記載する．常食・粥・きざみ食以外のものを食べている場合，「その他」をチェックし，カッコ内に具体的に記載する（例：ゼリー食，ミキサー食など）．水分に関しても，とろみ付けの有無を記載する.

④**摂食状況のレベル**

現在の摂食状況に当てはまるものを選択する. 経口摂取は行っておらず嚥下訓練のみという状況や, 補助（代替）栄養を用いていて楽しみレベルの経口摂食という状況などであっても, 当てはまるレベルを選ぶことができる.

⑤**座位耐久性**

摂食嚥下において姿勢保持は重要であり, 座位を保つことができるか, どれくらいの時間保っていられるかを確認しておく. 座位とは, 端座位, 車椅子座位, 椅子座位いずれでもよい.

⑥**補助（代替）栄養**

経口摂取以外の方法で栄養摂取が行われている場合には投与方法を, 間欠的経管栄養が行われている場合は「その他」を選び, 記載する. 点滴については必要に応じて, 末梢点滴（PPN）か中心静脈栄養（TPN）か皮下注かなどを追加で記載する.

■ 1. 認知

1. 認知	
意識	清明 ・ 不清明 ・ 傾眠 【清明】開眼していて, 周囲に気配りができる. 【不清明】開眼しているが, 周囲に気配りができない. ボーっとしている. 【傾眠】何も刺激を与えない状態で, 閉眼している.
意思表示	良 ・ 不確実 ・ 不良 【良】意思表示ができる. 【不確実】意思表示をできることもあるが, 常にできるとは限らない. 【不良】意思表示がほぼできない.
従命	良 ・ 不確実 ・ 不良 【良】ほぼすべての指示に従うことができる. 【不確実】指示に従うこともあるが, 常にできるとは限らない. 【不良】指示に従うことがほぼできない.
食への意欲	あり ・ なし ・ 不明 【あり】食べる意欲あり. 【なし】食べる意欲なし. 【不明】食べる意欲があるのかないのかわからない.
その他：失行・空間無視・前頭葉症状	
コメント：	

摂食嚥下では, 本人が食べようという意思をもつ, あるいはものを食べるという意識をもっていることが重要である. これから口に入れようとするものがどんなものであるかを認識し, 自分がそれを口に入れて咀嚼し飲み込むという意思をもつということである. 意識レベルや認知機能の低下があると摂食嚥下障害を生じるリスクが高くなる. 以下それぞれの項目について説明する.

①**意識**

開眼していて周囲に気配りができるかどうか評価する.

②**意思表示**

口頭・筆談・ジェスチャーなど手段は何でもよく, 意思表示ができるかどうか評価する.

③**従命**

「手を上に上げてください」,「グー・チョキ・パーをしてください」,「口をとがらせてください」などと指示し, できるかどうかを確認する. 指示理解は良好で, また運動麻痺がないにもかかわらず上記の指示に従うことができない（失行症が疑われる）場合には, その内容を「その他」の欄に記載する.

④食への意欲

実際に食べることができているかではなく，本人の意欲の有無をみる．

実際に食べていないことと食欲がないことの区別を判定する必要があり，詳細は「その他」の欄に記入する（例：「食事は食べたいが，食べるとむせて苦しいので食べたくない」，「食事は食べたいが，食べ始めるとすぐに苦しくなるため食が進まない」）．

⑤その他：失行，空間無視，前頭葉症状

このような高次脳機能障害は摂食・嚥下に影響を与ぼす．たとえば失行があると食器をうまく使えずに自力で食事ができない，半側空間無視があると無視側の食事を食べ残すなどである．これらの症状が見られる場合は記載する．

■2. 食事

2. 食事	
食事に要する時間	（　　　　）分
摂取姿勢（図 1）	椅子　・　車椅子　・　端座位　・　bed up（　　　）° 【椅子】背もたれのついた椅子を使用している場合. 【車椅子】車椅子を使用している場合. 【端座位】ベッドの横に足を降ろして食べており，背面にもたれかかるものがない状態で食事をしている場合．背もたれのついていない椅子を使用している場合もこれにあたる. 【bed up】ベッド上でリクライニング位で摂取している場合．床からの角度を記載する.
摂取方法	自立　・　見守り　・　部分介助　・　全介助 【自立】水分を含めてセットしてある食事を一人ですべて食べている場合. 【見守り】ペース配分などに関して少しでも声かけなどをしている場合. 【部分介助】すべてではないが，一部は介助を必要とする場合. 【全介助】一口も自分で食事を食べることができず，すべて食べさせてもらっている場合.
飲食中のムセ	なし　・　時々　・　頻回 【なし】むせや呼吸状態の変化なし. 【まれ】食事時間中１～２回. 【頻回】食事時間中３回以上.
口腔内食物残留	なし　・　少量　・　多量 【なし】食物の残留なし. 【少量】一回に摂取した食物の２～３割が口腔内に残留している. 【多量】一回に摂取した食物の２～３割以上が口腔内に残留している.
流涎	なし　・　少量　・　多量 【なし】流涎はない. 【少量】時折流涎を認める. 【多量】ほぼ常に流涎している（食事以外の場面でもこぼれる場合）.
その他：	
コメント：	

食事をしている患者については，実際の食事場面について観察し記載する．

①食事に関する時間

実際の食事にかかる時間をおおよそでよいので記載する．たとえば 15 分，30 分，1 時間など．

②摂取姿勢（図 1）

姿勢は摂食嚥下に影響を与える．現在どのような姿勢で食事をとっているかは重要な観察ポイントである．

③摂取方法

食事をする際に，介助を必要としているかどうかを記載する．部分介助とは，すべてではないが，一部は介助を必要とする場合である．たとえば，水分は自分で飲むことができるが，固形物は食べさせてもらうなどの場合である．はじめは自力摂取で途中から介助の場合には，矢印を使ってその旨を記載する．一口量については，一回に口に入れる量が多くないかどうかを

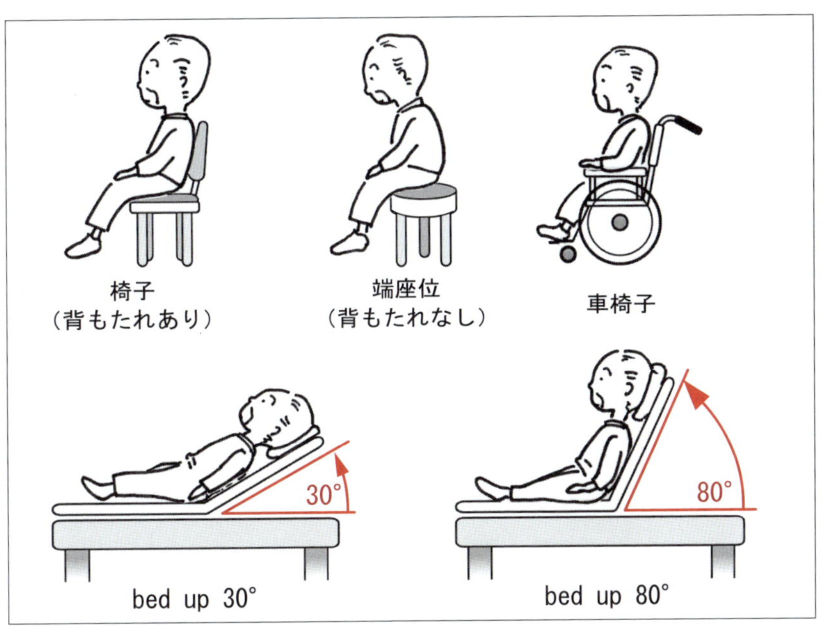

図１　食事摂取姿勢

確認する．

④飲食中のむせ

飲食中のむせは重要な誤嚥のサインである．できれば実際の食事場面を最初から最後まで観察し，むせがないかどうかを評価することが望ましいが，むずかしい場合にはその場で適当な食品を食べてもらい評価する．むせがなくても誤嚥していることもあるので注意が必要である．むせがなくて誤嚥している場合には，痰が絡んだような呼吸や声になったり，呼吸数が増加したりすることがあるので，その可能性を念頭において観察する．「どういう種類の食品でむせるか」，「食事のはじめにむせるのか，後半でむせるのか」などをわかる範囲で記載する．

⑤口腔内食物残留

食後，口腔内のどこにどの程度の食物が残留しているかを記載する．

⑥流涎

よだれの有無，量について記載する．唾液が飲めずに常に喀出している場合は，その他のところに「唾液常時の喀出」などと記載する．

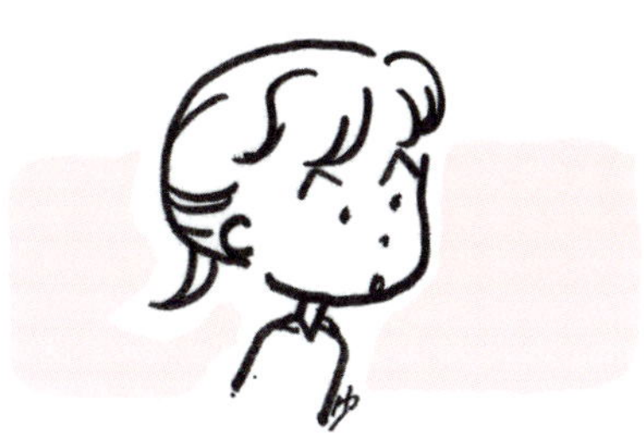

■ 3. 頸部

3. 頸部	
頸部可動域　屈曲 (自動・他動)	制限なし　・　少し動く　・　不動 【制限なし】ほぼ 60 度屈曲する. 【少し動く】屈曲するが不十分である. 【不動】ほとんど動かない, 屈曲 0 度に達しない.
頸部可動域　回旋 (自動・他動)	制限なし　・　少し動く　・　不動 【制限なし】ほぼ 70 度回旋する. 【少し動く】回旋するが 70 度には達しない. 【不動】ほとんど動かない.
その他：	
コメント：	

頸部の可動域

首をどれくらい動かすことができるかは, 摂食嚥下に重要である. 頸部の可動域に制限がある (首が硬く動かしづらい) と, 咀嚼や嚥下運動, あるいは摂食時の姿勢, 嚥下時の呼吸コントロールなどに影響を与えるため, 頸部の可動域を評価して記録しておく. 可動域制限を認めた場合, どの動作に制限があるかを「その他」の欄に記載する. 頸部の屈曲 (**図 2**) とは, 顎を引いて首を前に曲げる動作で, 頭頂と外耳孔を結んだ線と体幹とのなす角度を側面から観察し, 正常可動域は 0 ～ 60 度である. 伸展 (**図 2**) とは, 顎を上げて首を後ろに反らす動きで, 正常可動域は 0 ～ 50 度である. 頸部の回旋とは, 頭頂部の位置はそのままで左右に首をひねる動きのことで, 正常な可動域は左右各々 0 ～ 70 度である. 正中線と鼻頭のなす角を左右でそれぞれ観察する.

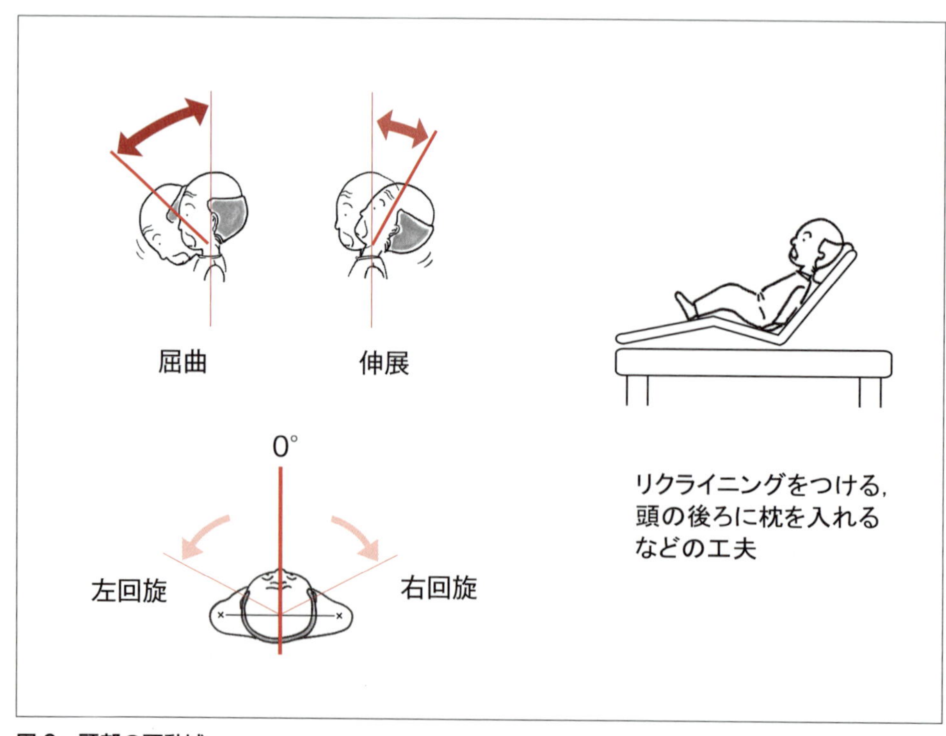

図 2　頸部の可動域

【読み取り方とポイント】

頸部の動きで特に問題となるのは，前屈と後屈である．

首が反った状態（後屈位）で飲み込むと，食物が気道に入りやすい（誤嚥しやすい）．そのため，嚥下機能が悪い場合には，飲み込む際に顎を引く（頸部を前屈させる）と誤嚥のリスクを低下させることができる．しかし頸部が前屈できない，頸部が後屈位で固まっている場合には，リクライニングをつける，頭の後ろに枕を入れるなどを行うことで，できるだけ頸部を前屈させるような姿勢の工夫が必要である（**図 2**）．あるいは，液体にとろみを付けるなど，咽頭を食物が通過するスピードを落とすなども効果的である．

逆に頸部が過度に前屈した状態のままでは，口の中に入れたものを奥に送り込みづらくなる．そのため前屈位で固まってしまい後屈がむずかしい場合にも，リクライニングをつけることで食物を口の奥に送りやすいような姿勢の工夫を行う．また，口の中でまとまってそのまま奥に送り込みやすいような食物形態の検討も行う．

頸部回旋位での嚥下は，咽頭内圧を高めたり，麻痺側の食物通過を防ぐといった意味合いで行うことがある．そのため頸部の回旋の可動域を保つことは重要である．

■ 4. 口腔・口腔機能

4.　口腔・口腔機能	
義歯（不要・要）	【不要】歯がそろっており，義歯を必要としない． 【要】義歯を必要とする． 義歯要の場合→　適合　・　不良　・　なし 【適合】がたつきや痛みなどの訴えがなく，装着ができている場合． 【不良】がたつきや痛みなどがあるが，なんとか装着している場合． 【なし】本来義歯の装着が望ましいが，装着していない場合．
義歯の衛生，使用法，保管法	適切　・　不適切 【適切】義歯の衛生状態が保たれ，使用法・保管法が正しい場合． 【不適切】義歯が不衛生もしくは使用法が誤っている場合．
衛生状態（口腔）	良好・　不十分　・不良 【良好】ほとんど歯垢や歯石が見られない場合． 【不十分】食べカスはないものの，歯垢や歯石が目立つ場合． 【不良】食べカスを認める場合，あるいは経口摂取をしていなくても剥離上皮や粘着物が付着している場合．
口腔乾燥	なし　・　あり 【なし】乾燥はない（十分な湿潤状態である）． 【あり】乾燥がある．
口腔感覚異常	なし　・　あり 【なし】感覚異常はない． 【あり】感覚異常がある．

口腔機能が不良であると，食べかすなどが残りやすく口腔衛生状態は悪くなりやすい．口腔機能が正常に保たれていると自浄作用も働くので，衛生状態は良好となる．口腔衛生状態は誤嚥性肺炎発症の予測因子となる．

①義歯

義歯が必要かどうか，必要な場合には合った義歯が装着できているかどうかを評価する．

②義歯の衛生，使用法，保管法

義歯の衛生状態が保たれ，使用法，保管法が正しい場合は「適切」，そうでない場合は「不適切」とする．

③衛生状態

食べかすや歯垢，歯石の有無について評価する．

④口腔乾燥

口腔内粘膜の湿潤状態を観察する．

⑤口腔感覚異常

こより等で上唇，下唇，舌に軽く触れ，鈍麻がある場合にはその部位を記載する．

【読み取り方とポイント】

上記①～⑤のように義歯の適合や口腔機能が不良であると口腔衛生状態は悪化する．衛生状態が悪い場合には，歯科受診し，義歯の調整や再作製を行うことが必要である．しかし，それがむずかしい場合には，現状で食べることができる食形態を提案する．軟らかい食形態にしたり，食べかすが残らないように繊維状のものを細かく切ったり，まとまりやすい食形態にしたりすることなどを検討する．

開口量	3横指　・　2横指　・　1横指以下 【3横指】示指（人さし指），中指，薬指の３本が入る． 【2横指】示指，中指の２本． 【1横指以下】示指の幅以下しか開かない．
口角下垂	なし　・　あり（右・左） 【なし】口角下垂がない．左右の口角が一直線上にある． 【あり】口角下垂がある．左右どちらの口角が下垂しているかを記載する．
軟口蓋運動 （短い／ア／連続発声時）	十分　・　不十分・　なし 【十分】軟口蓋の挙上が良好である． 【不十分】軟口蓋の挙上が不十分，あるいは口蓋垂が左右どちらかに偏位している（左右を記載する）． 【なし】軟口蓋の挙上を認めない．
口腔内食物処理	十分　・　不十分　・　すりつぶし　・　押しつぶし　・　不能 【十分】普通食を咀嚼可能である． 【不十分】軟食であれば咀嚼可能である． 【すりつぶし】すりつぶしはできる． 【押しつぶし】押しつぶしはできる． 【不能】咀嚼・すりつぶし，押しつぶしいずれもできない．
舌運動　挺舌	十分　・　下唇を越えない　・　不能 【十分】下唇よりも前方に出る． 【下唇を越えない】舌を前に出すことはできるが，下唇を越えない． 【なし】舌を前に出すことができない．
偏位	なし　・　あり（右・左） 【なし】舌の偏位（左右どちらかに寄っている）はない． 【あり】舌の偏位がある（左右を記載する）．
その他：	
コメント：	

⑥開口量（図 3）

どれくらい口を開けることができるかどうかを評価する．評価方法としては，患者にできるだけ大きく口を開いてもらい，検者の手のひらを縦方向にして指先から口に入れ，指が何本入るかを見る．

⑦口角下垂（図 3）

口を閉じた状態で，左右の口の端の高さが違わないかどうか（口角下垂の有無）を評価する．

⑧軟口蓋運動（図 3）

「アー」と発声してもらい，軟口蓋が上がるかどうか，上がり方に左右への偏りがないかどうかを評価する．

⑨口腔内食物処理

食物の咀嚼，すりつぶし，押しつぶしなどについて評価する．

⑩舌運動（図 3）

口を軽く開けた状態で舌をできるだけ前に出してもらい（挺舌），舌の先（舌尖）の位置と舌が左右どちらかによっていないか（偏位の有無）を評価する．

【読み取り方とポイント】

⑥開口が不良であると食べ物を口に入れるこ

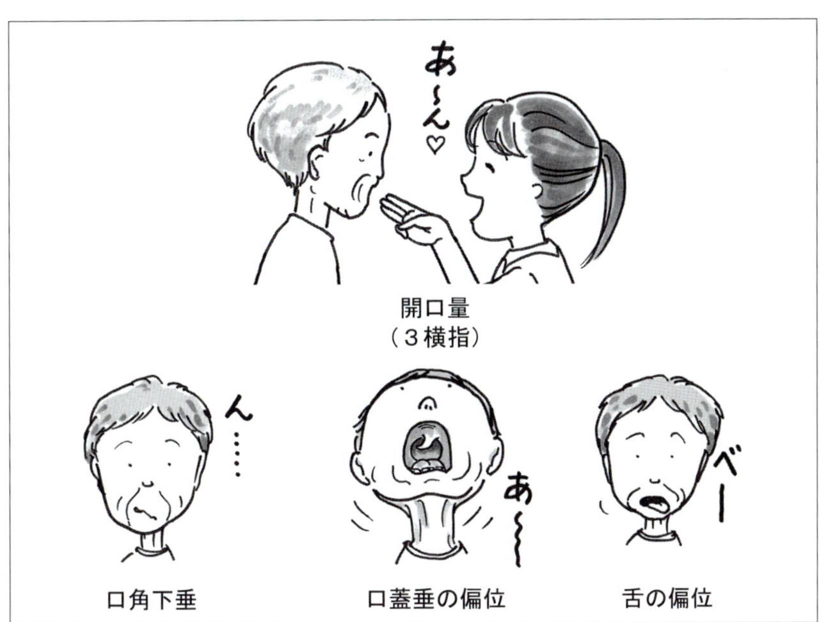

図３　口腔咽頭機能

とがむずかしくなるので，一口量を少なくする，小さいスプーンを使うなどの配慮が必要である．

⑤・⑦口角下垂や口唇の感覚異常がある場合には，口唇をしっかり閉めて口の中に食物を保持することができない場合がある．液体やパラパラしたものは口の外にこぼれやすいため，とろみを付ける，まとまりやすい形態にするなど工夫する．

⑧軟口蓋運動が不良であると，飲み込む力が弱くなることがある．また食物が鼻腔に逆流しやすくなることもある．状況に応じて液体にはとろみを付ける，ばらつきやすいものは避けるなどを検討する．

⑨咬合力が不良であると，硬いものをしっかり噛むことができないため，咬合力に応じた軟らかさに調整する．

⑤・⑩舌運動や舌の感覚が不良であると，口の中で食物をまとめることがむずかしい場合がある．そのためバラバラになりにくくまとまりやすい食形態，口の中に残りにくいような食形態を検討する．

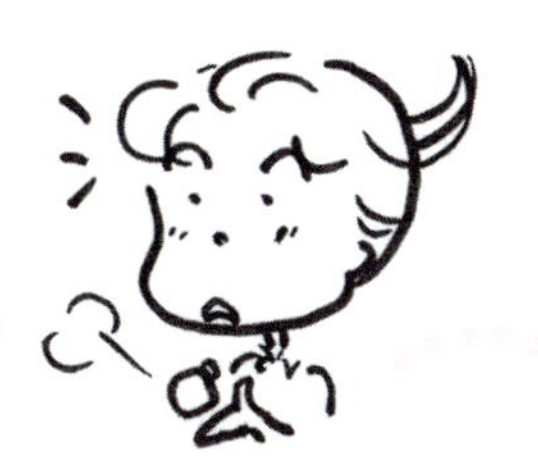

■5. 発声・構音

5. 発声・構音（気切：なし・あり ［カフ：なし・あり］）	
発声	有声 ・ 無声 ・ なし 【有声】はっきりと聞こえる場合. 【無声】呼気は出せるが，声にならない場合. 【なし】呼気も出せない場合.
湿性嗄声	なし ・ 軽度 ・ 重度 【なし】湿性嗄声がまったくない場合. 【軽度】食後などにときどき聞かれる場合. 【重度】常にゴロゴロしている場合.
構音障害	なし ・ 軽度 ・ 重度 【なし】会話の内容を 100%聞き取ることができる. 【軽度】聞き取りにくい部分はあるが，内容を推測することができる. 【重度】非常に聞き取りにくく，内容を推測することもむずかしい.
開鼻声	なし ・ 軽度 ・ 重度 【なし】開鼻声（鼻にかかったような声）がない. 【軽度】鼻にかかっている. 【重度】鼻にかかった感じが強く，「ンー」のように聞こえてしまう.
その他：	
コメント：	

気管切開の有無を記載する．チューブ（カニューレ）を挿入している場合には，カフ（チューブの先端についている空気の入った袋）の有無や種類をわかる範囲で記載する．

①発声

母音（「アー」，「エー」など）を発声させ，声が出せるかどうかを評価する．

②湿性嗄声

湿り気を帯びた，ゴロゴロ・ゼロゼロした声（湿性嗄声）の有無を評価する．食べ物や唾液を誤嚥すると湿性嗄声が聞かれるので，誤嚥の徴候として重要である．湿性嗄声を認める場合，咳払いをしてもらった後に，澄んだ声が出るかを確認し，その他の欄に記載する．

③構音障害

構音障害とは，いわゆる「呂律が回りにくい」という症状である．舌や口唇の動きが悪いと構音障害を生じる．失語症や発語失行による言葉の出づらさはこれには含まない．構音障害ではパ行やタ行，カ行の音に歪みが出やすいので，たとえば「パンダのたからもの」と言ってもらい評価するのも有効である．

④開鼻声

開鼻声とは鼻にかかったような声である．「アー」と発声してもらい，開鼻声の有無を判断する．

⑤その他

声のふるえ，失調（声の大きさをコントロールできない），著しい高さの異常，声量の低下，嗄声があれば記載する．

【読み取り方とポイント】

このなかで一番留意すべきは，ゴロゴロ・ゼロゼロした声（湿性嗄声）の有無である．上記のように湿性嗄声は誤嚥の徴候として重要である．湿性嗄声を認めた際には食形態やとろみの付加，姿勢の調整などを行う必要がある．また，嚥下後に咳払いして誤嚥物を喀出するように促す．

■ 6. 呼吸機能

6. 呼吸機能	
安静時呼吸数	回 / 分
随意的な咳または ハフィング	十分 ・ 不十分 ・ 不可 【十分】腹筋が十分に収縮し，咳様の発音を伴った運動になっている場合. 【不十分】腹筋は収縮するものの，咳のようなしっかりとした発声がない場合. 【不可】上記のような咳がまったくできない場合.
咳の有無	なし ・ 時々 ・ 頻回 乾性 ・ 湿性 【なし】腹筋が十分に収縮し，咳様の発音を伴った運動になっている場合. 【時々】腹筋は収縮するものの，咳のようなしっかりとした発声がない場合. 【頻回】上記のような咳がまったくできない場合.
痰 なし ・ 少量 ・ 多量（性状： ）	
その他：	
コメント：	

嚥下と呼吸機能は密接な関係があり，呼吸状態を観察することは重要である.

①呼吸数

換気が悪く息苦しさの自覚があったり，心機能が低下したりすると，呼吸数が増えることがある．呼吸数の正常値は，成人で1分間に15～20回である.

15秒間の呼吸回数を数えて4倍した数を1分間の呼吸数としてよい．数え方としては，視診で胸郭を観察する．あるいは，鼻孔付近に指を置いて,呼気を数える．わかりにくい場合には,聴診器を使用して呼吸音を聞き取って数える.

②随意的な咳またはハフィング

随意的な咳とは意識して行う咳である．「エヘンと咳をしてください」や「咳をする真似をしてください」という指示に対して行われる運動を「随意的な咳（意識して行う咳）」とする．指示が入らず評価ができない場合には，【不十分】として，その他の欄にその旨を記載する.

③咳の有無

咳の有無や頻度を評価する．また，咳を認める場合には痰がからんだ咳（湿性咳嗽）かそうでない咳（乾性咳嗽）かを判別する.

【読み取り方とポイント】

呼吸数が正常値よりも多かったり，苦しそうな呼吸をしていたりする場合には，呼吸状態が悪いことが考えられる．摂食嚥下障害患者の呼吸状態が不良であるときに，無理に摂食嚥下を進めて誤嚥を生じると，さらに呼吸状態が悪化するリスクがある．また咳がしっかりできない患者では，誤嚥物を外に出すことができずに誤嚥性肺炎を生じるリスクが高くなる．そのことを念頭において，無理に摂食嚥下を進めることはせずに，安全な食形態や姿勢を検討する.

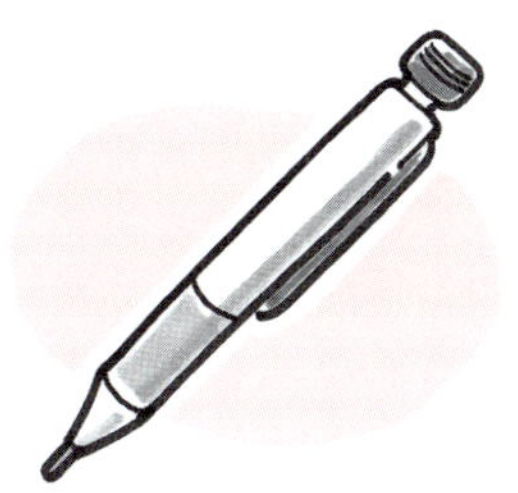

■7. スクリーニングテスト

7. スクリーニングテスト	
反復唾液嚥下テスト	回 /30 秒・指示理解不良にて実施困難
喉頭挙上	十分 ・ 不十分 ・ なし 【十分】嚥下時，喉頭挙上を 1 横指以上認める（喉頭隆起が示指を完全に乗り越える）. 【不十分】嚥下時に喉頭挙上を認めるが，1 横指以下である（喉頭隆起は挙上するが，示指を乗り越えない）. 【なし】嚥下を試みているにもかかわらず，喉頭挙上が起こらない（喉頭隆起の挙上を認めない）.
改訂水飲みテスト トロミ水使用（有・無）	1 ・ 2 ・ 3 ・ 4 ・ 5 1. 嚥下なし，むせる and/or 呼吸切迫. 2. 嚥下あり，呼吸切迫（silent aspiration 疑い）. 3. 嚥下あり，呼吸良好，むせる and/or 湿性嗄音. 4. 嚥下あり，呼吸良好，むせなし. 5. 4 に加え，追加空嚥下運動が 30 秒以内に 2 回可能.
フードテスト 食品：	1 ・ 2 ・ 3 ・ 4 ・ 5 1. 嚥下なし，むせる and/or 呼吸切迫. 2. 嚥下あり，呼吸切迫（silent aspiration 疑い）. 3. 嚥下あり，呼吸良好，むせる and/or 湿性嗄音，口腔内残留中等度. 4. 嚥下あり，呼吸良好，むせなし，口腔内残留ほぼなし. 5. 4 に加え，追加空嚥下運動が 30 秒以内に 2 回可能.
頸部聴診 呼吸音	正常 ・ 異常 異常の例：湿性音（wet sound），嗽音（gargling sound），液体振動音，むせに伴う喀出音，喘鳴様呼吸音.
嚥下音	正常 ・ 異常 異常の例：長い or 弱い嚥下音，複数回の嚥下音，泡立ち音（bubbling sound），むせに伴う喀出音，嚥下音の合間の呼吸音.
その他：	
コメント：	

①反復唾液嚥下テスト（repetitive saliva swallowing test：RSST，図 4）

示指（人さし指）で舌骨，中指で甲状軟骨を触知した状態で「唾液を飲み込んでください」と指示する（空嚥下という）. 30 秒間に何回空嚥下が行えるかを数える. 喉頭隆起が完全に中指を乗り越えた場合に 1 回と数え，30 秒間に 3 回未満の場合にテスト陽性，すなわち問題ありとする. テストが陽性のときに実際に誤嚥する確率は 75% といわれている[2, 3].

②喉頭挙上

RSST 施行時に評価する.

③改訂水飲みテスト（modified water swallowing test：MWST）

注意：誤嚥のリスクが高いと考えられる場合（上記の評価を行い，「不十分」や「不可」に当てはまる項目が多い場合），この検査は行わない. あるいは十分な姿勢の注意などを行ったうえで，とろみのついた水を用いる. とろみ水を用いた場合には，どの程度の濃度（学会分類 2013 の 3 種類，薄いとろみ，中間のとろみ，濃いとろみ）を使用したかを明記する.

【手順】

i ）シリンジで冷水を 3mL 計量する.

ii ）利き手でシリンジを持ち，逆手の示指で舌骨，中指で甲状軟骨を触知する.

iii）口腔内（口腔底）に冷水をゆっくりと注入し，嚥下するよう指示する.

iv）嚥下を触診で確認する.

・嚥下がなく，無反応の場合，「評価不能」で終了とする（「その他」の欄に記載する）.

・嚥下がなく，むせなどの反応があれば「1 点」とし，評価終了とする.

・嚥下があり，著しいむせ込みを認めたら，「2 点」で評価終了とする.

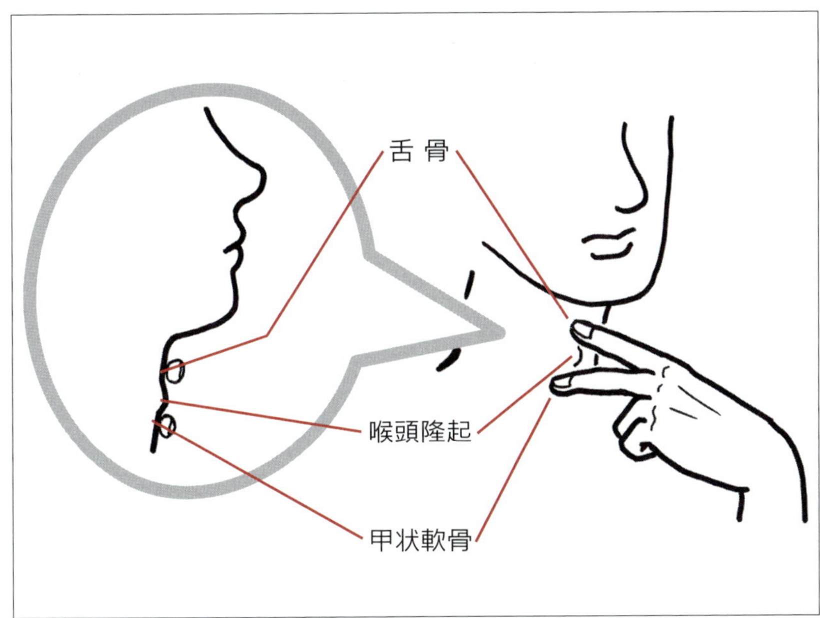

図4　反復唾液嚥下テスト（指の置き方）

・嚥下があり，むせを認めたら「3点」で評価終了とする．

v）嚥下が起こったあと，「エー」などと発声させ，湿性嗄声を確認する．

・湿性嗄声があれば，「3点」で評価終了する．

vi）湿性嗄声がなければ，反復嚥下を2回行わせる．

・30秒以内に2回できなければ「4点」で評価終了する．

・30秒以内に3回可能であれば，再度1から検査を行う．

vii）合計最大3回施行し，問題なければ「5点」で評価終了する．

誤嚥のカットオフ値は3点以下である．

MWSTは基本的に3mLで行うが，それ以外の量を使用した場合には，その量を明記する．また，この検査を行ってから，より負荷の大きい水飲みテストを行った場合には「その他」の欄に記載する．できるだけ検査時の姿勢（座位あるいはギャッチアップ角度など）も記載しておくのが望ましい．

④フードテスト（food test：FT）

茶さじ一杯（約4g）のプリンを食させて評価するテストで，嚥下後の口腔内残留が評価の対象となっている点がMWSTと異なる．誤嚥のカットオフ値は3点以下である．

⑤頸部聴診（呼吸音，嚥下音）

水や食物を嚥下する際に咽頭部で生じる嚥下音と嚥下前後の呼吸音を頸部より聴診する方法である．非侵襲的に誤嚥や下咽頭部の貯留を判定することができるため，簡便な嚥下障害のスクリーニングとして有用である．

検査前に咳やハフィングを行い，貯留物を排出してもらう．嚥下時の喉頭挙上や頸部の動きを妨げないような喉頭の下方，輪状軟骨直下気管外側に聴診器のチェストピースを当て，その状態で水や食物を嚥下してもらい，嚥下音や嚥下前後の呼吸音を聴診する．**160ページの表**に示したような異常音を聴取した場合には記載する．

■ 8. 脱水・低栄養

8. 脱水・低栄養	
皮膚の乾燥	なし ・ あり 【なし】皮膚の張り具合やかさつきなし. 【あり】乾燥あり.
るいそう	なし ・ 軽度 ・ 重度 【なし】るいそうはない. 【軽度】軽度のるいそうがある. 【重度】重度のるいそうがある.
BMI	
体重減少率	
上腕周囲長	
上腕三頭筋皮下脂肪厚	
その他:	
コメント:	

体重の項目の際にも触れたが，摂食嚥下障害があると脱水・低栄養状態を生じやすい．ここでは外観から脱水や低栄養兆候がないかどうかを評価する．それ以外に，数字で示されたデータ，たとえば体重減少や血液検査の結果（尿素窒素の上昇，アルブミンの低下など）があれば，その他に記載する．

①皮膚の乾燥

皮膚は，張り具合が減少し，かさついていないかを見る．

②るいそう（やせ）

るいそうは，皮下脂肪や筋肉の喪失によって起こる．数値的にはBMI（body mass index）を用いることが多く，正常は18.5～25で，18.5未満はやせと判定する．ほかに体重減少率も重要な栄養障害の判定基準となる（最近6カ月10%，または2週間2%以上は中等度以上の栄養障害と判定）．基本的に外観の評価は，服を着たままの状態で可能な範囲で行い，顔面や頸部の状態，上肢の筋肉の状態を見るが，数値としては，上腕三頭筋皮下脂肪厚，上腕周囲長の基準値との比などから評価が可能である．

■ 9. 総合評価

9. 総合評価:
備考:

評価表で悪かった項目の中で特に重要なものを1～3個箇条書きにして，ここに記載する．異常がない場合にもその旨を記載する．また，指導のみ，外来訓練，入院訓練，他院への紹介など今後の治療方針についても可能な限り記載する．

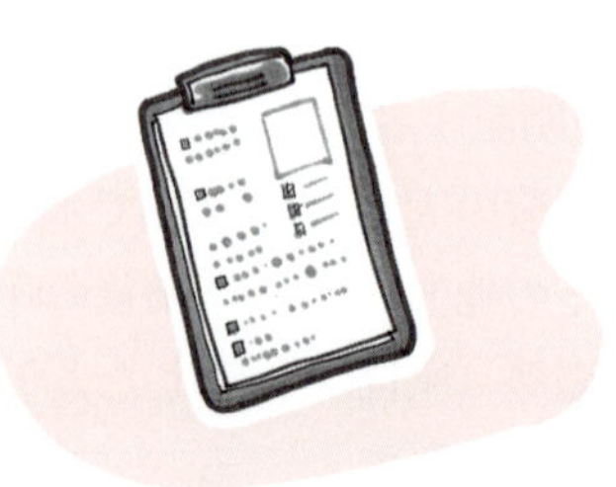

■10. 検査

10. 検査	
VF	済（ / ）・予定（ / ，未定）
VE	済（ / ）・予定（ / ，未定）
その他：	
コメント：	

すでにVF（嚥下造影），VE（嚥下内視鏡），の検査が行われている場合は，検査日を記載する．まだ検査が行われていない場合，上記の結果から，必要と考えられる検査を追加する．

おわりに

栄養状態が悪いからといって，摂食嚥下障害をもつ患者に，むやみに食事量や摂取エネルギーを増やせばいいというわけではない．ただ，栄養状態が改善して全身状態がよくなれば，摂食嚥下機能が改善することも多い．

摂食嚥下患者の全体像を把握したうえで，現在の問題点はどこであるかということ，それに対してどのような順番でアプローチをしていくかという方針をしっかり立てることが重要である．栄養士が他職種と情報や知識を共有し，方針決定の際にチームの一員としてその役割を果たすことが求められている．

文 献

1）日本摂食嚥下リハビリテーション学会ホームページ．医療検討委員会作成マニュアル．http://www.jsdr.or.jp/doc/doc_manual1.html
2）日本摂食嚥下リハビリテーション学会医療検討委員会．摂食嚥下障害の評価 2019：2019．https://www.jsdr.or.jp/wp-content/uploads/file/doc/assessment2019-announce.pdf（評価表は，https://www.jsdr.or.jp/wp-content/uploads/file/doc/assessment2019-A4entire.pdf）
3）小口和代，才藤栄一，水野雅康，ほか．機能的嚥下障害スクリーニングテスト「反復唾液嚥下テスト」（the Repetitive Saliva Swallowing Test:RSST）の検討（1）正常値の検討．リハビリテーション医学 2000；37：375-82.
4）小口和代，才藤栄一，馬場 尊，ほか．機能的嚥下障害スクリーニングテスト「反復唾液嚥下テスト」（the Repetitive Saliva Swallowing Test:RSST）の検討（2）妥当性の検討．リハビリテーション医学 2000；37：383-8.

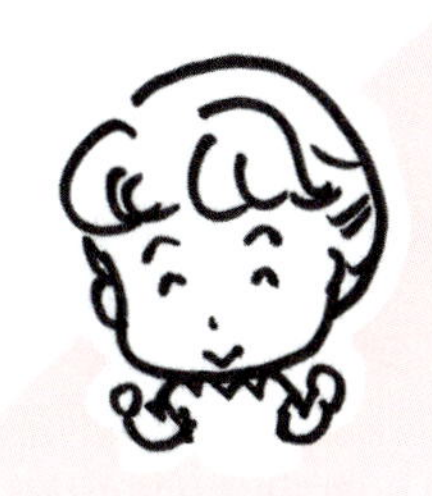

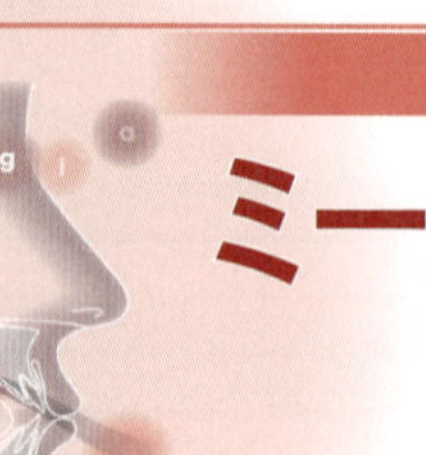

ミールラウンドにおける評価ポイント

経口維持加算の見直しについて

平成 27 年度の介護報酬改定に伴い経口維持加算の見直しが行われ，これまでの検査の種類によって加算を変えるものから，多職種によるミールラウンドやカンファレンス等の取り組みのプロセスおよび摂食嚥下機能を踏まえた経口維持のための支援を評価するものに改定された（**図 1**）．

経口維持加算（Ⅰ）については，これまで必須であった嚥下造影検査（以下，VF 検査）または嚥下内視鏡検査（以下，VE 検査）が必須ではなくなり，VF，VE 検査の施行がむずかしい施設においても算定しやすいものに見直された．また，新設された経口維持加算（Ⅱ）については，協力歯科医療機関を定めていること，そして経口維持加算（Ⅱ）は，経口維持加算（Ⅰ）に対する加算のため，経口維持加算（Ⅰ）を算定していることが要件としてあげられる．さらに，医師，歯科医師，歯科衛生士または言語聴覚士がミールラウンドやカンファレンスに参加することが算定要件として含まれた．

よって，施設における摂食嚥下機能の低下した入居者に対して，多職種と協働して口から食べることをいかに支援していくかが求められることになる．

なぜミールラウンドは重要なのか？

ミールラウンドとは，実際の食事場面を観察評価することである．では，一体なぜ食事場面の観察評価が重要なのかについて解説する．

たとえば，誤嚥性肺炎を繰り返し，食事中に

旧
新
経口維持加算（Ⅰ）
28 単位/日
又は
経口維持加算（Ⅱ）
5 単位/日
経口維持加算（Ⅰ）
400 単位/月
経口維持加算（Ⅱ）
100 単位/月
（新設）

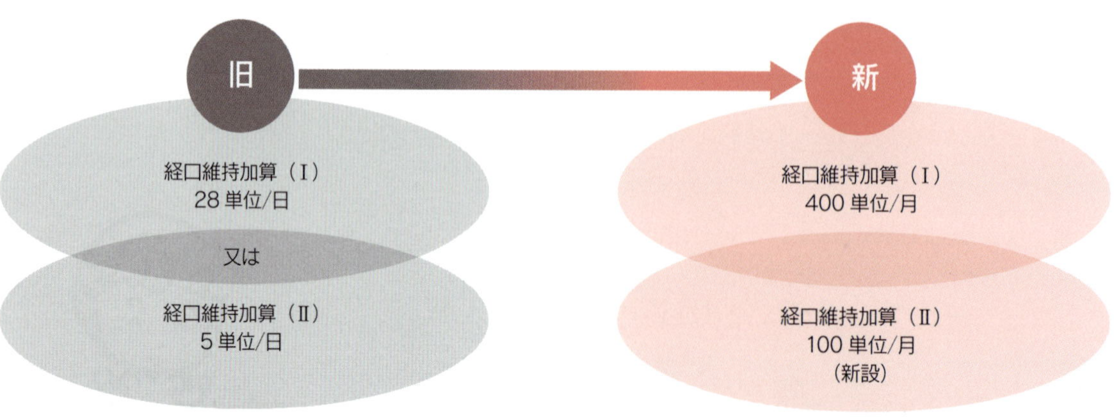

図 1　経口維持加算の見直し

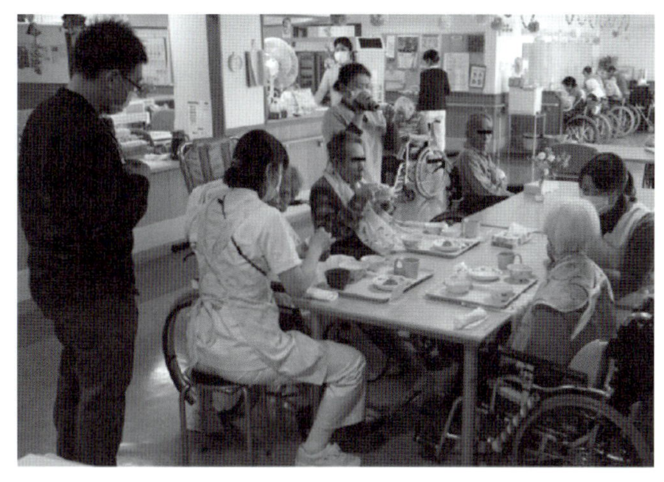

図 2
ミールラウンド

むせるという主訴により，外来受診した患者に対して，摂食嚥下機能の検査を行い，機能に適した食形態を提供すればむせることはないだろうか，誤嚥性肺炎にならないだろうか？

診療室や検査室における摂食嚥下の各種スクリーニング検査，VF 検査や VE 検査といった精密検査は，口腔や咽頭機能の評価が中心となる．また，これらの検査では，実際の食事場面を再現することはむずかしく，患者がどのような環境で食事をしているかの評価ができない．よって，機能に適した食形態を指示したとしても，その食べ方や介助方法に問題があった場合は，たとえ適切な食形態を提供していたとしても誤嚥性肺炎や窒息を引き起こしてしまうことがある．つまり，診療室や検査室における口腔や咽頭機能の検査だけではなく，食べ方や食べる環境を評価することがとても重要になる．ミールラウンドのポイントは，実際の食事場面において患者がどのような環境（姿勢や介助方法）でどのように食べているかを評価することである（**図 2**）．

何を見て評価するか ～摂食嚥下評価のイメージ～

ミールラウンドにおいてよく観察される症状に食事時のむせがある．「むせ」は，誤嚥の重要なサインであり，摂食嚥下障害を疑う代表的な症状の一つである．むせや誤嚥は咽頭期の症状であるが，その原因はさまざまであり，必ずしも咽頭が原因とはいえない．ミールラウンドでのむせの観察ポイントは，「どのようなときにむせたのか」，「どんな姿勢や食べ方でむせたのか」，「どのようなものでむせたのか」が重要となる．

つまり，むせや誤嚥は結果であり，その原因が何であるかを明確にして，適切な対処法を提案することが摂食嚥下機能の評価・指導をするうえで最も重要であると考える．

よって，筆者らは，摂食嚥下障害の原因を明確にするために，ミールラウンドにおける食事時の問題点を「食行動」，「口腔（咀嚼）」，「咽頭（嚥下）」，「環境」の 4 つのカテゴリーに分けて評価をしている（**図 3**）．たとえば，むせが認められた場合，「食行動」に該当する原因は，早食い，詰め込みといった先行期の問題が考えられる．「口腔」に該当する原因は歯の欠損，不適合な義歯の使用，舌運動機能の低下による口腔内の残留が考えられる．また，「咽頭」に該当する原因は，嚥下反射のタイミング不良による喉頭侵入や誤嚥，嚥下圧の低下による咽頭

食行動
早食いする
たくさんの量を詰め込む
口腔(咀嚼)
歯がない
噛めない
入れ歯があっていない
咽頭(嚥下)
嚥下（ごっくん）の
タイミングが悪い
飲み込む力が弱い
環 境
姿勢が悪い
介助方法が誤っている

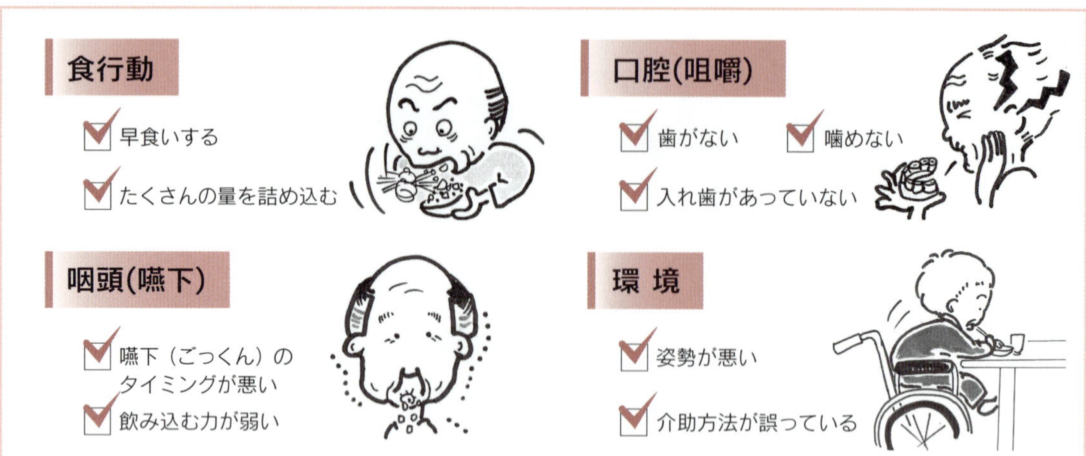

図３　摂食嚥下機能評価の４つのカテゴリーのイメージ

残留が考えられる．そして，「環境」に該当する原因としては，食事時の姿勢や誤った介助方法が考えられる．このように，症状を４つのカテゴリーに分けることで，問題点が整理され，適切な対処法が明確となる．

ミールラウンドにおける観察項目について

経口維持計画書（**図４**）の観察項目を利用する場合も症状の観察に加えて，その原因がどこにあるのかを意識することが重要である．ミールラウンド時に観察される代表的な症状について解説する．文中の丸数字は，経口維持計画書の観察項目の丸数字と対応している．

■代表的な症状と観察ポイント

「⑲頻繁にむせたり，せきこんだりする」場合の観察ポイントは，「いつむせたか」が重要である．食事が始まる前からむせている場合は，唾液によるむせが考えられる．食事後半のむせは食事の時間が長くなり，疲労によるむせが考えられる．食後しばらくしてからのむせは，残留や逆流による誤嚥が考えられる．また，水分でむせたのか，固形物でむせたのかなど，どんなものでむせたのかを確認することも重要である．さらにむせが認められた場合は，むせの強さについても注目する．強いむせが出ない場合は，十分に喀出できないことが考えられる．その場合は，発声を指示すると痰がからんだようなガラガラ声（湿性嗄声）になる．**「⑰食事中や食後に濁った声になる」**，**「⑳食事中や食後に濁った声に変わる」**場合は，頸部聴診等のスクリーニング検査を合わせて行い，食物嚥下後の呼吸音の変化について観察する必要がある．また，明らかなむせが認められない不顕性誤嚥が疑われた場合は精密検査を行う必要がある．

観察項目のうち**「⑧次から次へと食べ物を口に運ぶ」**は，詰め込み，早食いといった食行動の問題に該当する．これらの症状は，認知症に伴う実行機能の障害が原因として考えられる．口の中に食物があるにもかかわらず次々に食物を詰め込むため誤嚥や窒息のリスクが高くなる．

「⑭口から食物や唾液がこぼれる」といったいわゆる“食べこぼし”は，脳血管疾患の後遺症に伴う運動機能と感覚機能の低下が原因として考えられる．特に，捕食時と咀嚼時に認められることがある．捕食時の食べこぼしは，自食の際の手と口の協調運動の低下による「食物を

氏名	性別 □男　□女	生年月日 年　月　日	経口摂取の状態 □歯又は使用中の義歯がある □食事の介助が必要である	算定加算 □経口移行加算 □経口維持加算（Ⅰ） □経口維持加算（Ⅰ）及び（Ⅱ） 協力歯科医療機関名 （　　　　）
摂食・嚥下機能検査の実施* □水飲みテスト　□頸部聴診法　□嚥下内視鏡検査　□嚥下造影検査　□咀嚼能力・機能の検査 □認知機能に課題あり（検査不可のため食事の観察にて確認）　□その他（　　　）			検査実施日* 年　月　日	検査結果や観察等を通して把握した課題の所在 □認知機能　□咀嚼・口腔機能 □嚥下機能

※　経口移行加算を算定する場合は、*の項目の記入は不要です。

1．　経口による継続的な食事の摂取のための支援の観点*

※　当欄の項目に関しては、食事の観察及び会議を月1回実施の上、記入してください。

食事の観察を通して気づいた点
食事の観察の実施日：　年　月　日
食事の観察の参加者：□医師　□歯科医師　□管理栄養士/栄養士　□歯科衛生士　□言語聴覚士　□作業療法士　□理学療法士　□看護職員　□介護職員　□介護支援専門員

項目	
①　上半身が左右や前後に傾く傾向があり、座位の保持が困難である	□はい　□いいえ
②　頸部が後屈しがちである	□はい　□いいえ
③　食事を楽しみにしていない	□はい　□いいえ
④　食事をしながら、寝てしまう	□はい　□いいえ
⑤　食べ始められない、食べ始めても頻繁に食事を中断してしまう、食事に集中できない	□はい　□いいえ
⑥　食事又はその介助を拒否する	□はい　□いいえ
⑦　食事に時間がかかり、疲労する	□はい　□いいえ
⑧　次から次へと食べ物を口に運ぶ	□はい　□いいえ
⑨　口腔内が乾燥している	□はい　□いいえ
⑩　口腔内の衛生状態が悪い	□はい　□いいえ
⑪　噛むことが困難である（歯・義歯の状態又は咀嚼能力等に問題がある）	□はい　□いいえ
⑫　固いものを避け、軟らかいものばかり食べる	□はい　□いいえ
⑬　上下の奥歯や義歯が咬み合っていない	□はい　□いいえ
⑭　口から食物や唾液がこぼれる	□はい　□いいえ
⑮　口腔内に食物残渣が目立つ	□はい　□いいえ
⑯　食物をなかなか飲み込まず、嚥下に時間がかかる	□はい　□いいえ
⑰　食事中や食後に濁った声になる	□はい　□いいえ
⑱　一口あたり何度も嚥下する	□はい　□いいえ
⑲　頻繁にむせたり、せきこんだりする	□はい　□いいえ
⑳　食事中や食後に濁った声に変わる	□はい　□いいえ
㉑　食事の後半は疲れてしまい、特に良くむせたり、呼吸音が濁ったりする	□はい　□いいえ
㉒　観察時から直近1ヶ月程度以内で、食後又は食事中に嘔吐したことがある	□はい　□いいえ
㉓　食事の摂取量に問題がある（拒食、過食、偏食など）	□はい　□いいえ

多職種会議における議論の概要
会議実施日：　年　月　日
会議参加者：□医師　□歯科医師　□管理栄養士/栄養士　□歯科衛生士　□言語聴覚士　□作業療法士　□理学療法士　□看護職員　□介護職員　□介護支援専門員

経口による継続的な食事の摂取のための支援の観点		
	①食事の形態・とろみ、補助食の活用	□現状維持　□変更
	②食事の周囲環境	□現状維持　□変更
	③食事の介助の方法	□現状維持　□変更
	④口腔のケアの方法	□現状維持　□変更
	⑤医療又は歯科医療受療の必要性	□あり　□なし

算定加算	担当職種	担当者氏名	気づいた点、アドバイス等
経口維持加算（Ⅰ）			
経口維持加算（Ⅱ）			
食事形態の種類・とろみの程度 ※日本摂食・嚥下リハビリテーション学会嚥下調整食分類2013やその他嚥下調整食分類等を参照のこと			

2．　経口による食事の摂取のための計画

※　栄養ケア計画や施設サービス計画において記入している項目は、下記の該当項目の記入は不要です。また、初回作成時及び前月から変更がある場合に記載して下さい。

初回作成日　（作成者）	年　月　日　（　　　）		
作成（変更）日（作成者）	年　月　日　（　　　）		
入所（院）者又は家族の意向		同意者のサイン （※初回作成時及び大幅な変更時）	説明と同意を得た日 （※初回作成時及び大幅な変更時） 年　月　日
解決すべき課題や目標、目標期間			
経口による食事の摂取のための対応　経口移行加算			
経口維持加算（Ⅰ）*			
経口維持加算（Ⅱ）*			

図4　経口維持計画書

上手にすくうことができない」，「食具を口唇までもっていけずに捕食できない」場合が考えられる．咀嚼時の食べこぼしは，口唇閉鎖不全によるものが考えられる．口唇の運動機能障害だけでなく，口唇周囲の感覚機能の低下についても確認する必要がある．

「**⑯食物をなかなか飲み込まず，嚥下に時間がかかる**」は溜め込みの症状である．口腔の問題としては，歯の喪失により臼歯部の咬み合わせがなく，咀嚼する効率が悪い場合，口腔内の感覚低下や舌の運動機能の低下による食物の送り込みに障害がある場合が考えられる．一方，食物の認知機能の低下による問題も考えられる．普通食を単純な上下の運動で処理をしている場合は，食形態に合わせた口の動きができていないことが考えられる．一見すると咀嚼をしているように見えるため，介助者は誤った食形態を提供してしまうことがある．このような場合，よく咀嚼されないまま食物がそのままの状態で咽頭に送り込まれるため誤嚥，窒息のリスクが高くなる．よって，摂食嚥下機能評価を行い機能に適した食形態を提供する必要がある．

固形物を咀嚼するためには，天然歯や義歯による臼歯部の噛み合わせに加えて，口唇，舌，頬，下顎などの各咀嚼器官の協調運動が必要になる．特に，咀嚼側に偏る下顎の回転運動，口角の引き，舌の側方運動の観察は，咀嚼の可否を判断し，機能に適した食形態を提供するうえで重要な観察ポイントになる[1]．

「**③食事を楽しみにしていない**」，「**⑤食べ始められない，食べ始めても頻繁に食事を中断してしまう，食事に集中できない**」はいずれも認知症に伴う先行期の問題点に該当する．

認知症は中核症状と呼ばれる認知機能の障害が認められる．中核症状には，記憶障害，見当識障害，失行，失認，実行機能障害がある．これらの障害は，認知症高齢者の摂食行動にさ

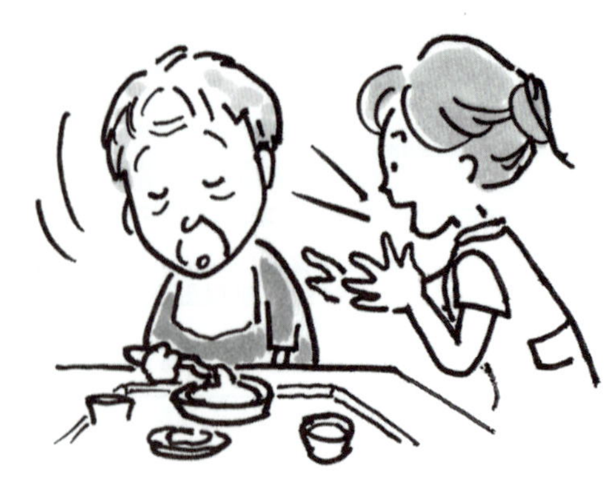

まざまな影響を及ぼす[2]（参照→P134）．

食事をする場所であることが理解できずに，食事を前にしても周囲をキョロキョロと見渡す場合は，見当識障害が考えられる．このような場合は，介助者が声かけをして，手をとり，食具を正しく持たせて食事を促すことで食事を始めるきっかけを支援することが大事になる．

失認により食物の存在が認識できない場合や失行により食具の使い方がわからない場合は，食事の中断により最後まで食事ができないことがある．対応としては，複雑な模様の絵皿は避けるようにして，食事に必要な食具だけを置くこと，おにぎりやサンドイッチなどの手で食べることができる食事を提供することで情報過多にならないように，より単純化したわかりやすい食事メニューを心がける．

実行機能障害は，順序立てて食べることができないため早食い，詰め込みといった先行期の障害が認められる．よって，ペーストやミキサーへの食形態の変更や食事介助が必要となる．また，アルツハイマー病の早期にみられる症状の一つに嗅覚の低下が報告されている[3]．嗅覚の低下は，食思不振や食事への興味がなくなる原因とも考えられる．

認知症においてはBPSD（behavioral and psychological symptoms of dementia）と呼ばれる随伴症状によっても摂食行動は影響を

受ける．暴言，暴力，易怒性により，**「⑥食事又はその介助を拒否する」**といった症状が観察される場合がある．また，妄想，幻覚により“食物に毒が入っている”，“食物の上にヘビがいる”と思い込み，食事自体を拒否することがある．夜間せん妄によって昼夜逆転が起きている場合は，睡眠障害のため**「④食事をしながら，寝てしまう」**といった症状が観察されることがある．

■食事時の姿勢，介助方法と観察ポイント

次に環境の問題として食事時の姿勢，介助方法について解説する．食事中の体幹姿勢は，垂直からやや前屈位が適切であるため，テーブルと椅子の高さが適切な位置にあるかを確認する．また，股関節，膝関節の角度が約90度に保たれ，足底部が床に接地しているかを確認する．さらに，体幹だけでなく，頸部の角度についても評価する．**「②頸部が後屈しがちである」**と食物を誤嚥しやすい環境になるため，頸部後屈位の場合は，後頭部にタオルやクッションを挟んで舌背面が床と平行となるような角度をとらせるようにする．

介助方法については，介助側の誤った介助法が誤嚥リスクに影響することがある．一口の量が大きい場合，食事介助のペースが速い場合は，口腔咽頭機能が良好であったとしても誤嚥のリスクが高く，安全に食事を行うことは困難となる．また，スプーンの上にのせた食物をすべて食べさせようとすると，スプーンのボール部を口の奥に入れ込むような介助や上口唇にスプーンを擦り付けるような介助をしてしまうことがある．このような場合，スプーンが歯やのどに当たる不快感から食事拒否につながる場合やスプーンの引き抜き角度によって頸部が後屈し，誤嚥リスクが高くなることがある．よって，ミールラウンドにおいては，これらの誤った介助方法を行っていないか，指示した介助方法が継続されているかが観察ポイントになる．

多職種協働によるカンファレンスの効果

多職種協働で行うカンファレンスやミールラウンドの有効性は，菊谷ら[4]の報告にあるように，入居者の栄養状態，摂食嚥下機能およびその介助方法，ケアプラン等を職種間で共有できることにある．よって，ミールラウンド時には摂食状況や介助方法のビデオ録画を行い，ミールラウンド後のカンファレンスでビデオによる摂取状況の再確認を行うことが重要と考える．また，ミールラウンドにより新たに提案した食形態や介助方法を継続していくためには，多職種によるカンファレンスにおいてそれぞれの立場からの意見交換を行い，決定したケアプランを施設職員の間で共有していく必要があると考える．

まとめ

食べることを支援していくためには，口腔・咽頭機能の評価に加えて，ミールラウンドによる実際の食事場面の観察から食べ方，食べる環境を評価し，食べる機能を総合的に評価することが重要となる．そして，多職種が協働して評価を行い，共有化しながら摂食支援にかかわっていくことが大切であると考える．

文 献

1）高橋賢晃，菊谷　武，ほか．嚥下内視鏡検査を用いた咀嚼時の舌運動機能評価—運動障害性咀嚼障害患者に対する検討—．老年歯学 2009；24（1）：20-7.

2）須藤紀子，鳥羽研二．各病態別栄養管理・ケアの現状　3）認知症．Geriat Med（老年医学）2007；45：251-8.

3）Devanand DP, Lee S, et al. Olfactory deficits predict cognitive decline and Alzheimer dementia in an urban community. Neurology 2015；84：182-9.

4）菊谷　武，高橋賢晃，ほか．介護老人福祉施設における栄養支援—摂食支援カンファレスの実施を通じて—．老年歯学 2008；22：371-6.

7 ミールラウンド―食事場面のチェックポイント

病院での食事を診る

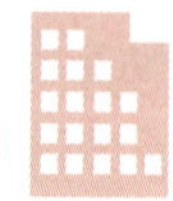

はじめに

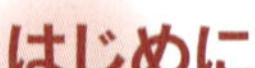

筆者は療養病床に勤務する管理栄養士であるが，現在，療養病床において摂食嚥下障害を有する患者は，10年ほど前に大半を占めていた脳血管疾患後遺症によるものだけでなく，死因の第1位であるがんや患者数の増加している慢性閉塞性肺疾患（COPD）のほか，筋萎縮性側索硬化症（ALS）をはじめとした難病など多岐にわたっている．

リハビリをし，老健施設等へ退院できるケースもあるが，平成28年度診療報酬改定に伴い，療養病棟入院基本料の算定用件に医療依存度の高い患者の割合が明記されたことで，これまで以上に終末期ケアを中心としたかかわりが予想されている．終末期をいかに穏やかに自分らしく迎えることができるかを願い療養生活を過ごしている入院患者にとって，自身の疾患に対する想いはさまざまであるが，終末期という限られた時間のなかでは，食への要求が大きくなることも珍しくない．

食事の作り手である厨房職員も一丸となったチームによるケアは必須であり，さらにリスクを考慮したうえでの対応を強いられることもあり，知識とすべての経験症例が，次につながっていくことを痛感させられる毎日である．

本稿では病院勤務で経験した実際のケースを基に食事場面のチェックポイントを提示する．

摂食嚥下障害と経口移行訓練

■ケース1：経口移行訓練中のチューブ

61歳女性．熱中症に伴う脳障害のため，NGチューブを挿入し経腸栄養中．同室患者の食事に興味を示し，食べたいとの訴えがあったため嚥下状態評価し，咀嚼嚥下状態良好なため訓練開始．開始後，摂取量増加とともに嘔吐反射出現．NGチューブ抜去時評価では嘔吐反射なく，原因はNGチューブによるものと判断されたが，訓練時におけるNGチューブの抜き挿しは負担が大きく，経口摂取のみによる栄養確保もむずかしいため，訓練中断となった．なお，家族希望により胃瘻（PEG）造設は不可能．

対応： 外部研修会にて摂食嚥下障害治療を得意とする耳鼻科医に相談．NGチューブを10～

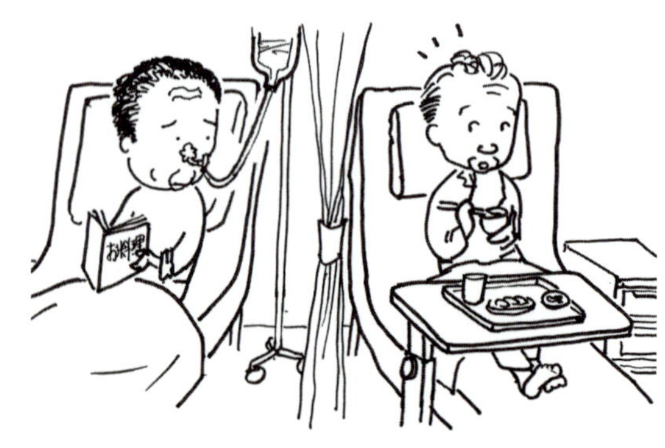

8Fr にして対応してみるよう助言あり．10Fr に変更し，NG チューブ挿入下で再度訓練実施．嘔吐反射の出現なく，嚥下状態良好なため，訓練継続し，摂取量が増加したため経口摂取へ移行となった．

ポイント：さまざまな理由により，長期的に NG チューブ挿入下で経腸栄養を実施している患者が増加している．むずかしいケースも多いが，他施設での経験や，専門医への相談は解決方法を見出せることも多く，地域間での情報共有，連携が重要である．また急性期では摂食不能であると診断されていても，療養中に機能改善がみられるケースも多く，経口移行できることも少なくない．食に興味を示す行動や，食への訴えの有無など，日々の患者状態の把握がポイントとなる．訓練が進むにつれ，主たる栄養の確保をどうしていくかが重要な課題となるが，順調なケースばかりでは決してなく，お楽しみ程度の経口摂取が最終ゴールとなることも多い．成功失敗ではなく，QOL や ADL 向上が図られることが目標である．

摂食嚥下障害と食器選定，セッティングについて

■ケース 2：ご飯の「認知」の障害

80 歳女性，総義歯．食事摂取は自立しているが，重度認知症のため，意思疎通困難．担当看護師より主食のご飯を残しがちなので，硬くて摂取できないのではと思い全粥への変更を検討したいと管理栄養士に相談あり．ラウンド時に確認すると，主菜，副菜は摂取できているが，主食であるご飯は茶碗手前側のみが 2，3 口摂取されたまま残っている状態であった．

対応：患者に声かけをし，ご飯を食べてもらうも咀嚼嚥下状態は問題なし．摂取状況から，茶碗の内側が白いためにご飯の識別ができなかったのではないかと考え，内側が朱塗りのお椀にご飯をよそい提供．全量摂取可能となった．

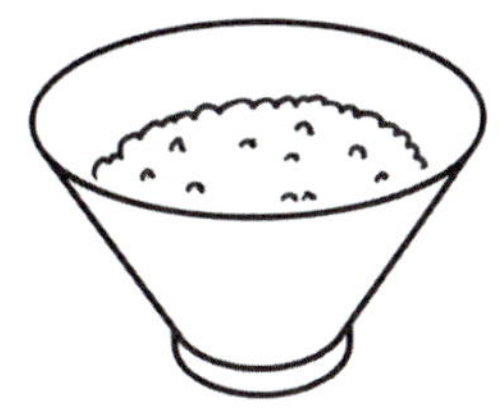

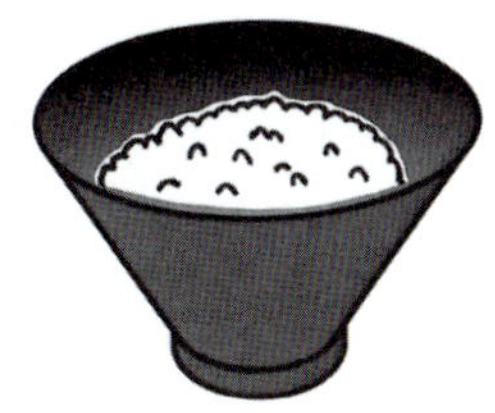

ポイント：白内障や糖尿病性網膜症，認知症などにより，視覚障害や視野欠損がある場合などに，同色のものが判断できないことがある．このケースでいえば，ご飯とご飯茶碗の色が同じ白であったため，識別できていなかった．同様のケースを複数経験し，現在はすべての患者に内塗りの施された茶碗を使用し効果的である．

■ケース 3：自助食器のセッティング

78 歳男性．脳梗塞後遺症による片麻痺あり．自助食器，自助スプーンを使用し自力摂取しているが，摂取量が安定しないと管理栄養士に報告あり．十分に捕食できておらず何か問題があるのではとのこと．ラウンド時に確認すると，自助食器のカーブが手の可動域と逆にセッティングされている状況であった．

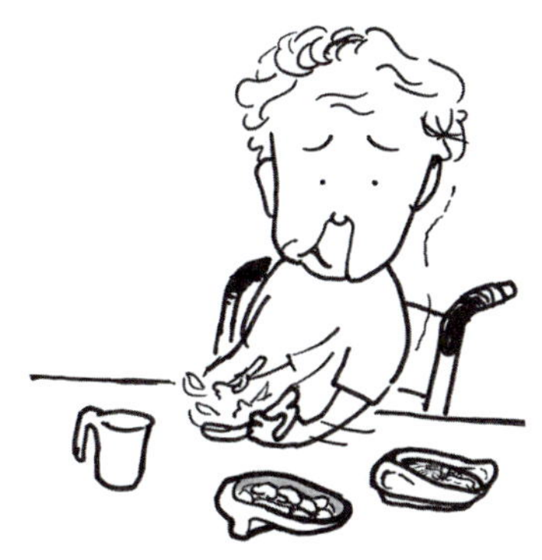

対応：介護スタッフに声かけし，正しいセッティング方法を実践．その状態で患者に摂取を促すと，カーブに沿ってスプーンですくうことができ，上手に摂取できた．

ポイント：**セッティングひとつで摂食状況は良くも悪くも変化する**．可動域に合わせた食器，補助具の選択は，摂食嚥下障害患者においても重要な要素となる．今回のケースは食事介助の場面では基本的な対応であり，教わらなくても誰もがしていると思われるかもしれないが，業務に追われるなどで意外にできていないことも多く，時折チェックが必要である．セッティングと同じく，食事を摂取する際の姿勢にも注意が必要であり，座位保持が困難であればベッド上でオーバーテーブルを使用することも効果的である．

摂食嚥下障害と食事提供方法について

■ケース4：一口サイズのおにぎりと仕切り付き皿

68歳男性．低酸素脳症による摂食嚥下障害あり．訓練により経腸栄養から経口摂取へと移行可能となったが，先行期に障害があり，介助による摂取は拒否．おしぼりを口に入れるなどの異食行為も目立つため，担当看護師より提供方法に相談あり．手指に運動障害があり，箸は使用できないがスプーンは使用可能なため，主食はおにぎりにして提供していた．摂食状態を確認すると，おにぎりはそのまますべて口に入れようとし，主菜副菜はスプーンを握り口に運ぶことはできるが，一口量の調整が図れずにたくさん詰め込み，お皿が空になっていても持ち替えることができず，ずっと空の食器をスプーンですくっている状況であった．また，ある一定時間を過ぎると食事に集中できない様子もみられた．

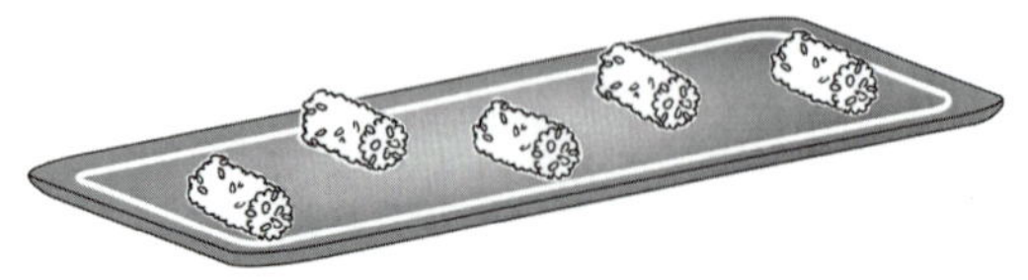

対応：安全な経口摂取の継続を目標に，食事量を調整．不足エネルギーは患者の嗜好を考慮した嚥下しやすい少量高エネルギーのゼリーなどを付加し対応．おにぎりは一口サイズにし，平皿に一つひとつの間隔を空けて盛り付けて提供し，詰め込みを防いだ．主菜副菜は，ふち周りに立ち上がりのある仕切り付き皿に提供し，持ち替えず摂取できるように工夫．提供方法改善後は，自力摂取でも安全，良好に摂食可能となり，体重の増加も認められた．

ポイント：経口移行訓練から通常の食事を摂取できるようになった患者の場合，訓練時と異なり対応がむずかしくなることがある．また，異食行為などがあると，食事はむずかしいと判断されがちである．今回のケースでは見守りを遵守し，介助による摂取ではなく自力摂取を促すことで「食べる」ことへの一連の流れがスムーズとなったが，食形態はもちろん，提供方法を一人ひとりにあった形へと変更したことが効果的であった．同時に，経口移行した患者の場合，さまざまな要因により十分な食事量を安全に摂取できないことも多く，補食の検討や調理上の工夫をし，食事が負担になることや，誤嚥のリスクを助長することのないよう配慮することが重要である．

摂食嚥下障害と水分提供方法について

■ケース5：ストローでむせた症例

82歳男性．脳梗塞後遺症による軽度の嚥下障害あり．総義歯にて全粥原形菜を摂取しているが，水分などはゆるめのとろみを付け対応．朝食時にむせこみがあったとのことで食形態確認の依頼あり．訪室すると，オーバーテーブル上に通常より濃い濃度のとろみが付いたお茶が提供されていた．ケアスタッフに問うと「むせたと聞いたので濃いとろみで準備した」と返答あり．患者本人に様子をうかがうと「食事はおいしく食べたが，ストローでお茶を飲んだらむせた」とのこと．

対応：これまで摂取可能であったゆるめのとろみを付けたお茶を，コップから飲んでもらい嚥下状態確認．問題なく摂取できたが，ストローによる摂取では，摂取後に軽いむせがみられた．続いてゼリー摂取による咀嚼嚥下状態の確認も行ったが，咀嚼，嚥下とも良好であった．この日も含め朝食時の覚醒状態は良好であるとのことから，ストロー使用時にお茶が口腔内に入るタイミングと，入ってくる量がつかめておらず，むせている可能性が考えられた．食形態の変更はせずにストローの使用を禁止し，とろみは従来と同じゆるめのとろみにて対応していくことで様子を見たが，その後も誤嚥なく経過した．

ポイント：「むせた」という情報があると，現場では「とろみがゆるい」，「食形態がよくない」とすぐに判断されがちである．今回のようにストローでむせたことがはっきりしていればよいが，そうでない場合には本当の原因を探る前に，食形態を落とす，とろみを強くするといった安全策を講じてしまい，残存機能に反して強いとろみになってしまったことでよりむせる，水分を摂取しなくなるといった悪循環が生じていることもある．同様に**食事量が少ない本当の理由が，形のあるものが食べられるのに提供されていないことが原因である**ということも少なくない．むせる＝誤嚥という感覚は，誰もが一度は経験したことがあるものであり理解しやすいが，その一方でむせない，むせる力がないことによる不顕性誤嚥があることについての理解も必要である．ストローのように吸うといった動作は，しばしば嚥下障害の原因となる．同様に，麺類もすするといった動作によってむせてしまうことがある．「麺禁」の情報にて転院されてきた患者から麺類を食べたいという訴えがあり，よくよく聞くと「麺を食べてむせたからダメだといわれた」というケースに遭遇するが，麺の長さを調節する，汁にとろみを付けるなど，咀嚼嚥下状態に合わせた対応をすることができれば十分摂取可能であることも多い．起こりうるリスクも想定した安全な食形態での食事提供は誤嚥予防に重要であるが，残存機能を評価し最適な食形態であることが重要であり，医療者側の安全の押し売りにより決定された食事内容により，患者のQOL向上を妨げないよう注意が必要である．

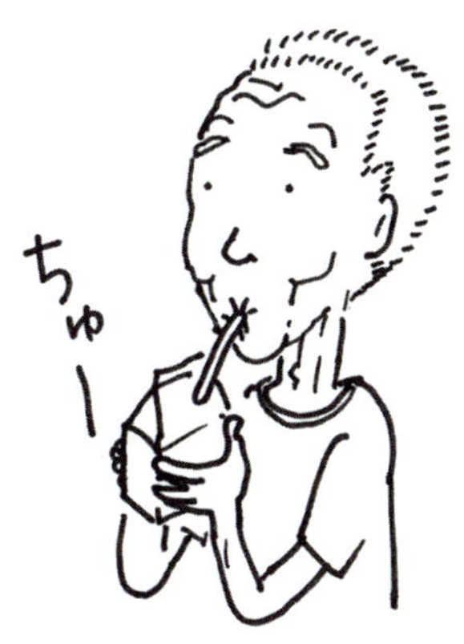

摂食嚥下障害と疾患について

■ケース6：あえて大きいスプーンに変えた症例

64歳女性．ALSによる運動障害あるも，入院時食事は自力摂取可能であった．最近，四肢麻痺のレベルが進み，患者理解のうえで食事は全介助となったが，自力摂取時よりも食事量が減少し，無気力気味と担当看護師より相談あり．訪室し患者に様子をうかがうと，「病気になってから一番の楽しみが食べることであったのに，自分で食べられないうえに，今はスプーンで少ない量しか口に入れてもらえない．食べている感覚がなく，ふとした拍子にひっかかりそうで怖い」との訴えあり．

対応：以前経験したALS症例も，口腔内の知覚麻痺を訴えており，一口量がやや多く，捕食の際に口を大きく開ける必要がある口径の大きいカレースプーンでの食事介助を希望されていたため，嚥下状態確認のうえで導入．「食べている感覚がわかる」と食事摂取量も改善し，精神状態も安定した．現在も誤嚥なく経口摂取継続中である．

ポイント：食事介助においては，通常口径の小さいティースプーンが適しているとされているが，難病など特殊なケースにおいては，思わぬ対応が功を奏すこともある．病状の進行具合も早いため，摂食嚥下状態の確認や形態変更も随時必要であるが，**患者の声をよく聞き，できる対応があれば実践してみることも，摂取量の改善や精神的安定を図るうえで効果的である**．

■ケース7：最期まで口から食べる喜びを

84歳女性．肝臓癌，多発転移あり．これまでは在宅にて療養し，食事も家族と同じ形態であったが，このところ食事や水分でむせることが多く十分に摂取できていない，在宅では不安とのことで入院となる．腹水，浮腫著明．

対応：患者および家族の今後の希望を確認．患者より「気分がよいときは少しでよいから食べたいと思う」，家族より「本当は食べることが好きなので，最期まで可能な限り食べさせてあげたい」との声あり．さっそく，摂食嚥下状態を評価するが，腹水貯留による腹部症状の訴えはあるものの，嚥下状態は良好．疼痛コントロールのために麻薬の使用を開始してから傾眠傾向であるとの情報から，水分や食事の摂取に問題がある際は，覚醒状態もよくないことが予測された．食事は全身状態を考慮し，食事量を通常提供の半分に調整した内容とし，食事の時間に

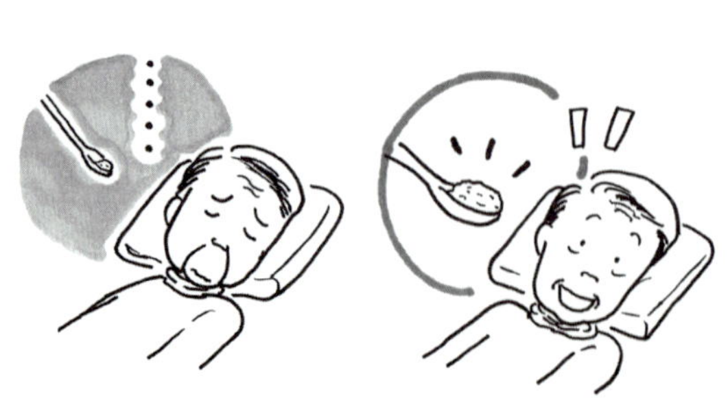

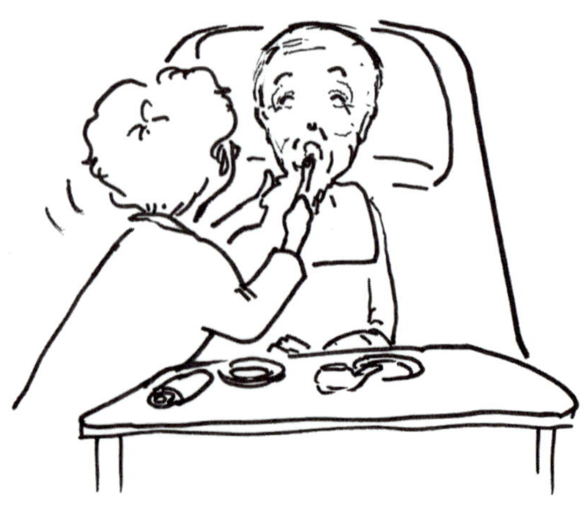

覚醒してない場合は無理に摂取を促さず，患者本人の意欲がある際のみ提供することとした．次第に全身状態は低下し，咀嚼嚥下もゆっくりとなっていったが，病状を把握した調理師の工夫で，ネタを噛み切りやすいように飾り包丁を入れたお寿司や誕生日のケーキなど，少ない量ながらも経口摂取継続され，穏やかな時間を過ごされたのち永眠された．

ポイント：終末期における摂食嚥下障害の対応は，患者のQOL向上が主であり，栄養摂取の充足ではない．日々変化していく全身状態を考慮しながら，患者や家族の希望をどのように実現していけるかが課題であり，目標である．そのためには，病状とリスクに対する十分な理解が，医療チームと家族の間になされていることが必要であり，多職種協働でいかに柔軟な対応ができるかどうかが重要である．

おわりに

病院において摂食嚥下障害を有する患者の対応で重要なポイントとなるのは，対象患者の病期と予後である．急性期および回復期に生じる摂食嚥下障害はその原因疾患に起因した場合が多くリハビリ的要素が強いが，慢性期に生じる摂食嚥下障害の多くは，患者の抱える複数の病気が関係し，さらにその後遺症や加齢などの要因により摂食嚥下障害を呈しているため，その対応は多岐にわたってくる．

いずれの場合においても，摂食嚥下障害ケアをする際には，抱えている疾患の特性や影響を知っていることが不可欠であり，摂食嚥下障害とひとくくりにせず，まずは病期におけるそれぞれの役割を熟知したうえで，効果的なアプローチ方法について，多職種協働で検討することが望ましいと考えられる．

文 献

1）市村久美子，編．リハビリナースの摂食・嚥下障害看護（リハビリナース2010年秋季増刊）：MCメディカ出版；2010.

2）吉田貞夫，編．静脈栄養・PEGから経口摂取へ（Nursing Mook 65）：学研；2011.

3）藤島一郎，栢下　淳，監修．経口摂取アプローチハンドブック（ヘルスケア・レストラン別冊）：日本医療企画；2015.

4）吉田貞夫，編．認知症の人の摂食障害 最短トラブルシューティング 食べられる環境，食べられる食事がわかる：医歯薬出版；2014.

*　　　*　　　*

施設での食事を診る 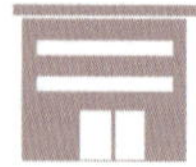

はじめに

生活の場である施設では24時間体制の看護師や常勤の医師はほとんどおらず，PT，OTの配置も少ないために積極的な医療体制という面では，不十分な点が多いのが現状である．2015年4月の介護報酬改定の重点項目に，口腔・栄養管理への取り組みの充実が示された．経口維持加算の算定要件に多職種での食事観察や会議等のプロセスを組み込むなど，摂食嚥下機能や認知機能が低下しても，口で食べる楽しみを得るための支援強化が図られた．

近年，介護老人福祉施設は，要介護3以上から入所する制度となったことから，身体的機能障害，摂食機能障害を有するケースが多くなり，さらに長期利用による高齢化で重度化も進み，看取り期の対応等も増えてきている．入退院をくりかえす高齢者では免疫力の低下から感染症や褥瘡，唾液の誤嚥による誤嚥性肺炎等を発症することも多く，介護の現場でも食事前の喀痰吸引や経腸栄養による摂取など専門的ケアの援助も多くなっている．

経口維持の取り組みとミールラウンド

食事については，咀嚼嚥下障害だけでなく，認知，不穏，記憶障害から起こる摂食不良と身体機能の低下を考慮した食事介助技術・嚥下調整食の対応が求められている．摂食機能と適切な食事形態が栄養改善には欠かせない対応であることから，施設入居の際には，**多職種と連携しながら食事中の食介護のアセスメント（表）を実施して食べることの問題がないかを評価し，ミールラウンドにより日々の変化をチェックする**．

摂食嚥下残存機能評価，咀嚼の程度，舌の動き，口腔内麻痺の程度など摂食嚥下の状況を評価し，摂食状況に合わせて食具・食形態を検討し，姿勢や食環境を整え窒息等の危険を回避しながら，食べやすく形態調整を実施して経口維持の取り組みをしていくことが必要である．

生活の場の施設における食事場面のチェックポイント

高齢者にとって，食事は最大の楽しみであり，食べ慣れたものを今までと同じように食べたいと願っている．しかし，さまざまな障害によって普通の食事をとることができなくなり，食べることの幸せを失う事例も多くみられている．生活背景をしっかり把握したうえで適切な食の対応をしていくことが重要である．

■チェック項目

・生活歴，生活背景　・本人，家族の意思

・家族の食支援の意思　・栄養，食事に関連する既往歴　・誤嚥性肺炎の経過と原因　・リスクの予測　・睡眠，排泄の状況　・生活リズム，傾眠の傾向　・認知機能，集中力の低下　・言語の理解，状況判断能力，見当識障害など　・介護拒否　・食事摂取状況　・体重減少の経過と原因　・栄養状態　・血清アルブミン値，貧血，CRP，免疫力　・向精神薬の使用有無，内服薬の変更　・痰がらみの有無

入居者にかかわるスタッフは，その人の心身の状態を知り，その日の体調を感じ取る能力が必要である．食べている人をよく観察しながら介助することが重要である．

また，家族が食事介助される際，食べさせたい思いから，誤嚥を生ずるケースもあるので，食事内容の理解と情報を密に指導していくことも必要である．

摂食機能・状況に合わせた食形態を提供し，多職種協働で摂食方法や食環境を工夫していくことで安全に摂取することが可能となり，必要栄養量を確保でき，栄養状態の維持改善がみられてくる．

食介護のアセスメントと対応例

食介護のアセスメントとその対応例を**表**にまとめ，その実際について**図1～5**に具体例を示した．食事環境を整え安全でリラックスできる

表　食介護のアセスメント

観察ポイント	摂食状況（例）	対応（例）
覚醒状態	●ボーっとしている． ●食べ物を口の中に入れたまま，咀嚼嚥下が止まってしまう． ●食事に集中できない．	○覚醒のよいときに食事をする工夫や，口腔冷却刺激，マッサージで覚醒レベルを高める．参照→図1，2 ○食事環境・姿勢などを見直し，精神面での安定を図る．
食べ物の認知	●食べ物の認知が悪い． ●食べ始めることができない． ●食欲がわかない．	○五感（味覚・嗅覚・視覚・触覚・聴覚）の評価・観察． ○認知しやすいように，食器の位置を変えたり，手を添えて食べるための補助動作を促す．
姿勢・座位の保持	●座位の保持ができない． ●円背． ●姿勢が不安定・頸部が緊張している．	○姿勢や体幹を保持しやすいようにマット等を入れ，安定した姿勢で食べやすく工夫する． ○頸部や肩のマッサージで緊張をほぐす．
口への取り込み一口量	●1回量が極端に多い． ●食べ物が口からこぼれる． ●取り込むことができない．	○摂食がしやすいよう介助スプーンの選択．参照→図3 ○口へ取り込みやすい食形態に工夫し，必要に応じて食事介助を行う．参照→図4
舌・頬・顎・唇の動き	●舌や頬，口唇の麻痺． ●口唇の閉鎖がしっかりできない． ●食べ物を口腔にためたままになっている． ●舌での食塊形成および保持が困難．	○口腔マッサージ．参照→図2 ○症状に合わせ，軟らかな食事や，とろみ付けまたはゼリー状にし，まとまりのある食形態にする． ○べたつきが少なく，なめらかでのどごしのよい食形態にする．
咀嚼状態（回数）	●歯がない． ●義歯が合わない． ●咀嚼回数が少なく，咀嚼力が弱い．	○歯科治療・指導を受ける． ○まとまりがあり，軟らかなメニューに変更し，食べやすくする．
嚥下反射	●送り込みができず，嚥下時間が長い．	○状態に合わせ，飲み物や食事をとろみ付けやゼリー状にし，まとまりのある食形態にする． ○口の中に食べ物が残っていないか確認してから，次のものを口に取り込む． ○嚥下したものがのどに残るときは，空嚥下，またはゼリーやとろみで交互嚥下をする．参照→図5 ○口腔ケアの徹底．
むせの有無	●嚥下と同時，または嚥下後にむせを生じる ●食事中や食後に，湿性嗄声がみられる．	

（増田邦子：食介護のためのアセスメント）

舌を前後左右に
動かす
毎食前の
献立表示を読む
きょうのメニュー

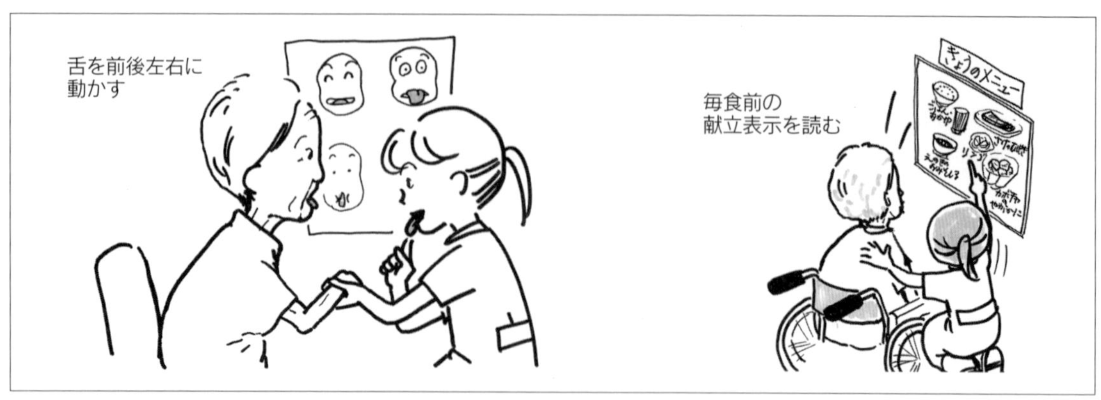

図1　口腔の動きをよくする工夫：舌体操（左）と発語訓練（右）

下顎骨に沿って
耳の下辺りまで
ゆっくりと押す
頬・口腔周囲も
マッサージする
舌の中央を下に
ゆっくり押して，
舌全体をもみほ
ぐし，手前に引
き出すようにす
る

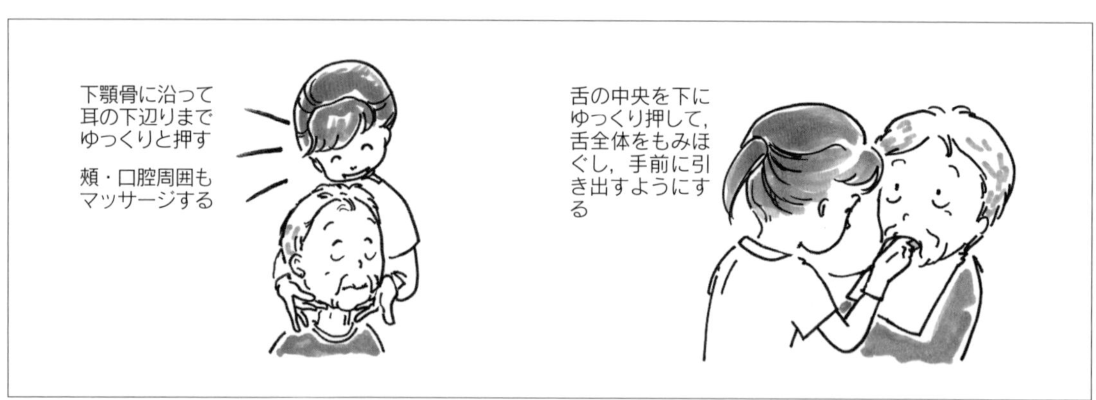

図2　口腔の動きをよくする工夫：口腔周囲のマッサージ（左）と舌のストレッチ（右）

温かい雰囲気で食欲を増す工夫が必要となる．

■口腔の動きをよくする工夫（図1，2）

脳と身体に食事の準備をさせるため，また口腔機能を維持するために食前の口腔体操や嚥下体操を取り入れる．

認知症や指示が入りにくい方には舌体操では図を見せて舌を前後左右に動かし，心身のリラクゼーションを行う．介護者との会話や，毎食前の献立表示を読む訓練，言葉遊びなどで**発語の促しを行い，生活のなかでリハビリを行う**．その人の興味やできることから介入していくことが大切である（**図1**）．

図2に示すように口腔周囲のマッサージ，ストレッチを行う．下顎の下を爪を立てないように注意しながら指で押し，下顎骨に添って，耳の下辺りまでゆっくりと押してマッサージする．唾液腺を刺激し，飲み込むときに舌を挙上する力をつける．また，舌の中央を下にゆっくりと押す（嘔吐反射が強い人の場合は，様子を見ながら行う）．声かけをして，自分の力で舌を動かす体操，指で上唇・鼻翼付近のストレッチをすることで，口腔の動きがよくなり発語・食事がしやすく，摂取意欲が向上する．

■食べ物を口腔に取り込みやすくする工夫（図3，4）

適正な食事形態と一口量での取り込み，嚥下を確認して，次の一口を摂取することが大切である．口唇での捕食が困難な場合は，スプーン

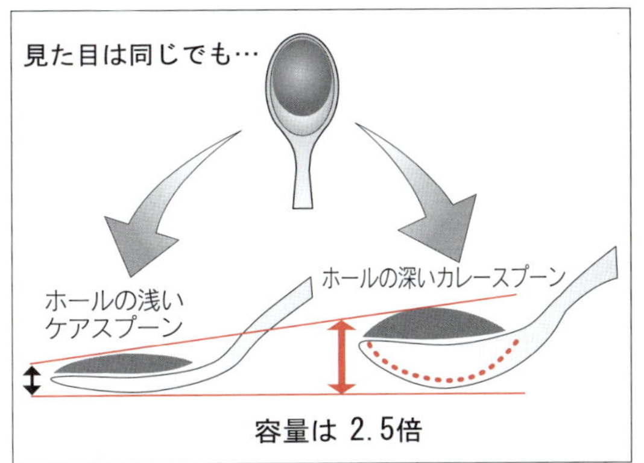

図3　食べ物を口腔に取り込みやすくする工夫：適切なスプーンの使用

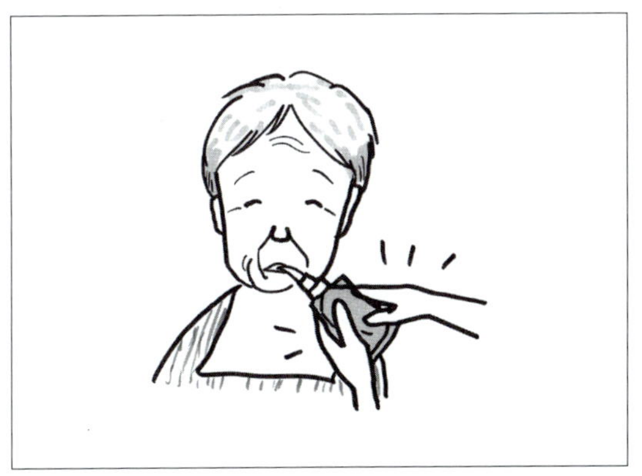

図4　食べ物を口腔に取り込みやすくする工夫：シリコンノズルの使用

のホールは浅めで小さく，舌背中央に入るようなサイズがよい．**大きいスプーンは捕食の際にすすって吸気と嚥下のタイミングを損ない，むせを引き起こしやすい**．また，見た目は変わらないようでも，ホールの深いカレースプーンはホールの浅いケアスプーンの約2.5倍量あるため，一口量が多くなり口唇からこぼれ，誤嚥しやすくなるので注意する．食物を口腔に取り込みにくい場合，ドリンクゼリーなどのパックに先の細いシリコンノズルを装着し，口角から入れやすいようにするのも一つの方法である．飲み込んだことを確認しながら，ノズルから適切な一口量を指で押し出すのが，誤嚥を防ぐポイントである．

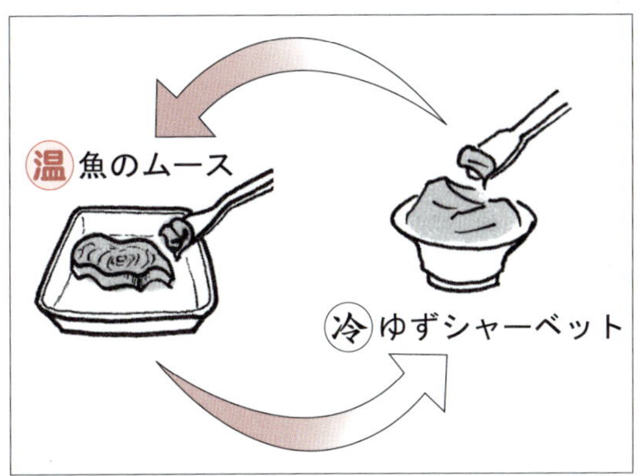

図5　嚥下しやすく，むせにくくする工夫：温冷の交互嚥下

■嚥下しやすく，むせにくくする工夫（図5）

嚥下調整食では食材や調理法，食べるときの温度によって，なめらかさや飲み込みやすさの違いがある．嚥下反射を誘発するために，なめらかでのどごしのよい物性の嚥下調整食を**温かいものと冷たいものの交互嚥下で刺激**し，摂取方法を工夫する（温:魚のムース，冷:ゆずシャーベットなど）．食物がのどに残るときは，とろみ水やゼリーで交互嚥下することで嚥下が良好になる．

■水分補給の工夫と，とろみ調整食品の使用

（参照→P75，82）

入居者の脱水を予防するためにも，点滴など医療行為のできない施設では介護者による水分管理の工夫は重要である．特に**むせがあり飲み込み困難な人には，水分摂取時のとろみ調整食品使用時は，食材による違い，温度による粘度の経時変化に注意する**．日頃の入居者の摂食状況と合わせてとろみ調整食品の使用濃度を検討し，薄いとろみ，中間のとろみ，濃いとろみなど個々に決定する．誰でも均一な濃度で提供できるようにとろみ調整食品の使用方法のマニュアルシートを作成する．いつも決まったカップで，水分量に対してとろみ専用スプーンを使用する（○○ cc カップにスプーン○杯）．スプー

ンでのとろみ調整食品のすくい方（すりきり1杯）にも注意して作成する．

とろみ調整食品を嫌う人もいるが，味に変化をつけゲル化剤でゼリー状などにして，個々に安全なテクスチャーや摂取方法を検討する．体幹保持ができないときや多動のときは，スウィング式車椅子に変え，らくらくゴックンや，ドレッシングボトルに先の細いシリコンノズルなどを使用しても飲みやすくなる．摂食時リクライニング30度レベルでは，早期咽頭流入や口腔からのこぼれを予防するため，とろみ調整食品を使用することで回避できる．自力摂取のときには，摂食状況にあった食べやすい食具で一口量などを検討し，姿勢についても注意していく．水分摂取が良好になると口腔内がうるおい，飲み込みや食物の送り込みもスムーズとなる．

食事の摂食が困難なときには，口腔機能の状態に合わせて栄養補助食品の水分を**テクスチャー調整し，不足栄養量を摂取することにより栄養状態も改善する**．

おわりに

摂食嚥下障害に起因する「誤嚥性肺炎」，「低栄養」，「脱水」等のリスクをもつ高齢者に，食事場面の観察を実施し，経口維持計画を作成，多職種の連携で個々の摂食状況に応じた食形態調整や，口腔ケア・リハビリを実施して経口での摂食方法を工夫していくことで，要介護高齢者の全身状態を改善できるケースもあり，**最期の一口まで口から食べる喜びを実現していけるよう援助していく**ことが大切である．

文献

1）増田邦子．介護老人福祉施設での嚥下調整食の取り組み．臨床栄養 2011；119：386-91.

2）増田邦子．介護老人福祉施設における高齢者の食事と問題点．高齢者用食品の開発と展望：シーエムシー出版；2012．p282-7

3）手嶋登志子，大越ひろ，増田邦子，ほか：おいしく食べてQOLを高める高齢者の食介護ハンドブック：医歯薬出版；2007.

＊　＊　＊

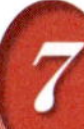

7 ミールラウンド―食事場面のチェックポイント

在宅での食事を診る

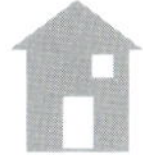

はじめに

摂食嚥下障害は，在宅療養者にも多くみられ，原因としては，認知症，脳血管障害の後遺症，パーキンソン病などの神経変性疾患，舌や喉頭がん，また加齢による筋力低下などがあげられる．

「食べる」という行為は，個人の身体機能，食事をする環境などによって大きく左右され，特に在宅においては医療の専門職が常にいる環境ではないため，家族（介護者）の介護力にも合わせて安全に食事が提供できる環境を整える必要がある．在宅療養者のなかには経口摂取が困難となり胃瘻を造設している療養者も少なくないが，そのような状況でも本人または家族が経口摂取を希望し，お楽しみ程度から1食程度経口摂取をしている療養者もみられる．しかし，なかには自己判断でリスクの高い食事摂取をしている場面に遭遇する機会も多い．

在宅でも，安全に食事摂取ができるよう，管理栄養士や他の専門職の介入が必要であり，療養者の経済状況から生活環境までトータルに把握し，実践可能なアドバイスが求められる．

摂食嚥下障害のある在宅療養者へ介入する際のポイント

■生活環境を知る

在宅では，病院や施設のように整った環境ではないことに加え，特に摂食嚥下障害のある療養者はさまざまなリスクを抱えているケースが多く，療養者の状態とともに利用できるサービスや生活状況を把握する必要がある．

主に必要な情報として，経済状況，介護者の有無や状況，食材の調達は可能か，地域で利用できるサービスはあるか（配食サービス，デイサービス，訪問介護など），地域に医師・看護師・歯科医師・セラピストなどの訪問できる専門職がいるかなどがあげられる．

背景を知ることで，利用できる食材やサービス，連携する職種などが決定する．

■摂食嚥下障害の原因は何かを知る

「摂食嚥下障害の原因は何か」を知ることもとても大切であり，原因によりアプローチ方法も変わってくる．

原因は，認知症によるもの，義歯が合わない，加齢に伴う筋力低下，脳血管障害の後遺症からくるものなど多岐にわたる．義歯が合わない場合には，歯科で義歯を調整してもらうだけで容易に食べられるようになるケースも少なくない．

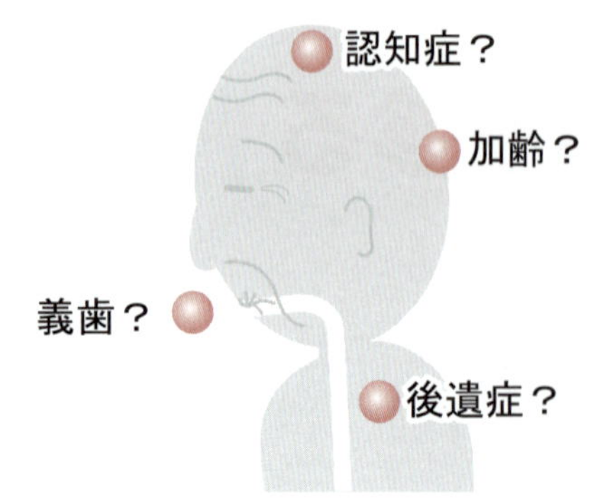

なかでも摂食嚥下障害のある在宅療養者によくみられる認知症は，アルツハイマー型認知症，脳血管性認知症，レビー小体型認知症など種類があり，やはりそれぞれにアプローチの仕方も変わってくるため，どの型の認知症なのか知ることも大切となる（**表**）.

脳血管性の認知症では，訓練により回復が見込まれる場合もあるが，そのほかの認知症ではなかなか改善がみられないともいわれている．認知症のほとんどが進行性であり，初期には自食できていた人も徐々に自分では食べられなくなり，摂食嚥下障害も強くなる傾向がみられる[1).

在宅では見極めがむずかしい状況もあり，自食できている療養者にそのまま食事をとり続けてもらうことで，窒息や誤嚥の危険性が高くなっているケースもあり，それぞれの特徴を知り未然に誤嚥を防ぐなどの方策が必要となる.

■食事場面のチェック項目

在宅では，誰でも評価ができるような簡便な摂食嚥下障害のチェック項目が有用であり，反復唾液嚥下テスト（RSST）や改訂水飲みテスト（MWST）は専門職が介入した後に実施されることが多い．そのため，誰でも評価できる簡便なチェック項目が有用である.

以下にあげるチェック項目で該当するものがあれば，摂食嚥下機能の低下を疑う一つの目安となる.

【食事に関するチェック項目】[2)]

・食事中によくむせる
・食事中や食後によく咳が出る
・食べ物を噛んでもよく飲み込めない
・食べ物が口からこぼれる
・食べ物がのどにつかえる感じがする
・飲み込んでも食べ物が口の中に残る
・食後に声がかれたり，ガラガラ声になる

表　認知症のタイプ別 摂食嚥下障害の現れ方と特徴

アルツハイマー型認知症	・初期にはあまり症状が出ない ・食事をしたことを忘れるといった症状が出る ・順序立てて食べることが困難になる ・箸などは上手に使えることがある一方，食器の使い方がわからなくなることもあり，１本の箸で食べようとしたり，箸で物をすくおうとしたりする	・いつまでも噛んでいる（食物に対する認知が低下する） ・口にためこむ（食物に対する認知が低下する） ・無理に詰め込もうとする．早食いをする ・食物でない物を食べようとする（異食） ・末期には運動機能障害から自食できなくなる ・嚥下機能が低下する
脳血管性認知症	・空間無視から，食事の存在に気づかないことがある ・訓練で改善することもある	・食事に対する失行が起こる（合理的な動作ができない）
レビー小体型認知症	・食事に集中できなくなる ・パーキンソン症状がある場合，口腔や咽頭に障害が出る	・視覚空間能力が障害されると自食できなくなる
前頭側頭型認知症	・自食できることが多いが食事のマナーがわからない ・甘味嗜好が強くなる	・早食いやためこみがみられる ・嚥下困難が進行してくる

（文献１より）

【日常に関するチェック項目】[3)]
・発熱を繰り返す
・炎症反応が出る（CRP, 白血球数の上昇など）
・痰が増える
・よだれが多い
・ろれつが回らない
・やせてきた（栄養不良）
・食欲低下
・食べ物の好みが変わる

■食事形態

在宅療養者の食事を用意するのは家族やホームヘルパーなどであり，**嚥下訓練食品や嚥下調整食のコードで説明しても理解がむずかしい**場合も多い．

管理栄養士は訪問した際に，家族やホームヘルパーなどの調理担当の介護者に対し，説明や調理を通し，適した食事形態のアドバイスを実施する．しかし調理のできる介護者だけとは限らず，調理経験がない，または生活状況により調理する時間がない介護者もおり，そのような場合には簡易的かつ安全に，個人に適した食事形態を示す一つの方法として，すでに調整された介護食品を用い理解を促すことも有効な場合がある（図1）．

介護食品はインターネットや電話注文でオーダーすることが多いが，最近では身近なスーパーマーケットやドラッグストアなどでも簡単に入手できるようになってきており，地域のどこでどのような商品が購入できるかの情報収集も大切となり，情報提供に結びつける必要がある．

また，在宅の現場では，ゲル化剤など特殊な食品を利用する経済力や介護力が不足している場合もあり，普通に手に入る食材や食品で対応できるようなアドバイスも大切となる．

■食事姿勢

ベッド上で食事をしているのか，椅子（車椅子）に座って食事をしているのかでも食事に対するアプローチは変わってくる．ベッド上で食事をしている場合には，ギャッジアップできるタイプのものであれば，ベッドの角度は適切かなどを確認，アドバイスする必要がある．また，椅子や車椅子で食事をしている場合には，床に足がしっかりと着いているか，食事に適した車

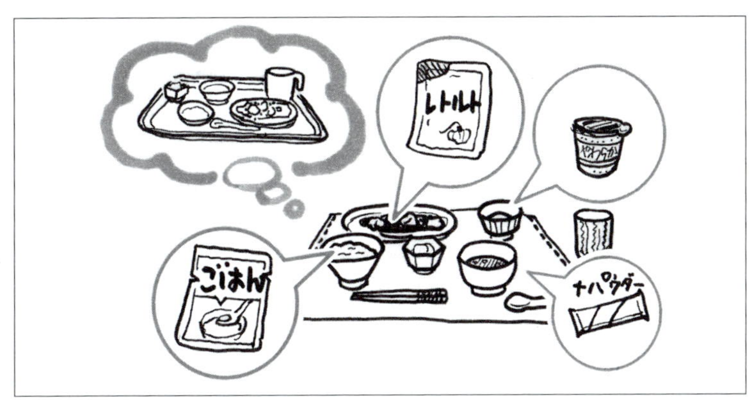

図1　介護食品の活用
病院の治療食と同様，介護食も食教育に活用することができる．
説明だけではむずかしいが，実際に目で見て，食べてみることで，硬さやのどごしなどが理解でき，安全である．

椅子が選べているかなども確認が必要となる（**図 2**）.

他のサービスとして，歯科医師やセラピストなどが介入している場合には，介入している他職種とも連携しながら進めるのも一つである.

在宅でよくみられる注意したいポイント

■食事環境

摂食嚥下障害のある在宅療養者が食事をする際には，家族と一緒に食事をするよりは，家族やホームヘルパーが食事介助を行い食事を

食べやすい姿勢
2 頭に枕などを当て、やや前かがみ
4 ひざは軽く曲げる
（ベッドの折れ目に合わせたり、ひざ下にクッションなどを当てる）
5 足がずり下がらないように足の裏にクッションなどを当てる
1 背の角度は、食べやすくなるよう調整（45〜60度以上）
3 腰はベッドの折れ目に合わせる
（合わない場合は、背にクッションなどを当てて調整する）
上体をやや後方に倒すと舌に傾斜がつき、食べ物が咽頭へ送りこまれやすくなります。
食べにくい姿勢（例）
ベッドを少し起こした状態では、前かがみになることが難しく、あごも上がるので、嚥下しづらくなります。
仰向けに近い状態
テーブルが高い、体との距離が遠い
身体がずれて姿勢が不安定、腰が曲がっている
腹部が圧迫されて苦しくなり、食事が摂りにくくなります。
腰痛、誤嚥のリスクも高まります。

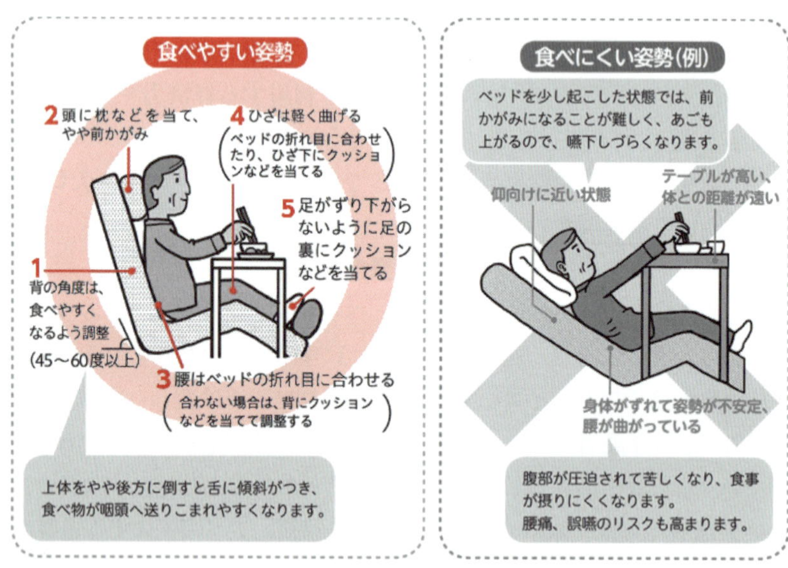

ベッド上で食事をする場合

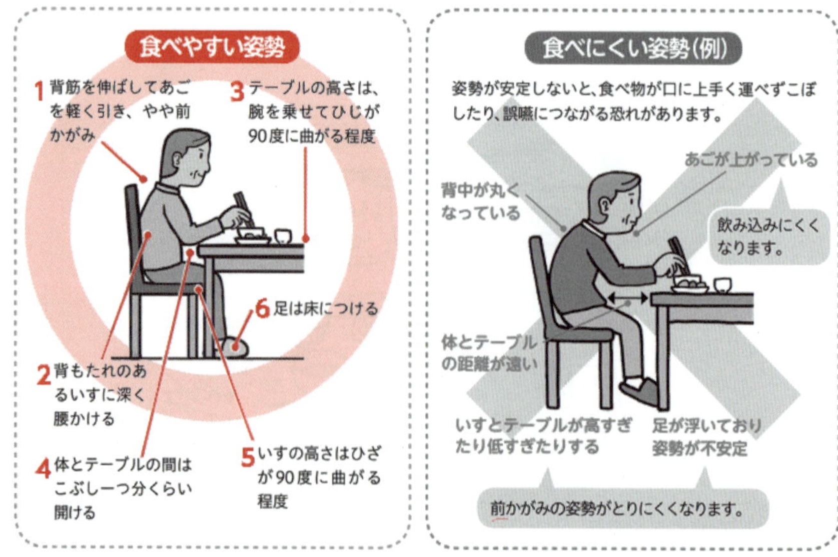

椅子に座って食事をする場合

図 2　食べやすい姿勢と食べにくい姿勢の例（文献4より）

する場面が多くみられる．食事は楽しく多少の活気も必要と考え，食事中にテレビをつけて食事介助をする人がみられるが，特に認知症の療養者のなかには，テレビに集中してしまったり，気が散ってしまい食事に集中できず，それがきっかけとなり誤嚥を起こしてしまうケースも少なくない．

そのような場合には，テレビではなく，好きな音楽をかけるなどの工夫が必要である．

■食事介助

食事介助が必要な摂食嚥下障害者に対し，食事を口に運んだ際に「おいしいですか？」,「これは何が入ってると思いますか？」など**話しかけながら食事介助**している介護者を見かけることがあるが，人によっては食事が口に運ばれたタイミングで話しかけられることで，それに対して返答しようとしてむせたり誤嚥を起こしてしまうケースが見られる．

話しかけるタイミングとしては，食事を口に運ぶ前に次に食べてもらう料理の説明をしたり，またはしっかりと飲み込んだ後に「おいしいですか？」などと声をかける必要がある．

■食事形態

摂食嚥下機能の低下を恐れ，少しでも普通の食事に近い食形態の食事を食べてもらおうとする介護者が見られるが，現在の摂食嚥下機能に合った食事形態の食事をしてもらい，栄養を確保する必要があり，**「食事」と「リハビリ」は分けて理解**してもらうことも大切である．必要以上に食事形態を落とす必要はないが，無理に食事形態のレベルを高くすることは窒息や誤嚥のリスクが高まるため注意が必要である．

なかにはなかなか理解するのがむずかしい介護者もいるため，必要に応じ摂食嚥下機能の評価のできる医師，歯科医師，耳鼻科医などと連携を図り，VE（嚥下内視鏡）や医療機関で VF（嚥下造影検査）を実施し，**画像を通し説明することも説得力があり**，有効な場合がある．

■食事のタイミング

在宅においては，介護者の生活やサービス時間により食事時間が決まってきてしまう場合がある．傾眠傾向の強い療養者に対しても，「食事の時間」ということで無理に起こし，やや強引に食事介助をしている場面に遭遇することも少なくない．傾眠傾向の強いときの食事は窒息や誤嚥のリスクを高め非常に危険であり，一日中在宅で介護をしていられるような介護者に対しては，**「覚醒しているときが食事の時間」**と促し，朝食，昼食，夕食の時間にあまりこだわらないようなアドバイスも必要となる．

ホームヘルパーが訪問し食事介助している場合には，覚醒するまでは掃除などの他のサービスを行ってもらい，その後も覚醒しない場合には食事が摂取できなかったことを連絡ノートなどに記載し，次の時間帯にサービスに入るホームヘルパーや，家族に引き継ぐような体制を検討することも必要となる．このようなケースでは，家族，ホームヘルパーを含む介入している多職種とも，上手に連携を図ることが大切となる．

■食事の後

摂食嚥下障害のある療養者のなかには，口内や咽頭部に食べかすが残留している人もおり，食後の口腔ケアも大切である．普通の歯磨きとは違うことも多く，歯科医師や歯科衛生士の介入がある場合には，日常的に介護者も口腔ケアができるようなアドバイスが得られると，より安全である．

各家庭により利用できる器具などが変わってくるため，経済状況や介護力に合わせたアドバイスが必要となる．キャリアのある管理栄養士の場合，口腔ケアに至るまで指導ができる場合もあるが，専門的な口腔ケアの技術をもたない管理栄養士の場合は，対応できる専門職種につなげられる知識は身に付けておく必要がある．

おわりに

摂食嚥下障害のある在宅療養者は抱えている問題が多岐にわたり，また摂食嚥下障害の原因もさまざまである．食事や日常の生活のなかで，摂食嚥下障害のリスクを早期に発見する視点も大切となる．管理栄養士だけでは解決が困難な場面も多く，地域の他職種と連携を図りながら介入する必要のあるケースも多くみられる．特に在宅においては，管理栄養士の仕事を行うとともに，介入している他職種はどのようなサービスを行っているのかも把握しておく必要がある．

食や栄養を通し，必要と考えられる専門職をつなぐハブ的役割を担うことができるのは，在宅へ訪問する在宅訪問管理栄養士の大きな役割と考える．

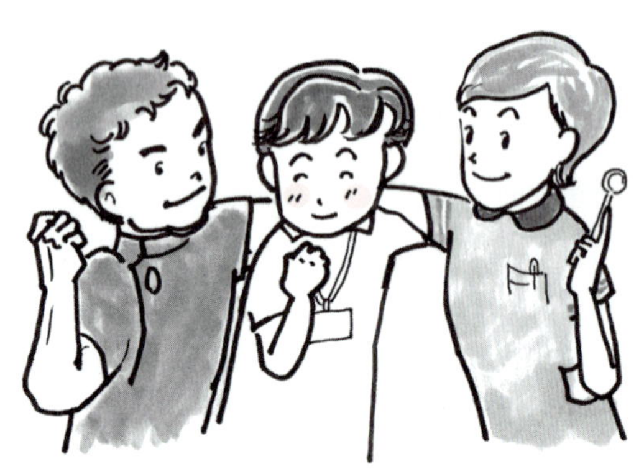

文 献

1）菊谷　武．「食べる」介護がまるごとわかる本―食事介助の困りごと解決法から正しい口腔ケアまで，全部教えます―：メディカ出版；2012.

2）足立香代子，監修．決定版　栄養学の基本がまるごとわかる事典：西東社；2015.

3）香川県摂食・嚥下障害研究会，編．嚥下障害ってなあ〜に？　摂食・嚥下障害でお困りの方へ―その対策を中心として―：2015.

4）株式会社ヘルシーネットワーク．お役立ち情報　はつらつコラム　食事の姿勢：2014. http://www.healthynetwork.co.jp/top/cms/asp/news_info_detail.asp?article_code=76&cate1=2

デイサービスでの食事を診る

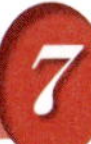

デイサービスの栄養改善サービス

株式会社ケアサービスは，デイサービス事業所を都内に46カ所もち，日々多くのお客様にサービスを提供している．

2014年1月，そのデイサービスの付加価値として，ほかにないサービスの提供，何よりもお客様の在宅での生活がより健康的に継続していくことを目的として，栄養改善サービスを導入した．1事業所から始まったこのサービスは，現在，対象事業所を増やし，18事業所で90名（2016年5月現在）のお客様がご利用されている．その数は，栄養改善加算全国算定件数の約10%を占める．着実にご利用の人数を増やしながら，高齢になって食べることが少しずつ困難になっても，工夫をしながら口から栄養をとり，健康的に自立した生活を，住み慣れた地域・ご自宅で，より長く継続していただきたいと思う．

ここに，栄養改善サービスの概要を説明しながら，デイサービスにおいて配置が珍しい管理栄養士が，高齢者の食とどのようにかかわっているかを紹介する．

栄養改善サービスの概要

栄養改善サービスは，まずそのリスクをもつ方を見つけることから始まる．対象者は，下記5項目のリスクを1項目以上もつ方が選定され，リスク改善のための計画をたて，サービスを多職種協同で提供する．リスクが改善されれば，このサービス自体は中止となる．

特養などの栄養ケア・マネジメントと在宅の栄養改善サービスを比較した場合，前者は全入居者が対象で，どの方にもリスクが存在し，栄養ケアが入ることが前提となる．一方で後者はリスクがあることを見つけ，それを改善することが在宅生活を継続するために必要だという栄養計画の説明と説得力が必要だ．それは誰にでもわかる言葉で作成され，ご本人（ご家族）・担当ケアマネジャーの希望に沿うもので，事業所スタッフにも受け入れられるものでなくてはならない．

【栄養改善サービス対象者リスクの条件】

- BMI 18.5未満
- 1～6カ月で3%以上の体重減少
- 血清アルブミン値3.5g/dL以下
- 摂取量75%以下
- その他，低栄養状態にある，または認められる方

なお，次のような問題を有する方については，上記の項目に該当するかどうか，適宜確認する．

- 口腔および摂食嚥下機能の問題
- 生活機能の低下の問題
- 褥瘡に関する問題

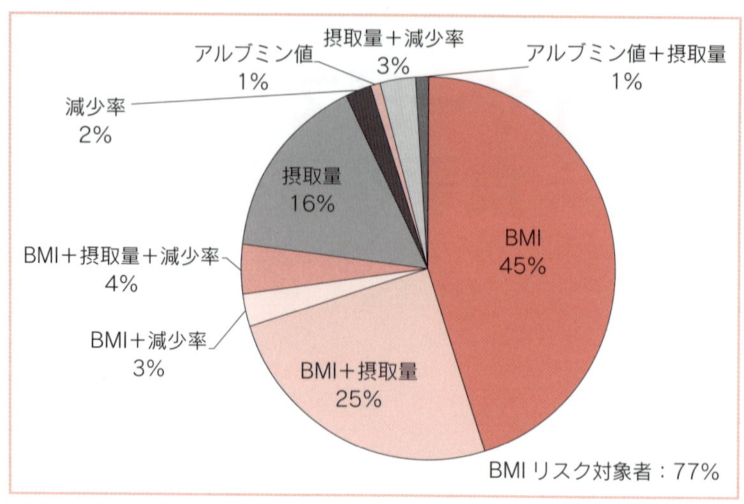

図 1　栄養改善サービス対象者のリスクの内訳

・閉じこもりの問題
・認知症の問題
・うつの問題

栄養改善サービス対象者のリスクの内訳（図 1）

当社の栄養改善サービス対象者，初回計画作成時点でのリスク内訳は，BMI で対象となる方が 77%であり，ほとんどが痩せで対象となっていることがわかる．また，BMI のみで対象になっている 45%の方々は，ご自分に低栄養の危険があることを認識されていないことが多々ある．よほどのことがない限り，デイサービスのスタッフでさえも気がついていない．それは，ご本人がデイサービスでは昼食を全量召し上がっていることと，体重を毎月決まった時期に計測し，前月または前々月と比較するなどの作業をしていないことにあると思われる．

そこで，栄養改善サービスが入った事業所については，立位が安定してとれる方は，全員毎月第 1 週目に体重の計測をすることとした．体重を計測し始めると，痩せていること・痩せてきたことが，食事の摂取量や生活背景につながり，解決すべき問題が浮かんでくる．

当然，このサービスが入って，毎月，全利用者の体重計測をするようになれば，体重減少率で対象者になる方も現れてくる．

ミールラウンド対象者の選定

各事業所 20 ～ 40 名の食事場面を，ラウンドしながら観察していく．じっと見ていることに気づかれないように，できるだけの笑顔を作って，時には椅子を押してテーブルに近づけながら，食べ方のおかしい方を見つけていく．いくつかの事例を紹介する．

■むせる

どこかでむせた．むせる方は，1 回だけでは済まない．食事時間が経つにつれて，むせは起こってくる．誰がむせているかを見つけ，その方が何でむせたのかを探る．液体なら，流れるスピードに嚥下が間に合わないのか，固形なら，食べている食事形態に対して咀嚼がままならず，送り込まれたのどにそれを処理するだけの力がないか，などを疑う．

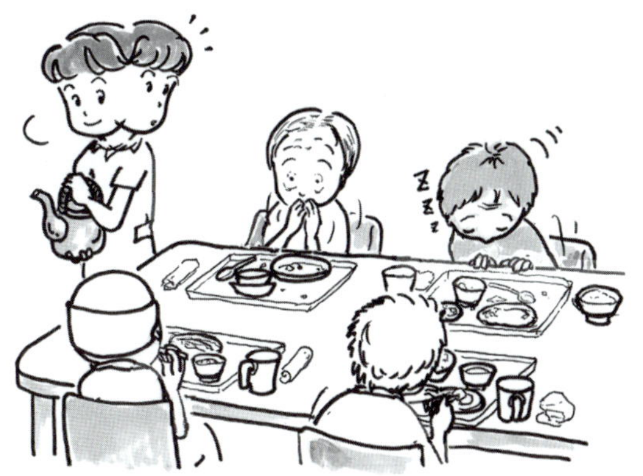

栄養改善サービス導入直後，いろんなところで一気にむせが起こり，誰がむせていたかを探すのに苦労することがある．サービスが定着してしばらくすると，むせはほとんどなくなり，たまにむせている方がいてもすぐに見つけられるようになる．

デイサービスで**自立して食事をされている方**は，自身の「食べる」能力よりも高い形態の食事が提供されていることが多分にある．食べる能力に見合った食事形態の食事を提供していくこと，口にものどにも優しい食事にする提案をしながら，どんな現象が起きていて，食べたくても食べられないことに，気づいてもらうことが重要だと考える．

サービス導入直後，食事形態をおとす提案をするとき，**よく聞かれることがある**．特に提供された食事を，全介助または後半の一部介助等で，1時間かけて全量摂取されている場合，**食べられているのだから，いまのままの形態でよいのではないか**，または時間をかけてでも食べる能力よりも**上の形態を食べることは，機能をおとさないための訓練ではないのか**．そんなとき，「あなたは食事をするとき，どのくらいの時間集中できますか，昼食を何分で食べていますか」と聞くことにしている．

健常者であっても，普段の食事に1時間集中することはむずかしい．また，**機能をおとさない訓練は違う場面で，違う動作でいくらでもできる**．食事は，健康に生きるための源であり，人生の楽しみである．高齢になって，今までできていたことが，少しずつできなくなると，なおさら食べることへの楽しみの度合いは増していく．もちろん，どんな方にも訓練を否定するものではない．体力に余裕があり，こちらの指示が入る方なら，訓練もありうることだと思っているが，食べることの幸せは，最後まで続いてほしいと思っている．

■**食べるペース**

箸をとても上手に使いながら，速いペースで口に入れていく．そのうちにリスのように頰は膨らんでいくが，諦めて口から出してしまったりはしない（口から出してしまえば，誰かが気がつくはず）．そばにあったお茶を手にして，少しずつ飲みながら，口に中にあるものをのどへと流し込んでいく．その後，また何事もなく食べだし，笑顔で完食する．このような方は，**じっと観察していないと気がつかない**．デイサービスには，看護師が配置されているが，食事介助をしていたり，投薬の準備をしていたり，とても忙しい．笑顔で完食する方に目がいかないのは無理もない．実はこういう方に，窒息が起こる．看護師や相談員を呼んで，ほんの20秒ほど，立ち止まり見てもらうと，声をそろえて「危ない」と気がつく．

しかし，この食べ方を変えることはむずかしい．いくら「ゆっくり」と声を掛けたところで，スピードは変わらない．まずはこの食べ方をしても，窒息しない食事形態にする．では，この時点で常食の方を，ペーストやミキサー食にするかというと，そんなことを提案しても受け入れられない．食事形態は1ランクほど落とし，スプーン使用なら，もっと小さいスプーンを使用していただき，一口量を調整する．見守りしやすい席に座っていただくなど，環境を変えていきながら，スタッフ皆で情報を共有し，食事の様子を注意深く観察していく．万が一，食べ物が詰まったとき，どのように対処するかもあらかじめ周知しておく必要がある．

■咀嚼の動き

背もたれ付きの車椅子に座り，視線は合わず，要介護4または5ではないかと思わせる方，相談員からは「食事形態はご飯・刻み，全介助，全量摂取でよく咀嚼してくれます」と紹介される．食事を見れば，刻みという名の極刻み，大きなカレースプーン，ゆるいとろみ付きの液体(1%くらい)，これだけで要注意と思わせる．食事が始まって，ご飯の上に極刻みの副食をのせての介助，口元を見れば，大きなスプーンで多めに口に入ったものを，弱い力で舌と上顎で押すような単純な上下運動．時々，ぐっとコップを傾けて水分が介助される．

こういったケースでは，通常の咀嚼をしている方の動きと見比べながら，本来の咀嚼の動きを説明することにしている．たとえば咀嚼の動きは，前歯で捉えかじり，すぐさま利き側の歯の上に食べ物を移動させ噛み，頬の筋肉や舌を動かしながら，また歯の上にのせて噛み，それを繰り返しながら，唾液と混ぜて飲み込みやすい形状にしていく．よって，口の動きは，すりつぶす横への動きも入り，そのスピードも一定ではなく，複雑な動きをする．

■食事時間

ほとんどの方々が食べ終わり，昼食後の休憩タイムに入る．順次，口腔ケアを済ませ，ソファでくつろぐ方，短い時間横になる方，同じテーブルでおしゃべりを楽しまれる方など，さまざまである．そして午後の活動が始まる．そんななか，まだ食べている方がいる．いつもの状況でいつもと変わりない，ゆっくりと食事をするのがお好きと思われ，全量摂取の記録が残る．

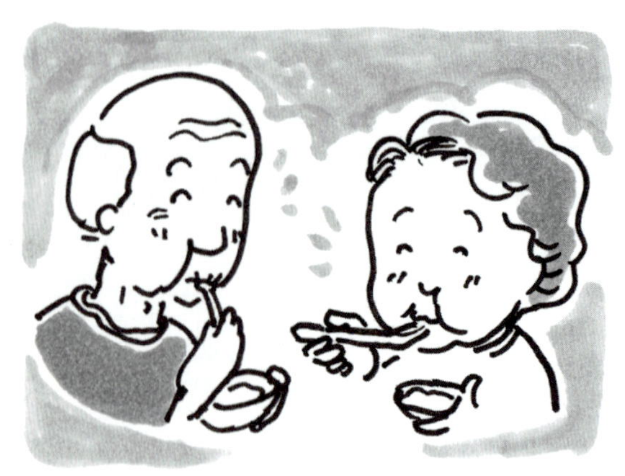

この方の食事形態は，ご飯・常食，自力摂取．口に入った食べ物を咀嚼する複雑な動きはできず，舌と上顎で押す程度．口の中でばらけた物を食塊にすることができず，長い時間口の中で食べ物は停滞する．最終手段で，本人が，お茶やみそ汁などの液体を持たれ，流し込む．後半は疲れてうとうとしながら，食事している状況であった．時間がかかるのも納得する．この方は，食事形態を変えた．食事時間は短くなり，笑顔が見られるようになった．デイサービスの本来の楽しみのレクリエーション活動にも参加できるようになった．

当社の栄養改善サービス対象者の約8割が，何らかの摂食嚥下障害をもっている．このことからも，スタッフの摂食嚥下障害への理解は必要不可欠だと考える．

事例からみる栄養改善サービス

■ケース1：栄養改善サービスとデイサービスの連携が功を奏した事例

X年11月，ある事業所で看護師より，体重減少が著しく（X−1年11月 53.2kg，X年8月 47.6kg．その後は立位が取れず体重計測不可），褥瘡が仙骨・踵・下腿にでき，改善傾向にない

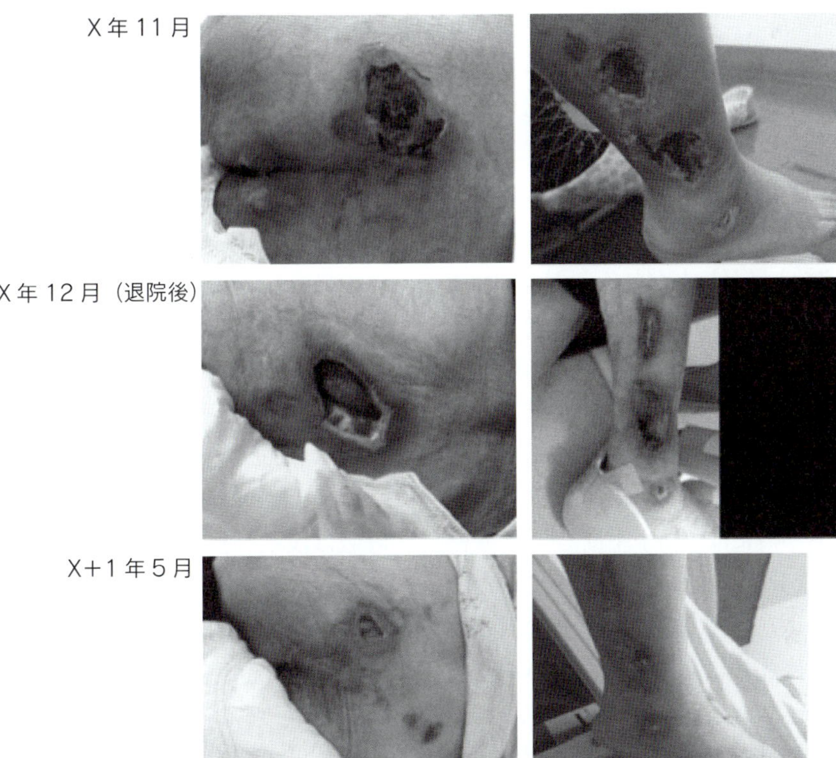

図 2　ケース 1 の褥瘡の経過

(**図 2**)，一度食事場面を見てほしいと依頼された．食事形態は，粥と黒田式高齢者ソフト食ソフト 2 で提供し，10 月は全量摂取されていたが，11 月は介助してなんとか 3 割の摂取となっていた．はじめてお会いした日，車椅子に座り，テーブルの上に手を組まれ，褥瘡の痛みに震えていらっしゃった．

その後，褥瘡治療のため入院され（仙骨の褥瘡の壊死組織を除去），X+1 年 1 月退院後の来所では，肉芽形成されていたが，仙骨の褥瘡はポケット形成し，外からはその深さはわからず，新たに左踵に小さな褥瘡が出現し，入院前よりもお痩せになり衰弱した印象を受けた．車椅子座位でも，ご自分の体重を支えることはできず，テーブルに肘をつき，ようやく座っている．そこで，看護師や生活相談員と相談し，通常のデイサービスの活動に参加していただくことや食事をしていただくことは，現在は困難であると判断し，入浴以外はベッド上でお過ごしいただくこととした．

食事内容は，おいしいプロテインゼリー（88kcal，たんぱく質 7.2g，亜鉛 5g），テルミールソフトM（200kcal，たんぱく質 6g）を，来所時と覚醒しているときの随時とし，食べられるときに食べられるだけとした．ベッドの角度は 30 度から 40 度，液体はパワートロミスマイル 1.3％でトロミを付け，テルミールソフトMは，咽頭残留する場合も考慮して，液体との交互介助とした．また，ご家族にもこの食事をお勧めしたところ，すぐに購入され，ご自宅でも高栄養食品の摂取が中心となった．ベッド上でも常に痛みがあり，顔をゆがめられていたが，「食べると元気になる」と気丈に話された．当初は，力なく途中で眠ってしまうような状況であったが，少しずつ摂取量は増え，おいしいといわれるようになっていった．

2月に入ると，顔色がよくなり食欲が出てきた．プロテインゼリー1個，テルミールソフトM 2本をコンスタントに召し上がれるようになり，2月後半には，短時間なら座位でゼリーを自力摂取し，褥瘡も改善傾向に転じた．この頃から，疲労感で入浴を欠浴することもなくなり，ベッド上で雑誌を読むなどの様子も見られるようになった．

3月には，食事時には車椅子座位で，ミキサー固形食1品と5分粥を少量召し上がっていただけるようになった．引き続き，高栄養食品の摂取は継続して優先的に召し上がっていただいた．日に日に元気になるのを，事業所スタッフもご家族も実感として感じることができた．

4月には，午前中のレクリエーションに参加できるようになり，食事は7分粥とミキサー固形食，高栄養食品との組み合わせとし，よく召し上がり，褥瘡も縮小，足の褥瘡はバンドエイドでの対応となった．

褥瘡の痛みに震えて食事ができなくなった頃，ご家族は，デイサービスに迷惑をかけるので通うのを止めて，訪問看護に切り替えようと思ったそうだ．デイサービス看護師の相談から始まったお客様との出会いは，奇跡的な回復をわれわれに見せてくれた．食べる手段があり，デイサービスでもご家庭でも協力体制が整い，訪問看護と連携してタイムリーに褥瘡の観察と処置ができると，こんなことが起こる．現在はよりお元気になられ，ご家族とともに生活を楽しまれている（今回はテルミールソフトMを使用したが，事業所で安定して作れるのであれば，ファインケアすっきりテイストにリフラノン液状タイプ25g 1包もお勧めする）．

■ケース2：栄養改善サービス介入のタイミングを逃した事例

X年5月，体重36.4kg，BMI 18.2，食事は自立で，軟飯・極刻み5割摂取，液体はストローで飲まれ弱いむせあり．咀嚼の動きは弱く，嚥下時ののどの絞り込みも弱い．栄養改善サービスの提案をしたが，まだ様子を見たいとケアマネジャーよりご返答いただく．

そして，約半年後の12月，今度は食事が食べられないとご連絡いただいた．行ってみると，体重は29kg，半年で25%の体重減少，見るからに痩せて，車椅子の座位はすぐに崩れる状況．呼吸は浅く，速い．粥ペーストを口からのどへ送り込めず，一口，二口しか食べられない状況であった．

すぐに栄養改善サービスを入れて，ベッド上30度の角度，高栄養のみの食事をデイサービスで3回（来所時・昼食時・おやつ時），水分はパワートロミスマイル2%で，高栄養と交互に介助した．すぐに食べられるようになり，体重減少は止まり，1カ月で1kg増加した．車椅子座位は安定し始め，顔色も良好，声に力が入っているのがわかった．

その後，嚥下内視鏡検査を受けられる．評価は，車椅子に座った姿勢で，液体もそのまま飲めるという結果が出て，もう一度，元に戻すこととなったが，その後，再び食べられない状態になった．さらにSTが入り，機能訓練が歯科医師の指示の下に始まった．5月の体重は27kg．

このケース1とケース2は，ほぼ同時期，それぞれ食べられない要因は違うが，お二人ともとても深刻な状況にあった．そして食事に対する対応はほぼ同じ．数カ月経った現在，このお二人はまるで違う状況にいる．

ケース1の方は，栄養改善サービスが入ることをきっかけに，すみやかに食べる環境が整った．ご自身の元気になりたいという気持ちも手伝って，奇跡的な回復を見せた．

ケース2の方は，栄養改善サービスが介入するタイミングを，一度逃している．BMIが18.5を下回ることがわかり，食べることがむずかしくなってきたことがわかった時点で，このサービスを入れていれば，これだけ急激な体重減少を見ずに済んだかもしれない．体重が落ちれば，筋肉も同様に落ちる．食べる機能の口・舌・のどは筋肉でできている．まさに，「食べられない」という，負のスパイラルに落ち込んでいく．

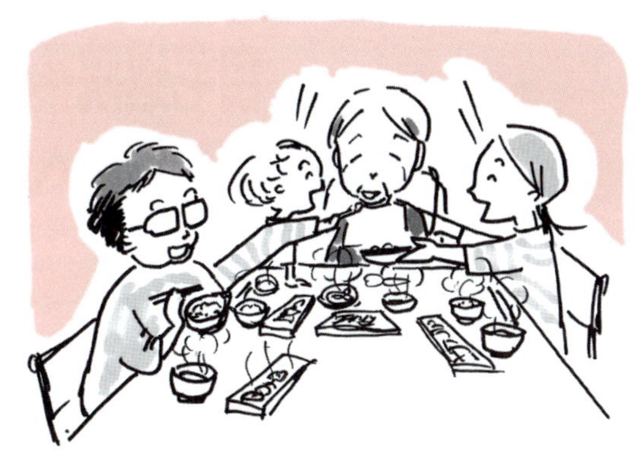

住み慣れた場所で，その方らしく

加齢による摂食嚥下障害は，高齢になれば誰にでも起きる可能性がある．食べられなくなったとき，低栄養状態をどうやって見つけるのか，一番簡単な方法は，やはり体重測定だと思う．食べられない，または体重が減ってきているという現象に，いち早く気づき，手を打つこと．工夫次第で食べることは，食事の形を変えてできることもたくさんある．そして，いつか本当に食べられなくなるときまで，穏やかに自然にいきたい．

少しでも長く，住み慣れた地域で，住み慣れた場所で元気に暮らしていきたい．そんな家族や本人のご希望を，食の面からサポートすることがこのサービスの目的である．実際，いつも食べていたものが，ある日急に食べられなくなる．一番驚くのは，本人よりもご家族である．手をかけ，時間をかけて食事作りをされ，それでも食べられないという現実に直面したときに悩むことになる．食べることは命に直結している．その分，悩みは深刻だ．より多くの方に，このサービスが周知され，いつも通っているデイサービスに管理栄養士がいて相談にのり，少し食べることが困難になったとき，どうして食べられなくなったのか，そして違った方法や形で食べることが継続できることがわかれば，デイサービスはより安心してご利用いただける場所になる．そして，住み慣れた場所で，より長くお元気に暮らせるのではないかと思う．

＊　　＊　　＊

8 事例紹介

自宅退院後の訪問栄養食事指導の介入により経口摂取への強い希望に対応した事例

Case Report

はじめに

在宅での訪問栄養食事指導は，医療保険と介護保険の2つのパターンがあるが，高齢者で要介護認定を受けている人は，介護保険の居宅療養管理指導で実施される．医師の指示とケアネジャーなどとの連携から，私たちは個々のニーズに対応した食支援を行う．特に摂食嚥下障害者への食支援では，①栄養状態の適正化と②食形態の適正化を目的に介入することが多い．

さらに，糖尿病や腎機能低下などさまざまな疾患を併せもつ場合は，疾患に対応した食事療法とともに，摂食嚥下機能の低下に対応した栄養状態と食形態の調整が必要になる．栄養素×食形態と2つの視点をもってアセスメントし，介入方法を探るのである．

実際の食支援では，嚥下調整食調理，食事介助，口腔ケアなどさまざまなケアがあり，トータルでの視点が必要になる．かつ，在宅生活でそれを担うのは介護者であり，負担は大きい．そこで，介護者の生活背景も含め情報収集したうえで，介護者の調理スキルや時間のとり方，調理器具の把握などのリサーチが必要である．

本稿では，誤嚥性肺炎になり，経口摂取にうまくつながらず自宅退院になった事例への対応を紹介する．

事例の概要

82歳男性，病名は誤嚥性肺炎．既往歴は糖尿病，脳梗塞（後遺症としての麻痺なし）．

使用薬剤は，バファリン配合錠1T，トリクロルメチアジド1T，ニフェジピンCR 40mg2T，メマリーOD 10mg，アリセプトD 5mg，タムスロシンOD 0.2mg1T，ベシケアOD 5mg，酸化マグネシウム，ランタス注ソロスター．

訪問栄養食事指導介入までの経緯

脳梗塞，糖尿病の既往歴あり，近医に受診，もともと要介護1の認定を受けていたが，歩いて通院していた．在宅療養中，肺炎にて入院，誤嚥性肺炎と診断．入院4日後，全身状態改善傾向のため，食事再開されたが，翌日に発熱し再度誤嚥性肺炎と診断された．その後，嚥下

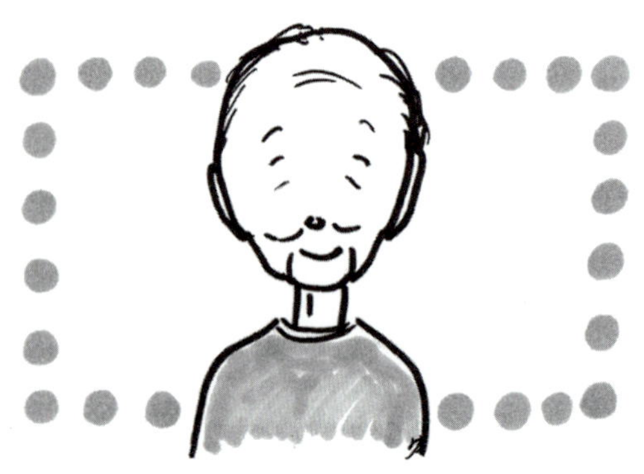

内視鏡（VF）検査なども実施されたが，入院中は経口摂取禁止のまま退院した．

入院中は末梢静脈栄養投与のみで，尿道カテーテル，夜間のみ酸素1L等，退院時には，すべて抜去．本人と介護者は，経鼻胃管（NG）や胃瘻などの人工栄養の説明があるも拒否，経口のみで最期までがんばりたいとの思いは強かった．退院直後から主治医，ケアマネジャー，介護者（家族）の希望にて，訪問栄養食事指導の介入を開始．

介護環境と患者情報

本人と妻の2人暮らし．主たる介護者は妻．長男は他県に在住．長男は，胃瘻を選択しないと本人と妻が決めたことと，リスクについては十分承知しているとのこと．

妻は自宅にて家事を行いながら，介護を行っている．誤嚥性肺炎になってしまったとの事実は受け入れつつも，肺炎の病状軽快後，病院で食事が開始されたが，すぐに発熱で中止になり残念に思っている．在宅で食べさせたいとの思いは強い．

身長は160cm，体重は退院時不明．

ADLは移動・食事・入浴：全介助，排泄：全介助（尿意，便意あり）．認知機能の低下あり．なんとか意思疎通できている．

退院4日前の血液データは，WBC 6,400/μL，RBC 487 × 10^4/μL，Hb 13.7g/dL，TP 8.8g/dL，Alb 3.1g/dL，BS 184mg/dL，BUN 16mg/dL，Cre 0.74mg/dL，Na 136mEq/L，K 4.1mEq/L，Cl 96mEq/L，CRP 1.26mg/dL．

退院後は，居宅介護支援，訪問診療（月2），訪問看護（週2），訪問リハビリ（週1），訪問栄養食事指導（月2），福祉用具貸与の介護サービスを受けることになった．

支援計画と訪問栄養食事指導の介入

本人および家族より，「もう入院はしたくない．自宅で穏やかに過ごしたい」という意向があった．これを受けて，総合的な援助方針としては，「誤嚥性肺炎後で，今後誤嚥を繰り返してしまう可能性はあるが，本人や家族の意向に沿って自宅で穏やかに過ごせるように，訪問診療，訪問看護，訪問リハビリを中心に利用していきましょう．また，誤嚥性肺炎予防に訪問栄養食事指導も利用し，より安全に食べることができるようリスク管理をしていきましょう」ということになった．

食支援に関する課題（**表1**）を明らかにし，退院翌日の訪問診療時に行われた合同カンファレンスの内容（**表2**）に基づき，訪問栄養食事指導の介入を開始した．訪問栄養食事指導の介入による評価・モニタリングを**表3**に，訪問栄養食事指導の介入による変化のまとめを**表4**に，それぞれ示す．

訪問栄養食事指導のポイント

■事例の特徴

この事例は，誤嚥性肺炎入院後，病院で嚥下評価を受けつつも，十分口から食べる，というところには至らず自宅退院してきた事例である．訪問栄養食事指導開始前に，どのような経過があるのか，疾病の視点から，生活の視点から情報を整理しておく必要があり，特に医師や訪問看護師，ケアマネジャーからの情報は重要である．訪問栄養食事指導の介入時に，すでに介入されていたサービスと新たに加わったサービスがあり，今回の事例は，訪問診療の医師・訪問リハビリ，訪問管理栄養士が新たに加わった職種であった．

一方で，実は人工栄養の手段を選択しなかったため，口から食べるということに頼らざるを

表 1　初回時の食支援に関する課題からみた支援の方向性

課題	長期目標	短期目標	サービス内容	職種
＃1 誤嚥性肺炎後の体力低下がみられる ＃2 嚥下機能が低下し，誤嚥性肺炎のリスクがある ＃3 栄養補給の手段は，経口からのみである	1）誤嚥性肺炎を予防し，穏やかに自宅で過ごすことができる 2）体調の変化に気づき，早めに対応でき，本人の苦しさなどが軽減できる	1）-1 誤嚥や発熱なく，過ごすことができる 1）-2 好きなものを少しでも食べることができる 2）呼吸苦などの症状がなく，穏やかに過ごすことができる	・全身状態の確認・病状の観察 ・内服薬の確認 ・処方・食事摂取量や食形態・嚥下状態の確認 ・日常生活のアドバイス ・緊急時の対応	医師
			・全身状態の確認・病状の観察 ・内服薬の確認 ・処方・食事摂取量や食形態・嚥下状態の確認 ・心配事の相談，日常生活のアドバイス ・緊急時の対応 ・訪問診療・訪問栄養との連携	訪問看護師
			・栄養状態の評価・モニタリング ・食事摂取量や食形態・嚥下状態の確認 ・適切な食形態に対する調理指導 ・訪問診療・訪問看護との連携	訪問管理栄養士

表 2　合同カンファレンスの内容

【参加者】
主治医，訪問看護，訪問リハ，ケアマネジャーと訪問栄養士
自宅に集まり，現状の評価，今後の方向性について確認・話し合う

【退院後，半日の様子】
・退院後，少しだけゼリーを食べさせた
・排尿量は多く，現時点で脱水の兆候はみられず（入院中点滴あり）
・発語あり，意思疎通は可能
・疲労感強く，ベッド上で過ごしている

【評価】
・覚醒：OK
・熱発（－），浮腫（－），痰がらみ（－），発語 OK，意思疎通 OK
・耐久性：ベッド上リクライニングは可能，食事動作：動作的には自力摂取可能
・栄養状態：体重測定不可，MNA-SF：2 点
・フードテスト：（ゼリー 3，プリン 3）．
● 病院では点滴のみで経口摂取はされていない
● 退院後は点滴をしない訪問診療のため，少しずつ口から食べていかなければならない
● 医師より高栄養ムースの紹介があったが，VF 検査の状況の聞き取りから濃いとろみは咽頭残留につながると予想し，ゲル化されたプリン系や水分補給用ゼリーのほうがよい

【栄養ケアプラン】
● 食前後の口腔ケア（うがい可能）
● 経口からのみの栄養補給（まずはゼリー，プリン等で，少量ずつ食べる回数は 5 ～ 6 回/日以上）
● この 2 週間の目標は，1,000kcal/日，1,000mL/日（状況の変化をみて，再設定）
● 食事介助：一口量 5g，姿勢ベッドアップ 45 度，一口ずつゆっくりと介助，数口ごとに発声して残留感をチェック

えず，「食べられない＝低栄養＝終末」となりうる事例であった．本人の状態だけではなく，介護者の協力もあり，改善傾向にあった本事例だが，同じような事例で，介護力がなく，かつ痰がらみがあり，覚醒が悪い，全身状態が不安定など，その状態が異なれば，在宅看取りという方向になってしまうかもしれない．

表3　月2回の訪問栄養食事指導の介入による評価・モニタリング

訪問回数	訪問者	評価	介入	プラン（変更内容）
2回目	単独（訪問リハ終了後同席あり）	体重：測定不可 食事摂取量：高栄養プリン，ポタージュなど700 kcal/日 水分ゼリー：800mL/日 食事時間：30分 むせ（－） 血糖値：59mg/dL（低血糖あり）	・食事摂取量ゼロから左記までとれるようになった ・退院2日後に低血糖あり．食事摂取量が安定するまでの間，インスリンの単位減量（医師）．数日様子をみるとのこと ・訪問リハ終了後であり，疲労感大 ・栄養摂取少しずつ進んでいるが，まだまだ不足していることもあり，リハメニューの再確認（訪問リハ同席） ・食事介助にて，前回の様子との違いを確認 ・飲みこむまでの時間はかからず，早くなってきている．咽頭残留感も少ない	・食事条件は変わらず（ベッド上，全介助） ・インスリン（ランタス）16IU⇒12IU ・栄養摂取でき，体力的に上がってきているため，再度食事摂取：高栄養プリン1,000kcal/日，水分ゼリー1,000mL/日の目標達成のための食事回数の確保へ． ・退院後余裕が出てきたため，ゲル化剤を紹介して，お茶ゼリーの調理 ・市販品利用から調理へ
3回目	単独（途中から訪問看護師同席）	体重：50.0kg（立位が安定し測定可能） 食事摂取量：高栄養プリン，ポタージュなど700 kcal/日 水分ゼリー：1,000mL/日 食事時間：20～30分 むせ（－） 食形態アップ（食事へ移行のための再評価） 全粥，卵豆腐，とろみ茶（1％＆1.5％で評価）	・食事摂取量は前回同様変わらず．目標の1,000kcal/日までには増量できていないが，水分摂取量は目標達成 ・前回に比べ血糖値は上昇傾向で，200～250mg/dL，インスリン増量を指示（医師） ・体力的に改善傾向で，立位ができるようになり，発声時の声が大きくなっている ・トイレへの移動が手引き歩行でできるようになっている ・全粥，卵豆腐など，食形態アップのための評価は，むせ（－），残留感（－）でOK ・介護者の妻にも食事介助をしてもらい，一口量やタイミングなどのポイントを確認．特にとろみ茶の一口量とタイミングに注意 ・退院後，便秘傾向で，服薬調整をし始めている．腹部膨満感を訴えており，経口摂取後自然排便あり	・食事条件は変わらず（ベッド上，全介助） ・インスリン（ランタス）12⇒14IU（変動中） ・食事摂取：全粥，ペースト食（嚥下調整食学会分類コード2-2） ・パッククッキングで全粥調理 ・自宅にあるミキサーの確認 ・高栄養プリンは補助的に400kcal/日を目標へ ・食形態が変わり，粥や食材などの摂取が増えることで，再度血糖値の変動する可能性あり ・排便コントロールについても，食形態の変動から栄養素摂取が変動となり，その旨勘案して服薬コントロールしてもらうように，情報共有
4回目	単独	体重：51.4kg（＋1.4kg/2.8％増） 食事摂取量：3食経口摂取（全粥150g，温泉卵，ネギトロ等：200～250kcal/食） 水分補給：手作りお茶ゼリー1,000mL/日 高栄養プリンなど：200 kcal 総食事摂取量：800～1,000kcal/日でメニューにより若干減量か． 食事時間：20～30分 むせ（－）	・訪問時：ベッド端座位へ ・体重は増加傾向 ・全粥を中心に，3食経口摂取へ移行．痰がらみ，むせこみなく，良好．摂取時の咽頭残留感も減少 ・3食の食事開始となったことから，甘いものを好まなくなり，プリン類の摂取量は減量 ・主食は安定したが，副食にはどんなものを組み合わせてよいかわからない，とのこと	・食事を通常食へ移行していくために，妻の食生活についてリサーチ ・介護者の食べる食事をミキサーにかけたり，とろみ調整したりできることをイメージしてもらう ・朝食はパン食が多いことから，パン粥の紹介 ・全粥と副食の組み合わせ，水分補給の仕方について再度確認

表 4　訪問栄養食事指導の介入による変化のまとめ

項目	訪問栄養食事指導介入後の変化（退院直後　⇒　退院後 1 カ月）
栄養摂取	経口摂取（－）　⇒　1,000kcal/日
食形態	ゼリー・プリン　⇒　全粥・ペースト状の食事（嚥下調整食学会分類コード 2-2）
血糖値	160mg/dL 前後　⇒　59mg/dL で低血糖　⇒　インスリン調整後 200 ～ 300 ～ 400mg/dL と上昇 ⇒　再度インスリン増量にて調整中
体重	50.0kg　⇒　51.4kg（増加傾向）
ADL	移動：全介助　⇒　一部介助（手引き歩行） 食事：全介助　⇒　全介助（誤嚥リスク軽減のため，実際の摂食動作は可能） 排泄：全介助　⇒　一部介助 入浴：全介助　⇒　一部介助 更衣：全介助　⇒　一部介助 認知：認知機能の低下はあるがなんとか意思疎通は可能　⇒　認知機能の低下はあるが意思疎通は可能

■介護者の食生活パターンに合わせた食事の調整

誤嚥性肺炎発症後であることから，どうしても慎重にかかわらざるをえないが，人工栄養手段もないことから，食を楽しむということよりも，効率的な栄養補給を優先に選択した．嚥下評価をし，その機能にあった高栄養の商品を選択し，継続的に摂取できたことで，身体機能が徐々に上がり，体力もつき，短期間で全粥などの食事に移行していくことができた．介護者は最初，お粥やくず湯などの摂取にもこだわったが，確実な栄養補給が必要な時期であることなど，介護者としっかり向き合って説明できたこともよかった．

また，全粥などの食事に移行していくなかで，バリエーションが増えたことで，何をどのように提供したらいいのかわからないと介護者から不安の声が聞かれた．そこで，3 食経口摂取への移行に当たり，介護者の食生活をリサーチし，介護者の食生活パターンに合わせて，食事を整えていくことを勧めた．

実は，**介護疲れなどから，介護者の食生活が乱れていることが少なくない**．介護者への食生活のリサーチでは，「介護が大変だから，時間があるときに，あるもので食べています」などと回答されることも少なくない．介護者の食生活パターンに合わせて，食事を整えていくことが，要介護者のための食事づくりにつながり，必然的に介護者の食生活も整ってくる．介護者あっての在宅療養生活であるため，無理なく介護者がケアできるような環境づくりが必要である．

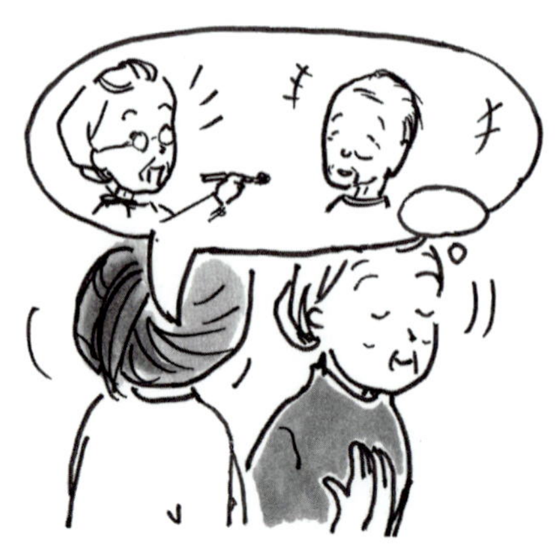

■糖尿病のコントロール

一方，糖尿病による血糖のコントロールが不安定であった．インスリンを併用しながらも，退院直後は入院中と同じ単位で低血糖を起こし，インスリンを減量すると，今度は食事摂取量が増えてきたため高血糖となり，調整に困難を要した．入院中に高血糖でなかなかコントロールできなかった事例が，退院直後に入院中と同じインスリン量では低血糖を起こす，ということはほかの事例でも経験している．介護者に血糖測定をしてもらいながら，訪問看護師，主治医と情報共有することは非常に重要である．

最初は栄養補給を優先し，お粥などの通常の食事以外の高栄養プリンなどを紹介したが，その後，主食は全粥，副食は食材を使った食事（嚥下調整食学会分類コード 2-2）に移行していき，徐々に血糖値の変化が出始めることも予想され，さらにその後の食形態改善と血糖値の影響について医師への助言を行った．介護者は，血糖の数値に一喜一憂しがちであるが，医師や訪問看護師と一緒に，必要に応じて不安を傾聴していった．

■リハビリテーション

入院中から肺炎が治癒傾向になると，リハビリテーションが導入され，入院前の歩行レベルにもっていけるように介入がなされた．退院後は，訪問リハビリという形で継続的なリハビリテーションが開始され，退院後1～2週間は体力の回復を待ちながら，栄養状態に合わせたリハビリプログラムが考案された．体力の回復とともにリハビリメニューを修正し，退院後1カ月も経たないうちに，トイレへの手引き歩行が可能になった．活動性が上がり，ゼリーやプリンばかり食べていた時期から，全粥などの食材のバリエーションが増えると，便秘も解消した．

おわりに

訪問栄養食事指導による摂食嚥下障害者の転帰では，改善が3割，維持が4割，悪化が2割弱という報告がある[1)]．特に訪問栄養食事指導介入後1～2カ月は非常に重要な介入時期であり，介護力により，介入後すぐに変化が見られ，改善傾向になる事例と，なかなか前に進めず，課題はありつつも現状を維持しながらゆっくりと課題解決に向かう事例とに分かれる．本事例は比較的短期間で介入成果が表れ，多職種でも情報共有し，その成果を実感していった事例であった．

在宅サービスでは，個々のケアプランにより複数の職種が介入できるとは限らない．誤嚥性肺炎や糖尿病等，医療リスクが高いなかで，医療関連職種が多く介入できたが，そうでなかった場合にはそのサービスのなかで，リスク管理をしつつ，「もう入院はしたくない．自宅で穏やかに過ごしたい」という本人や介護者のニーズを達成できるよう，支援していかなければならない．そのためには，どの職種が何をするかということだけではなく，職種を超え，トータルに食支援をする視点が必要となる．そのための地域づくりは，非常に重要である．

文献

1）江頭文江，栢下　淳．訪問栄養食事指導における摂食・嚥下障害者の現状と転帰．日栄養士会誌 2009；52：21-30.

8 事例紹介

Case Report

嚥下内視鏡検査の情報を共有して食事形態の適正化へつなげた事例

はじめに

当院は1988年に外来歯科診療所として開設し，訪問歯科診療において2011年から在宅での摂食嚥下への積極的な取り組みを開始し，2012年4月より在宅で有用な嚥下内視鏡を導入した．それらの取り組みもあり，近年では近隣の重症度の高い嚥下障害に対する評価依頼も多い．

在宅での嚥下評価に当たっては，通常食べている食事をテストフードに用い評価を行う．その検査所見をもとに，食事に調理加工を施し形態の適正化が行えているか，さらに検査上で確認を行う．

その過程において，管理栄養士は評価時の調理加工や評価後の適正な食事形態の食事・調理指導を担当する．また，主治医から食事量低下に伴う体重減少・低栄養の患者に対して，管理栄養士に在宅訪問栄養食事指導の指示が出た場合は，在宅訪問栄養食事指導（調理指導を含む）を行っている．医師，歯科医師，歯科衛生士，ケアマネジャー，訪問看護，訪問介護，高齢者施設スタッフなどと多職種連携し，栄養状態の改善に取り組んでおり，その一例を紹介する．

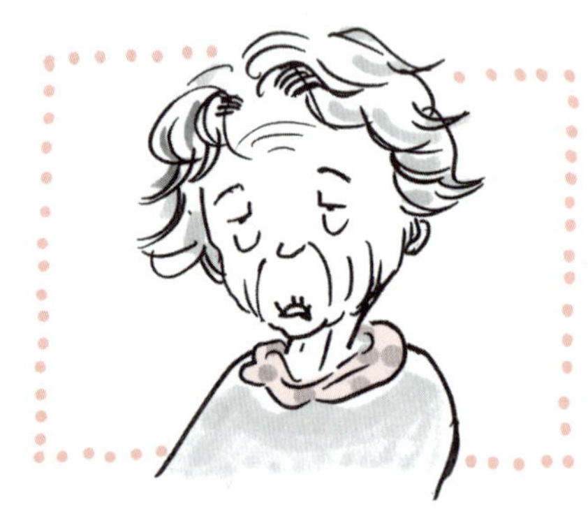

事例の概要

患者：84歳女性，住宅型有料老人ホーム入所，要介護4，身長158cm，体重不明

主訴：「飲み込み状態，また食事形態が合っているのかみてほしい」

現疾患：アルツハイマー型認知症

夜間不穏等に対し薬物療法（リスペリドン0.5mg 就寝前）

→顕著な錐体外路症状なし．

その他，抑肝散（7.5g 分3 毎食後）定期服用

既往歴：＃1　下部胆管がん：PTGBD（経皮経肝的胆嚢ドレナージ）留置後

＃2　2型糖尿病　＃3　高血圧症

＃4　右大腿骨頸部骨折後

事例の経過と対応の実際

【X 年】

傾眠により食事時間延長や摂取量が不安定となる.

2 回ほどミンチ肉にて窒息チアノーゼが出現した.

【X 年 9 月 3 日】

誤嚥性肺炎が発症し，それまでの刻み食からミキサー食へ変更.

抗生剤内服，吸引にて軽快とともに，発語もあり，吸引が必要な誤嚥機会減少.

【X 年 9 月 15 日】

肺炎に対する加療のうえ症状軽快，医科主治医より当院に嚥下評価と食形態の検討依頼あり，家族の要望として「形のある食事を食べさせたい」というものであった．当院訪問歯科診療による初診にて，嚥下内視鏡検査実施.

嚥下評価時：同席者は娘，施設看護師

患者の状態：車椅子座位，覚醒状態良好，見守りながら自力摂取で途中より食事介助.

食事にかかる時間：30 ～ 60 分（日により途中傾眠になり食事中止になることもある）

テストフードの形態：主食はミキサー粥，副食はミキサー食，水分摂取はとろみ茶とした.

嚥下内視鏡検査結果：咀嚼はあり，食塊移送は良好，嚥下反射惹起遅延は軽度，咽頭残留は少量，喉頭侵入はなし.

嚥下内視鏡検査後：肺炎寛解直後であり，また原疾患などに起因した嚥下状態の変動の可能性を考慮し，食形態変更は行わず，傾眠時対応や食事介助法を中心とした指導のうえ 2 週間後の再評価とした.

【X 年 10 月】

家族より「形のある食事を食べさせたい」という要望があった.

嚥下評価時：同席者は娘，施設看護師

患者の状態：車椅子座位，覚醒状態良好，見守りながら自力摂取で途中より食事介助.

テストフードの形態：主食はミキサー粥，副食は刻み食＋とろみがけ，水分摂取はとろみ茶とした.

嚥下内視鏡検査結果：咀嚼は良好，食塊移送は良好，嚥下反射惹起遅延は軽度，咽頭残留は少量，喉頭侵入はなし.

嚥下内視鏡検査後：覚醒良好時に副菜のうち 1 品のみ刻み食＋とろみがけとするよう歯科医師から指示が出る（ソフト食の対応は無理とわかる）．咳・痰・むせが多い場合はミキサー食のみに変更することを家族の了解のもと，施設に依頼する．家族が食べさせたいものがある場合は，歯科医師の往診時に直接訓練として対応する．食事時間に覚醒不良の場合は栄養補助食品（1 個 40g，エネルギー 100kcal，たんぱく質 5g）を最優先して食べてもらうよう勧め，家族の了解を得る.

【X ＋ 1 年 5 月】

4 月末に 38℃台の発熱あり，食事中・食後のむせが多くなっている.

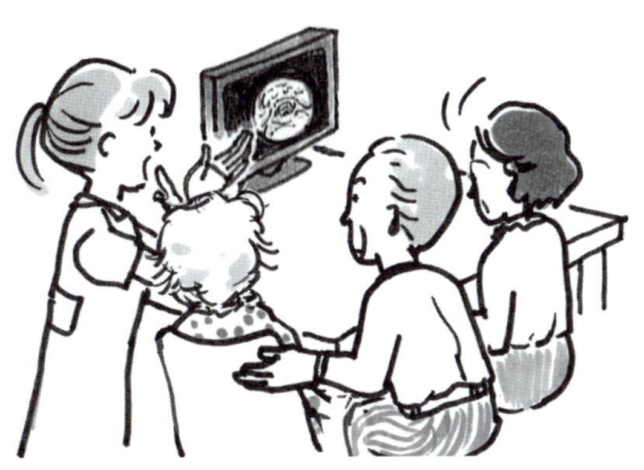

嚥下評価時：同席者は娘，施設看護師

患者の状態：車椅子座位，覚醒状態良好，見守りながら自力摂取で途中より食事介助．

テストフードの形態：a 主食はミキサー粥，副食はミキサー食＋とろみ剤，水分摂取はとろみ茶とした．b 主食はデンプン消化酵素入りゲル化剤粥，副食はミキサー食＋非加熱ゲル化剤とした．

嚥下内視鏡検査後：今回のテストフード a はいままでの食事の食形態，b は a の検査後に歯科医師の指示で形態を加工し，検査した．結果は，b のデンプン消化酵素入りゲル化剤粥とミキサー食＋非加熱ゲル化剤のほうが，喉頭蓋谷や梨状窩の残留も少なく，楽に食べられていた．娘が「楽そうに食べている」といわれるので，楽に食事を食べることで疲労が少なく，食事中での傾眠傾向も少なくなることを説明する．

この施設ではデンプン消化酵素入りゲル化剤粥やゲル化剤など誰も知らない状態であり，同席の家族・施設看護師が嚥下内視鏡のモニターを見ながら驚かれていた．なぜ，食べやすくなったのか，デンプン消化酵素の働きやゲル化剤ととろみ剤の違いなどを説明する．

副食の非加熱ゲル化剤については問題なく，対応可能になった．施設看護師より，この施設のミキサー食はなめらかではない状態で提供されていると説明を受ける．改善を要求しているが，改善されていないので困っているといわれた．しかし，非加熱ゲル化剤やデンプン消化酵素入りゲル化剤を使えば，現在のミキサー食でも対応できることを説明する．

問題点としては，厨房よりミキサーの形態で配膳されたものを，施設職員が食事のたびごとにデンプン消化酵素入りゲル化剤を加え，電子レンジでの加熱が継続できるかなどの課題が残った．

訪問栄養食事指導のポイント

有料老人ホーム，グループホーム，小規模多機能事業所，サービス付き高齢者向け住宅は管理栄養士の必置義務なく，施設内で利用者の嚥下機能に対応した食事を提供することはむずかしい．**在宅訪問管理栄養士の調理指導は，調理工程を必要最小限にすべきであり，施設職員の負担が少なく継続できる方法を提案する必要がある**．

この施設の場合は，何も付加されていないミキサー食の状態で厨房から配膳されるため，施設職員にデンプン消化酵素入りゲル化剤のサンプル品を提供する．施設職員にデンプン消化酵素入りゲル化剤粥のポイントとして，食事前にデンプン消化酵素入りゲル化剤をミキサー粥に加え，沸騰している状態まで加熱，または電子レンジで粥に穴ができるまで加熱する（80℃以上にする）必要を説明し，**継続できるかをテストしてもらうようお願いする**．

家族・施設職員に第 3 世代のとろみ剤・ゲル化剤・デンプン消化酵素入りゲル化剤・栄養補助食品を使ってほしい場合は，どういう目的で，どういう効果を想定し使ってほしいかを**平易な言葉で納得できるよう説明し，同意を得るようにする**．

施設では第 1 世代・第 2 世代の風味を損なうとろみ剤を使っている場合が多い．実際にそれらを使ったとろみ茶と第 3 世代のとろみ茶を飲み比べてもらうことで，実感し理解してもらうことがある．風味を損なうとろみ茶では水分摂取が進まないため，第 3 世代のとろみ剤を常時使ってもらうよう説明する．

在宅では栄養食事指導のキーパーソンを決める必要がある．この症例の施設では，施設看護師が食事におけるキーパーソンになっており，積極的にかかわってくれている．

8 事例紹介

早期の脱水改善により全身状態悪化を免れた事例

Case Report

はじめに

当法人は，病院事業以外に訪問診療・訪問リハビリテーション・訪問看護・居宅介護支援事業もあわせもち，回復期リハビリテーション病棟退院後の患者フォロー や他施設から紹介された患者の居宅療養管理指導を行い，「リハビリ×栄養サポート」を少しずつ広げている．本稿では，在宅での訪問栄養食事指導で経験した脱水対応（参照→P147）の一例を紹介する．

事例の概要

60代男性，主疾患は筋萎縮性側索硬化症（以下，ALS）．X年3月，ALS進行による呼吸機能低下，食事摂取困難となり，約1カ月他施設に入院．入院中に胃瘻を造設し，水分とろみ付き，嚥下調整食学会分類コード2-1～2-2の食事を推奨されたが，ペースト食への拒否があり，軟菜・軟飯・高エネルギーゼリーを少量摂取していた．退院後は，胃瘻からの栄養剤に加えてOS-1ゼリーを毎日少量ずつ摂取．姉が購入したサンドイッチやとんかつをごく少量，意を決して食べることもあった．

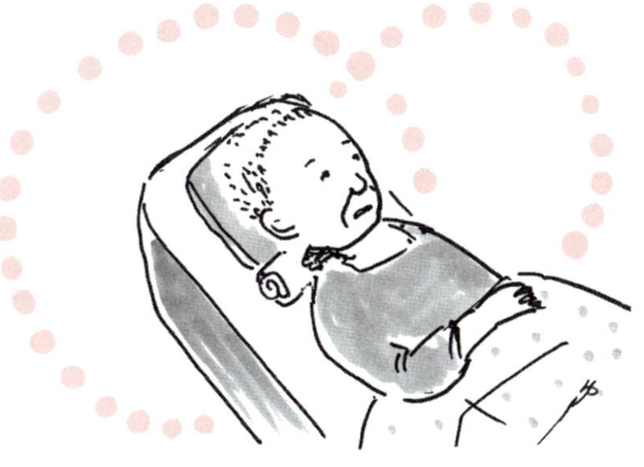

もともと当院外来でPT/OTによるリハビリ，栄養食事指導を実施していたが，通院困難となり，訪問栄養食事指導に変更した．

訪問栄養食事指導開始時のICF（国際生活機能分類）の構成要素に基づいたアセスメント

健康状態：ALS

心身機能・身体構造：要介護5，摂食嚥下障害（頸部聴診では嚥下反射音が弱く，再呼吸時に泡状の音が弱いが聞こえる），呼吸障害，仙骨部に直径2cmの褥瘡あり（d2-e3s6i1g3P9：22点）．栄養剤投与時，嘔吐はないが，逆流性食道炎のような症状が時々あり．

活動：夜間のみBiPAP（人工呼吸器）を使用．日中は車椅子で屋内移乗，一部介助．

自宅では1日2回胃瘻から栄養剤を投与．

9：30に看護師がシリンジ投与（ラコール半固形300kcal×2パック）．

17：30にヘルパーと本人が一緒に投与（ラコール半固形300kcal＋エンシュア・H）．

摂取量は，1,275kcal，たんぱく質 52g，亜鉛 11mg，水分 880mL．
排便は，ブリストルスケール 5～6 が毎日あり．

参加：本人・家族の希望「胃瘻から必要な栄養と水分を確保し，気持ちにゆとりをもって食べたいときに，食べたいものを口から食べたい．体重を増やしたい」

環境因子：独居．水曜，土曜日に姉 2 人が訪れ，家族関係良好．介護サービスは，**表**のとおり．

個人因子：身長 159cm，体重 33kg，BMI 13.0 kg/m^2，体重減少率 3% /2 カ月．TP 6.4g/dL，Alb 3.5g/dL，Hb 11.5g/dL，BUN 16.5mg/dL，Cre 0.37mg/dL．

問題整理と支援目標

■問題整理

収集した情報から，次の 3 点を解決したい問題と考えた．

1）摂取エネルギー量不足

BMI 13.0 kg/m^2 とるいそうであり，体重減少もある．褥瘡管理の視点からも現体重 33kg × 35kcal ≒ 1,160kcal/日に加え，月 1～2kg のゆるやかな体重増加のためには 230kcal/日を追加した 1 日 1,390kcal が必要と考えた．現在の摂取エネルギー量よりも，1 日 120kcal 程度の増量が必要である．しかし，どのように補給するか？

2）脱水

栄養剤に追加水が入っておらず，採血結果からも，脱水徴候があり，腋下の乾燥も見られた．水分目標量は，1,390mL と設定（1mL/kcal）したが，当初は現実的な現体重 33kg × 35mL ≒ 1,150mL を目指したい．残り，270mL（1,150 − 880mL）をどうとるか？

3）食べたい食形態と摂食嚥下機能のギャップ

本人・家族が現時点での摂食嚥下機能を十分理解されていない．

■支援目標

本人・他職種との相談から，次のように支援の目標を決めた．

1）摂取エネルギー量不足と脱水への支援

摂取エネルギー量と摂取水分を増やす方法は一緒に検討する．摂取量を増やすには，①胃瘻からの栄養剤量を増やす，②本人も希望している経口から補給する，③胃瘻＋経口，両方から，の 3 択になるが，まずは全身状態安定のために胃瘻からの栄養剤量を増やし，並行して経口からの摂取も少しずつ増やしていく③の対応を本人と共有した．経口から何をとるか，であるが，

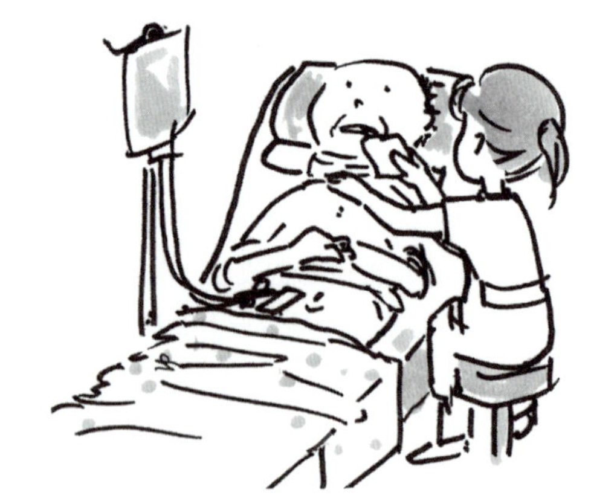

表　60 代男性，ALS 患者が受けている介護サービス一覧

月	火	水	木	金	土	日
訪問介護 訪問看護	訪問介護 訪問看護 訪問 PT	訪問介護 訪問看護	訪問介護 訪問看護 訪問 OT 訪問診療	訪問介護 訪問看護	訪問介護 訪問看護	訪問介護 訪問看護

※訪問介護：1 日 4 回（30 分 / 回）
※訪問看護：9：00 または 10：30 ～ 1.5 時間
※上記以外に訪問 ST，訪問栄養食事指導を月 2 回実施

毎日少量摂取しているOS-1ゼリーよりも，エネルギー・水分両方確保でき，比較的手軽に購入可能なウィダーinゼリーエネルギーを導入することを本人と決めた．購入は，ネットで本人が行う．ほかに買い置き可能な，市販のプリンなども紹介した．

2）食べたい食形態と摂食嚥下機能のギャップへの支援

頸部聴診の結果を伝え，経口摂取を継続するためにも，現在望ましい食形態を本人に説明，姉用に書面も残した．

【各職種との相談・確認内容】

ST以外の職種はすべて他事業所だったため，電話で相談した内容が下記のとおりである．

・医師：摂取量，水分量不足のため，内容見直しの必要性あり→1日3回投与に変更し増加を図るとの指示を受ける．
・ケアマネジャー・訪問看護師・訪問介護員（ホームヘルパー）：胃瘻投与の回数を2→3回に増やせるか→訪問看護師の訪問中には時間がないため，講習を受けたホームヘルパーが夕食時に胃瘻からの投与ができないか．
・PT：評価指標となる体重を訪問時に測定可能か→体重はPTが抱きかかえて測定可能．
・ST：現時点でのリスクと介入内容は？→喀出能力はかなり弱く，窒息リスクが高いため小さく切って摂取．口腔体操と代償嚥下（左右回旋，空嚥下）を重点的に指導．

栄養管理目標と経過

次のように栄養管理目標を立案し，本人と共有した．

【長期目標：3カ月】

・胃瘻から必要な栄養・水分を確保しつつ，経口で好きなものを食べられる
・誤嚥性肺炎にならない
・褥瘡改善

【短期目標：1カ月】

・水分量1,150mL/日充足
・体重維持～1kg増加

その後の胃瘻からの栄養剤は下記のように変更された．

9：30に看護師がシリンジ投与（ラコール半固形300kcal × 2パック）

12：30にヘルパーと本人が一緒に投与（エンシュア・H+ 追加水300mL）

17：30にヘルパーと本人が一緒に投与（ラコール半固形300kcal × 2パック）

摂取量は，1,575kcal，たんぱく質52g，亜鉛13mg，水分1,410mL

現在，3カ月経過するが，窒息や誤嚥性肺炎は起こさず，褥瘡も縮小傾向であり，体重は2kg増加した．早期に脱水改善できたことで，全身状態悪化を免れた．ALSは進行性の疾患であり，摂食嚥下障害でいえば，今後球麻痺が進行すると，唾液の貯留による誤嚥リスクも高まる．コミュニケーションもとりにくくなることから，どのようなものを少量でも経口摂取していきたいかなど患者と話しておく必要もある．

おわりに

摂食嚥下障害のある患者は，慢性的に脱水傾向にある場合が多く，一度全身状態が悪化するとさらなる悪循環に陥りやすい．また，摂食嚥下障害のために1回に摂取できる水分量が少なくなるため，こまめな水分摂取が望まれる．回復期リハ病棟の退院前指導で，とろみ継続の指導をすることも多々あるが，このとろみが飲水意欲を減退させ，水分摂取不足に陥るリスクもあるため，とろみ付けの必要性を定期的に評価することも大切である．

9 摂食嚥下リハビリテーション栄養専門管理栄養士認定制度—概要と取得の流れ

制度の概要

摂食嚥下障害を有する患者に対し，適切な摂食嚥下リハビリテーション（以下，嚥下リハ）と栄養管理を並行して実施することがADLやQOLの向上に大きくかかわっていることは，よく知られている．つまり，嚥下リハおよび栄養管理の両方の視点をもって，食・栄養支援を行うことができる管理栄養士の存在が重要となっているといえる．

このような背景を受け，摂食嚥下障害者（児）の急性期リハビリテーションから在宅療養までにかかわることができる管理栄養士の育成および認定を行う制度を，公益社団法人日本栄養士会（以下，栄養士会）と一般社団法人日本摂食嚥下リハビリテーション学会（以下，嚥下リハ学会）が共同して，2016年に立ち上げた．認定水準は，「嚥下リハの基本的知識と栄養管理に関する技能を修得し，医療機関や介護（福祉）施設とともに在宅等においても，摂食嚥下障害者（児）や家族に対し栄養管理と専門的な食・栄養支援を行うことでQOL向上に貢献できる」管理栄養士である．2018年度末での累計認定者は45名となった．

以下に，要件や認定までの流れを解説する．

要件と認定までの流れ

要件を満たす者が，専門研修を受講・修了した後，認定審査の申請ができる．要件と認定までの流れの概要を**図**に示す．

■要 件

臨床に精通していることと嚥下リハの基本知識を有していることを前提としており，下記の要件が定められている．なお，②～④の起算日は，認定審査申請期日である．

①栄養士会会員かつ嚥下リハ学会認定士
②管理栄養士実務経験5年以上
③摂食嚥下障害者（児）にかかわる栄養管理従事歴通算3年以上
④過去3年以内の摂食嚥下に関する研究発表

嚥下リハ学会認定士について補足する．嚥下リハ学会は管理栄養士も含むさまざまな職種の学会員から構成されており，共通の基本知識をもとに，各専門性を発展させることをめざしている．嚥下リハ学会認定士はこの方針に基づいたものであり，要件を満たす者が試験に合格することで認定される．要件とは，①学会会員歴が2年以上（起算日：7月31日），②摂食嚥下にかかわる臨床または研究歴が通算3年以上（起算日：同），③学会のeラーニングの全受講

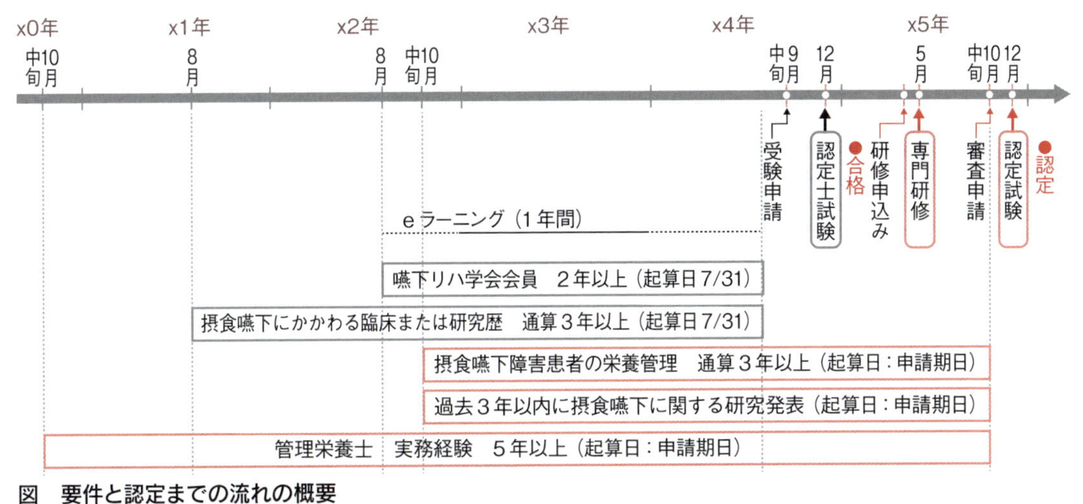

図　要件と認定までの流れの概要
□は嚥下リハ学会認定士関連，□は摂食嚥下リハビリテーション栄養専門管理栄養士関連．

の修了である．eラーニングは，嚥下リハの総論および各論，嚥下障害の評価，嚥下障害患者の栄養，小児の嚥下障害などを網羅的に学ぶものであり，これが多職種共通の基本知識となる．認定水準は，「医師，歯科医師あるいはそれに準ずるものによる嚥下リハ計画を理解し，それに従って摂食嚥下訓練を実施するとともに，その経過や結果を指示者に報告する能力を有し，同時にリスク回避に関して必要な知識と技能を有すること」とされている．認定試験は，12月第1日曜日に名古屋市で行われている．

■認定までの流れ

1）専門研修の受講

専門研修の受講が必須である．ただし，受講時点で栄養士会会員かつ嚥下リハ学会認定士である必要がある．研修は2日間の日程で行われる（2019年度は5月に東京都内で開催）．講義だけでなく演習や（調理）実習形式を多く取り入れ，主体的な学びが可能なものとなっている．

事前の提出課題もあるため，申込み以降，研修に向けて各自の準備が必要となる．また，患者の栄養管理は，業務上必須のため，日本栄養士会が推奨している栄養管理（栄養ケア）プロセスの理解を前提としている．研修までに一通りの学習を済ませせることを推奨している．

2）審査申請および症例提出・認定試験受験

審査申請期間は，おおむね8～10月中旬である．申請時には，申請書や各種証明書類のほか，摂食嚥下障害者（児）にかかわる栄養管理実績5症例の提出が必要となる．これは，審査対象となり，栄養管理の経過や結果を報告する能力が問われる．

認定試験は，12月第2日曜日に東京都内で行われる．研修を修了した者で，同年の認定試験日に受験の都合がつかない場合は，翌々年までは認定審査の申請が可能である．

3）認 定

症例審査および認定試験結果を踏まえ，認定される．2月中旬～3月中に通知される．

認定後

認定後は，5年ごとの更新が必要となる．更新のためには，認定期間中に1回以上の更新研修の受講が必須となる．更新研修は，嚥下リハ

キャリアプラン例①：入職３年目の病院栄養士のケース

Aさん 急性期病院の管理栄養士．実務経験２年．１年前から，摂食嚥下障害者の栄養管理にもかかわっていて，y0 年５月，自己学習の必要を感じて摂食嚥下リハビリテーション分野の初心者研修を受ける．専門管理栄養士制度を知り，取得をめざす決意をする．

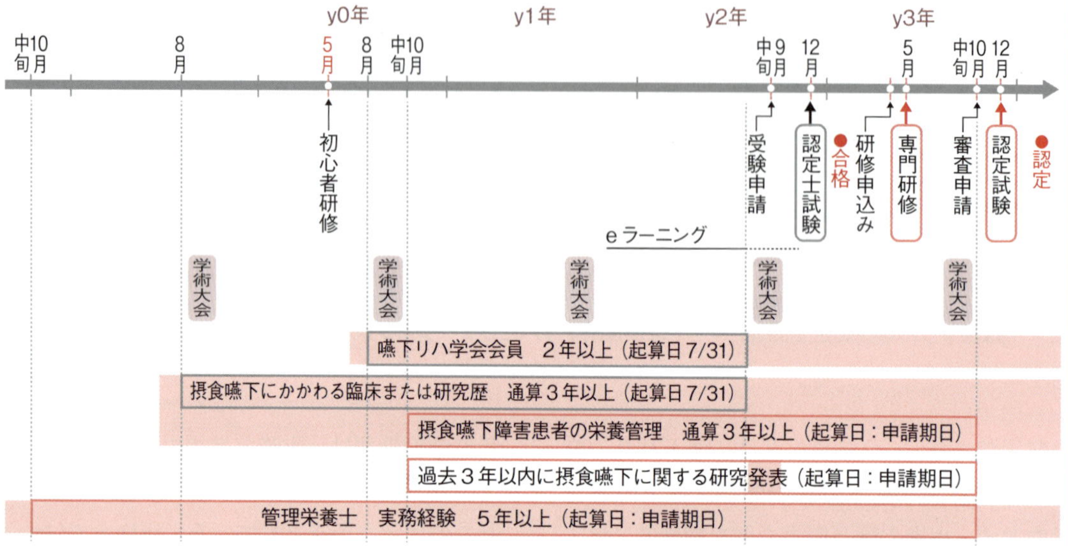

はAさんのキャリア期間

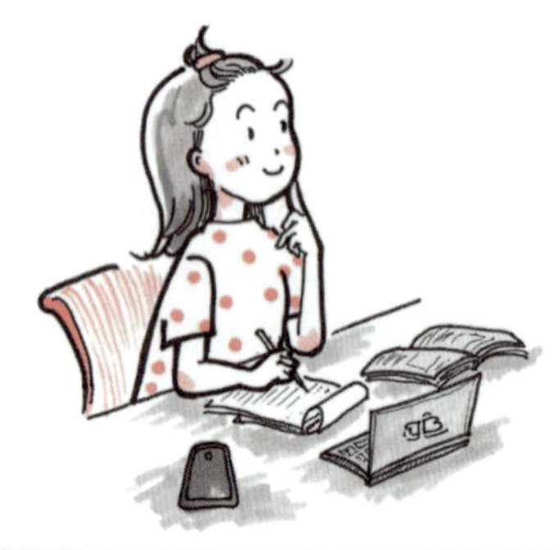

7月中に嚥下リハ学会に入会すれば，最短で２年後に嚥下リハ学会認定士，３年後に摂食嚥下リハ栄養専門管理栄養士を取得できます．

y0 年７月：嚥下リハ学会入会．

y0 年９月：嚥下リハ学会の学術大会にはじめて参加．他の病院の管理栄養士の発表に刺激を受ける．

y0 年 12 月：学会誌が届く．原著論文はむずかしい．症例検討はがんばって読んでみた．

y1 年９月：学術大会に参加．去年よりも，発表がよくわかる．来年は自分も！

y1 年 10 月：上司，同僚に研究を相談．これまでの症例をまとめてみることに．

y1 年 11 月：e ラーニングの受講申請．

y2 年４月：上司の指導を受けて抄録をまとめ，学術大会に演題登録．

y2 年７月：e ラーニングの受講修了．修了証を印刷．

y2 年８月：嚥下リハ学会認定士試験の受験申請．学術大会の発表準備．

y2 年９月：学術大会でポスター発表．この後は，認定士試験対策．e ラーニングで復習．

y2 年 12 月：認定士試験を受験．

y3 年１月：認定士試験の合格発表．合格！　登録申請手続きを進める．

y3 年４月：摂食嚥下リハ栄養専門管理栄養士の専門研修申込み．研修の事前課題取り組み．病院の嚥下調整食の写真を撮ったり，栄養管理（栄養ケア）プロセスにより症例をまとめたり．

y3 年５月：専門研修受講．

y3 年８，９月：症例整理，申請書類の準備．

y3 年 10 月：認定審査申請．症例も提出した．

y3 年 12 月：専門管理栄養士認定試験を受験．

y4 年３月：合格通知！

キャリアプラン例②：新人の老健栄養士のケース

Bさん 介護老人保健施設の新人管理栄養士．先輩管理栄養士は半年後に退職予定．老健なので，摂食嚥下障害のある入所者も多い．先輩から，摂食嚥下障害の知識は必要と言われた．

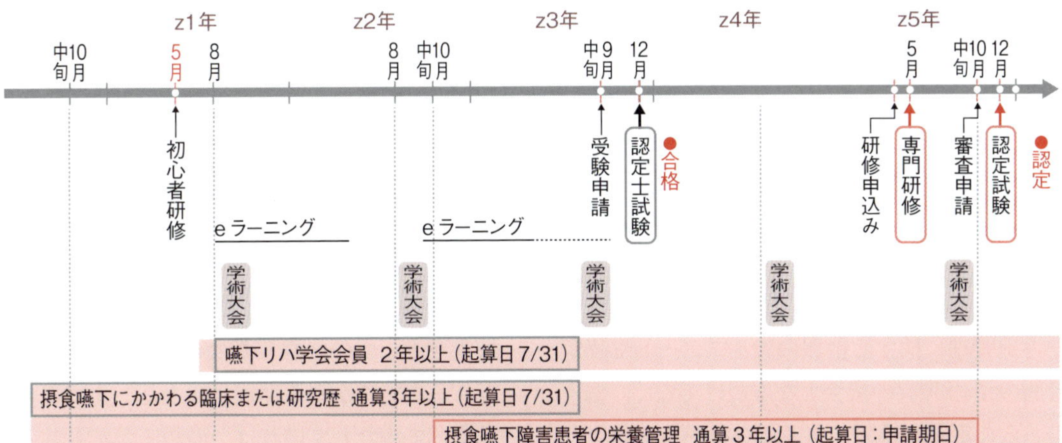

摂食嚥下障害患者の栄養管理　通算３年以上（起算日：申請期日）

過去３年以内に摂食嚥下に関する研究発表（起算日：申請期日）

管理栄養士　実務経験　５年以上（起算日：申請期日）

はBさんのキャリア期間

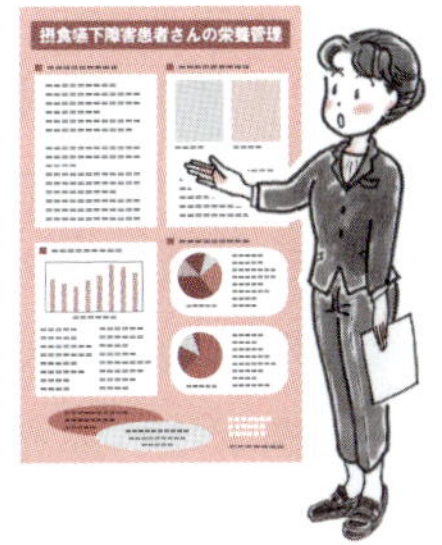

2年目の7月末までに嚥下リハ学会に入会すれば，最短で4年後に嚥下リハ学会認定士，6年後に摂食嚥下リハ栄養専門管理栄養士を取得できます．

z0 年：まずは先輩のいる間に，職場の仕事を覚える．

z1 年 5 月：初心者研修に参加．嚥下リハ学会認定士や専門管理栄養士をめざしたい．

z1 年 7 月：嚥下リハ学会入会．

z1 年 8 月：e ラーニングの受講申請．まずは，業務に関係のありそうなものを抜粋して受講．

z1 年 9 月：学術大会にはじめて参加．

z2 年 9 月：学術大会にふたたび参加．管理栄養士の交流集会にも参加した．

z2 年 10 月：再度 e ラーニングの受講申請．今度は修了することをめざす．

z3 年 5 月：e ラーニングの受講修了．修了証を印刷．

z3 年 8 月：嚥下リハ学会認定士試験の受験申請．

z3 年 9 月：学術大会に参加．老健栄養士による発表に質問した．連絡先を交換．

z3 年 10 月：学会発表をしてみたくなる．職場の医師や看護師，PT，OT に相談．

z3 年 12 月：認定士試験を受験．

z4 年 1 月：認定士試験の合格発表．合格！　登録申請手続きを進める．

z4 年 4 月：学術大会に発表演題登録．

z4 年 8 月：学術大会の発表準備．

z4 年 9 月：学術大会ではじめてのポスター発表．

z5 年 4 月：摂食嚥下リハ栄養専門管理栄養士の専門研修申込み．研修の事前課題取り組み．施設の嚥下調整食の写真を撮ったり，栄養管理（栄養ケア）プロセスにより症例をまとめたり．

z5 年 5 月：専門研修受講．

z5 年 8，9 月：症例整理，申請書類の準備．

z5 年 10 月：認定審査申請．症例も提出した．

z5 年 12 月：専門管理栄養士認定試験を受験．

z6 年 3 月：合格通知！

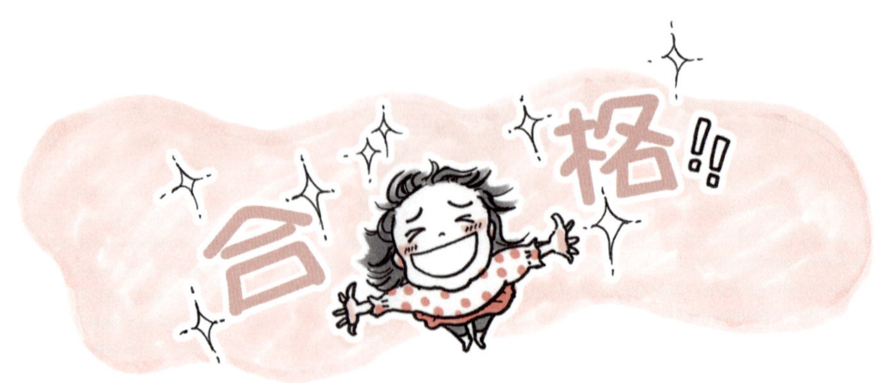

や栄養管理に関する情報のアップデートや認定者間の情報共有の機会となるだけでなく，個々のさらなるキャリアアップにつながるプログラムとなっている．

その他，詳細な更新要件の紹介は省くが，認定を維持するためには常に自己研鑽を積むことが求められている．すでに認定された管理栄養士は，食・栄養支援に関するエビデンスを蓄積し，学会発表などを通して発信をしている．また，後進の指導にもかかわっており，個々の業務の質の向上のみならず，嚥下リハ領域の栄養管理の発展への貢献にも積極的にかかわっている．

キャリアプラン例

これまで摂食嚥下障害者（児）の栄養管理にかかわってきた管理栄養士の方々には，認定をぜひめざしていただきたい．現時点での管理栄養士としての経験年数などにより，認定が得られるまでにかかる期間は異なる．すでに要件をすべて満たしていれば，最短1年で認定を受けることができる．要件を満たしていない者など，現時点では関心があるもののまだハードルが高いと感じる管理栄養士のために，208～209ページに**キャリア・プラン例①，②**を示した．たとえば，4月から実務経験をスタートさせた新人管理栄養士の場合，最短で6年目にチャレンジすることができる．

なお，例中にある「初心者研修」とは，これから摂食嚥下リハ栄養の基礎を学ぶための研修であり，専門研修と同日程や嚥下リハ学会の学術大会前後の日程などで開催されている．嚥下リハ学会認定士を取得する前であれば，まずはこの初心者研修の受講を勧める．

文献

1）公益社団法人日本栄養士会．摂食嚥下リハビリテーション栄養専門管理栄養士．https://www.dietitian.or.jp/career/specialist/dysphagia/

2）一般社団法人日本摂食嚥下リハビリテーション学会．日本摂食嚥下リハビリテーション学会認定士制度規約．https://www.jsdr.or.jp/license/license_rules.html

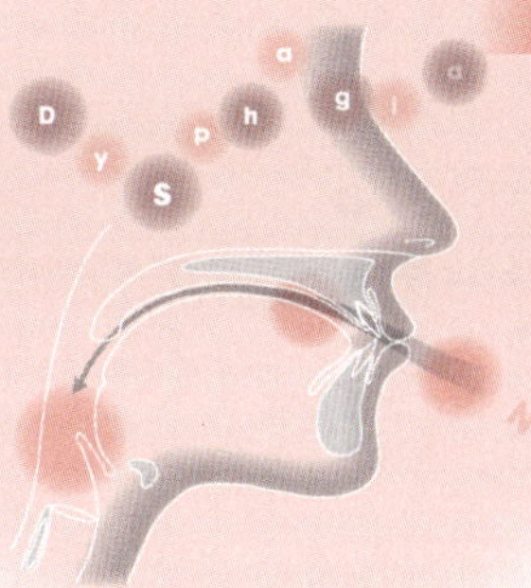

10

えん下困難者のための特別用途食品：最新情報

はじめに：特別用途食品の概要

特別用途食品は，健康増進法に基づく制度で，「販売に供する食品につき，乳児用，幼児用，妊産婦用，病者用等の特別の用途に適する旨の表示をしようとする者は，消費者庁長官の許可を受けなければならない」，また，「外国においてその旨の表示をしようとする者は，消費者庁長官の承認を受けることができる」という制度である．この制度は，国民の栄養状態の改善を図るという見地から，健康に及ぼす影響が大きく，かつ，とくに適正な使用が必要である者に用いる食品を対象としており，昭和27年以来，その枠組みが基本的に維持されてきた．しかし，新しいニーズに対応するため区分の見直しを行い，平成21年4月から，病者用食品については，低たんぱく質食品などの許可基準型のものと，個別評価型のものに区分されることとなった．また，従来，高齢者用食品とされてきたものは，えん下困難者用食品に整理された．

その後，規制改革実施計画（平成27年6月30日閣議決定）を踏まえ，「特別用途食品制度に関する検討会」において検討事項を取りまとめ，「特別用途食品の表示許可等について」の通知を改正し，平成30年4月1日に新たな見直し後の制度の運用が開始されたところである．

現在の特別用途食品の分類は**図1**[1]，許可件数は**表1**のとおりである．特別用途食品の許可区分には，えん下困難者用食品があり，この区

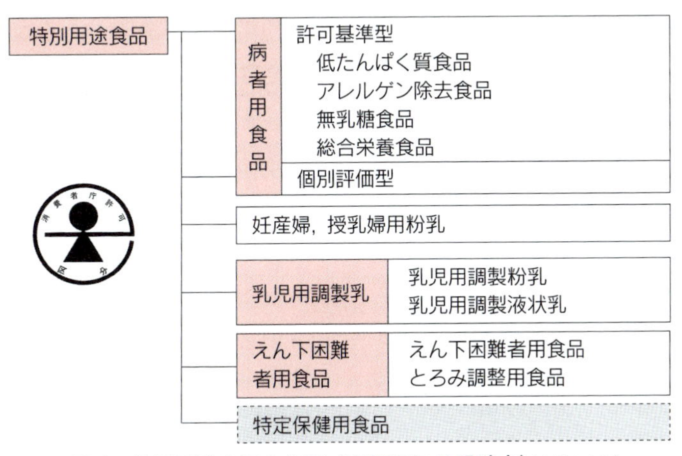

図1　特別用途食品の分類（令和元年7月時点）（文献1より）

表 1　特別用途食品※1 表示許可件数の内訳（令和元年 7 月 1 日現在）

<table>
<tr><th colspan="4">食品群</th><th>許可基準の概要</th><th>許可件数</th></tr>
<tr><td rowspan="9">特別用途食品</td><td rowspan="5">病者用食品</td><td rowspan="4">許可基準型</td><td>低たんぱく質食品</td><td>たんぱく質含量が，通常の同種の食品の 30%以下であること等</td><td>12</td></tr>
<tr><td>アレルゲン除去食品</td><td>特定のアレルゲンを不使用または除去したものであること等</td><td>6※2</td></tr>
<tr><td>無乳糖食品</td><td>食品中の乳糖またはガラクトースを除去したものであること等</td><td>4※3</td></tr>
<tr><td>総合栄養食品</td><td>疾患等により通常の食事で十分な栄養をとることが困難な者の食事代替品として，適度な流動性を有しているものであり，通知に規定する栄養成分の基準に適合したものであること等</td><td>4</td></tr>
<tr><td colspan="2">個別評価型</td><td>通知に規定する病者用食品の基本的許可基準および概括的許可基準に加え，個別評価型病者用食品としての要件をすべて満たす食品について個別に評価を行うものであること</td><td>8</td></tr>
<tr><td colspan="3">妊産婦，授乳婦用粉乳</td><td>通知に規定する栄養成分等の組成に適合するものであること
妊産婦，授乳婦の用に適する旨</td><td>0</td></tr>
<tr><td rowspan="2" colspan="2">乳児用調製乳</td><td>乳児用調製粉乳</td><td rowspan="2">通知に規定する栄養成分等の組成に適合するものであること
母乳代替食品としての用に適する旨</td><td>11</td></tr>
<tr><td>乳児用調製液状乳</td><td>2</td></tr>
<tr><td rowspan="2" colspan="2">えん下困難者用食品</td><td>えん下困難者用食品</td><td rowspan="2">医学的，栄養学的見地から見てえん下困難者が摂取するのに適した食品であること等に加え，通知に規定する規格基準を満たすものであること</td><td>17</td></tr>
<tr><td></td><td>とろみ調整用食品</td><td>0</td></tr>
<tr><td colspan="4">合　計</td><td></td><td>64※4</td></tr>
</table>

※1　特定保健用食品を除く.
※2　無乳糖食品としても許可しているもの 3 件を含む.
※3　アレルゲン除去食品としても許可しているもの 3 件を含む.
※4　アレルゲン除去食品および無乳糖食品として許可しているもの 3 件については，それぞれの食品群で計上しているため，許可品数は 61 件.

分には，さらに「えん下困難者用食品」と「とろみ調整用食品」の 2 つの区分がある.

特別用途食品における「えん下困難者用食品」

■「えん下困難者用食品」たる表示の適用範囲

許可を受けるべき「えん下困難者用食品」（えん下を容易にし，誤えんおよび窒息を防ぐことを目的とするもの）たる表示の適用範囲については，えん下困難者の用に適する旨を医学的，栄養学的表現で記載されたものに適用されるものとする.

■「えん下困難者用食品」たる表示の許可基準

「えん下困難者用食品」たる表示の許可基準は，次の基準に適合したものであることとしている.

1）基本的許可基準

①医学的，栄養学的見地から見てえん下困難者が摂取するのに適した食品であること.
②えん下困難者により摂取されている実績があること.
③特別の用途を示す表示が，えん下困難者用の食品としてふさわしいものであること.
④使用方法が簡明であること.
⑤品質が通常の食品に劣らないものであること.
⑥適正な試験方法によって成分または特性が確認されるものであること.

2）規格基準

表 2[2)]に示す規格を満たすものとする. 硬さは，えん下の容易さに重要な要因である. 付着性は，はりつきやすさ・べたつきの指標であり，付着性が高いことは咽頭等への残留の要因となり，誤嚥につながる可能性がある. 凝集性はまとまりやすさの指標であり，ばらけやすいと咽頭通

表２　特別用途食品（えん下困難者用食品）たる表示の規格基準

規格※1	許可基準Ⅰ※2	許可基準Ⅱ※3	許可基準Ⅲ※4
硬さ（一定速度で圧縮したときの抵抗）（N/m^2）	$2.5 \times 10^3 \sim 1 \times 10^4$	$1 \times 10^3 \sim 1.5 \times 10^4$	$3 \times 10^2 \sim 2 \times 10^4$
付着性（J/m^3）	4×10^2 以下	1×10^3 以下	1.5×10^3 以下
凝集性	0.2 〜 0.6	0.2 〜 0.9	—

※1　常温および喫食の目安となる温度のいずれの条件であっても規格基準の範囲内であること．

※2　均質なもの（たとえば，ゼリー状の食品）．

※3　均質なもの（たとえば，ゼリー状またはムース状等の食品）．ただし，許可基準Ⅰを満たすものを除く．

※4　不均質なものも含む（たとえば，まとまりのよいおかゆ，やわらかいペースト状またはゼリー寄せ等の食品）．ただし，許可基準Ⅰまたは許可基準Ⅱを満たすものを除く．

（文献２より）

許可基準Ⅰ

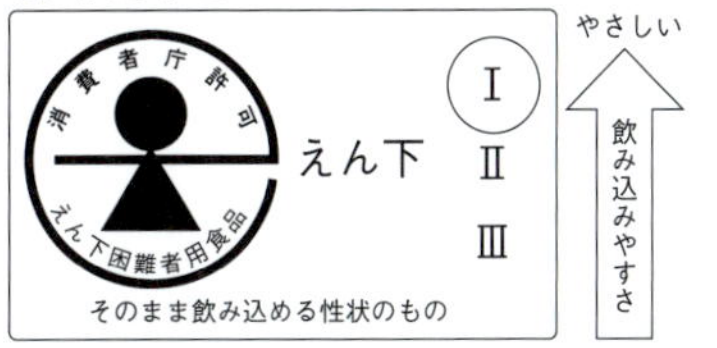

許可基準Ⅱ

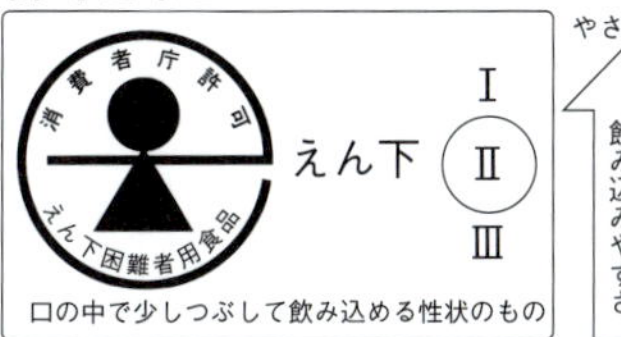

許可基準Ⅲ

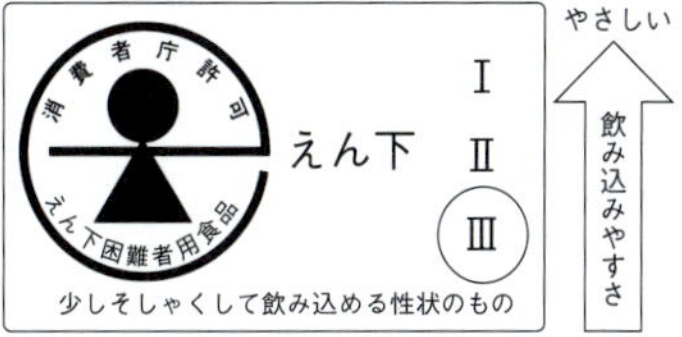

図２　特別用途食品（えん下困難者用食品）許可基準区分を表す図表　（文献２より）

過時に喉頭蓋等へ残留する要因となり，これも誤嚥につながると考えられる．

また，食品物性は温度により変化する（温かい間は軟らかくても，冷めると固くなってしまう等）ため，温める等の簡易な調理を要するものにあっては，その指示どおりに調理した後の状態で当該規格を満たせばよいものとする．

■「えん下困難者用食品」の必要的表示事項

「えん下困難者用食品」として許可された場合の必要的表示事項は，次のとおりである．

①「えん下困難者用食品」の文字

②許可基準区分を表す図表（**図２**）[2)]

③喫食の目安となる温度

④１包装当たりの重量

⑤１包装分が含む熱量，たんぱく質，脂質，炭水化物およびナトリウム（食塩相当量に換算したもの）の量

⑥医師，歯科医師，管理栄養士，薬剤師，言語聴覚士等の相談指導を得て使用することが適当である旨

「えん下困難者用食品」として許可された食品には，図２に示す許可基準Ⅰ〜Ⅲのいずれかの図が表示されるが，許可区分による物性の違いがわかるよう，許可基準Ⅰは「そのまま飲み込める性状のもの」，許可基準Ⅱは「口の中で少しつぶして飲み込める性状のもの」，許可基準Ⅲは「少しそしゃくして飲み込める性状のもの」という説明等を表示することになっている（**表３**）[2)]．

特別用途食品における「とろみ調整用食品」

規制改革実施計画において，品質および安全

表 3　特別用途食品（えん下困難者用食品）の許可基準区分

許可基準区分	許可基準区分を表す文言
許可基準Ⅰ	そのまま飲み込める性状のもの※1
許可基準Ⅱ	口の中で少しつぶして飲み込める性状のもの※2
許可基準Ⅲ	少しそしゃくして飲み込める性状のもの※3

※1　均質なゼリー状.
※2　均質なゼリー・プリン・ムース状.
※3　不均質なものを含む，まとまりのよいおかゆ状.
ただし，注釈は，容器包装以外に表示しても問題ないこととする.

（文献 2 より）

性を担保する規格についての検討が行われ，平成 30 年 4 月の通知改正の際に新たな基準が追加された．検討会では，食事形態等の用語（きざみ食，ミキサー食等）が整理されておらず，施設間での共有ができていないため，転所等により状態が悪化することがあるため用語の統一が必要であることや，今後在宅での利用が増加していくことが予想され，医療現場でも対象者別に体調に合わせてとろみを調整することが困難であることから，在宅においても簡明に使用できる規格としてほしいという意見があった．

■「とろみ調整用食品」たる表示の適用範囲

許可を受けるべき「とろみ調整用食品」（えん下を容易にし，誤えんを防ぐことを目的として液体にとろみをつけるためのもの）の表示の適用範囲については，えん下困難者の用に適する旨のうち，とろみに関するものを医学的，栄養学的表現で記載されたものに適用されるものとする．

■「とろみ調整用食品」たる表示の許可基準

1）基本的許可基準

①液体に添加することでその物性を調整し，医学的，栄養学的見地からみて特別の配慮を必要とするえん下困難者に適当な食品であること．
②えん下困難者に対する使用実績があること．
③特別の用途を示す表示が，えん下困難者用の食品としてふさわしいものであること．
④使用方法が簡明であること．
⑤適正な試験方法によって特性が確認されるものであること．

表 4　特別用途食品（とろみ調整用食品）の規格基準

①粘度要件

平均粘度（mPa･s）	100	400
添加濃度※（%）	0.1 以上 1.5 未満	1.5 以上 4.0 未満

②性能要件
a）溶解性・分散性
当該食品で調整する際，10℃，20℃および 45℃において，5 mm 以上の不溶解物の塊（だま）が認められないこと．
b）経時的安定性
当該食品で調整 30 分後の粘度が，調整 10 分後の粘度の±15%以内であること．
c）唾液抵抗性
当該食品で調整後，アミラーゼを添加し，30 分後の粘度が，アミラーゼ無添加の粘度の 75%以上であること．
d）温度安定性
当該食品で調整後の 10℃，45℃の粘度がそれぞれ 20℃の粘度の± 35%以内であること．

（文献 2 より）

2）規格基準

表 4 に掲げる粘度要件および性能要件を満たすものとする[2]．

なお，「とろみ調整用食品」を使用する対象は，原則として均質な液体とする．ただし，液状流動食や不均質なものを含む液体（みそ汁等）に使用する場合は，摂取上の注意について表示すること．

■「とろみ調整用食品」の必要的表示事項

「とろみ調整用食品」として許可された場合の必要的表示事項は，以下のとおり．
①「とろみ調整用食品」の文字
②1 回の使用量（主にとろみをつける代表的な食品に対する標準的な使用量について明記すること）

③喫食の目安となる温度および喫食温度による粘度の違いに関する注意事項（10℃から45℃までの食品の温度に適している旨および喫食温度の違いによる添加量の調整に関する注意等）
④1包装当たりの重量
⑤1回の使用量または1包装当たりの熱量，たんぱく質，脂質，炭水化物およびナトリウム（食塩相当量に換算したもの）の量
⑥医師，歯科医師，管理栄養士，薬剤師，言語聴覚士等の相談指導を得て使用することが適当である旨
⑦とろみをつける食品に関する注意事項（例：食品の違い，使用する量による粘度の違い等）
⑧とろみ調整用食品を加える際の手順（例：適切な粘度に調整するための撹拌速度および時間等）
⑨摂取する際の注意事項（例：食品の温度が粘度に与える影響等）
⑩その他必要な特記事項

令和元年7月現在，特別用途食品の許可等に関する委員会で，とろみ調整用食品の試験方法についての検討を進めている．最新の情報については，消費者庁ホームページでご確認いただきたい．

おわりに

特別用途食品制度は，社会状況の変化に基づく新しいニーズに対応し，対象者の栄養管理に利用しやすい形で食品が供給されることをめざし検討されてきた．今後なおいっそう制度の認知度を高め，当該食品の供給の円滑化に寄与できればと考えている．しかし，許可品目数はまだ限られており，制度の認知度はまだ十分とはいえない状況である．

特別用途食品の許可品目数が増加し，適正な栄養管理に向けて，管理栄養士等の専門職による利用支援体制が構築され，対象者が適切に特別用途食品を利用することにより，適正な栄養管理がなされることを期待している．

消費者にとって制度がわかりやすく，また活用しやすくなるよう，専門職である本書の読者におかれては特別用途食品制度を理解し，適切に活用していただき，制度の普及をお願いしたい．

※より詳しく知りたい方は文献[24]を参照のこと．

文献

1）消費者庁．特別用途食品とは．https://www.caa.go.jp/policies/policy/food_labeling/health_promotion/pdf/health_promotion_180808_0001.pdf
2）消費者庁．特別用途食品表示許可基準並びに特別用途食品の取扱い及び指導要領．https://www.caa.go.jp/policies/policy/food_labeling/health_promotion/pdf/health_promotion_190701_0012.pdf
3）消費者庁．健康や栄養に関する食品表示制度とは．https://www.caa.go.jp/policies/policy/food_labeling/health_promotion/pdf/health_promotion_190619_0003.pdf
4）消費者庁．特別用途食品に関する質疑応答集．https://www.caa.go.jp/policies/policy/food_labeling/health_promotion/pdf/health_promotion_190611_0006.pdf

11 スマイルケア食：最新情報

スマイルケア食とは

スマイルケア食とは，新しい「介護食品」の愛称である．

高齢者のみならず，食機能（噛むこと・飲み込むこと）や栄養に関して問題があるという方々に，幅広く「介護食品」を利用していただけるよう，これまでの範囲をより広く捉え直して，普及していくために，公募で選ばれたものである．

超高齢社会の到来を踏まえ，平成25年2月から，農林水産省が中心となり，厚生労働省，消費者庁等とも連携して，介護食品市場の拡大を通じて，国民の健康寿命の延伸に貢献することについて検討を進めている．医療，介護関係者，食品メーカー，流通等の関係者を交えて意見交換を行うなかで，スマイルケア食の普及が位置づけられている（**図1**）．

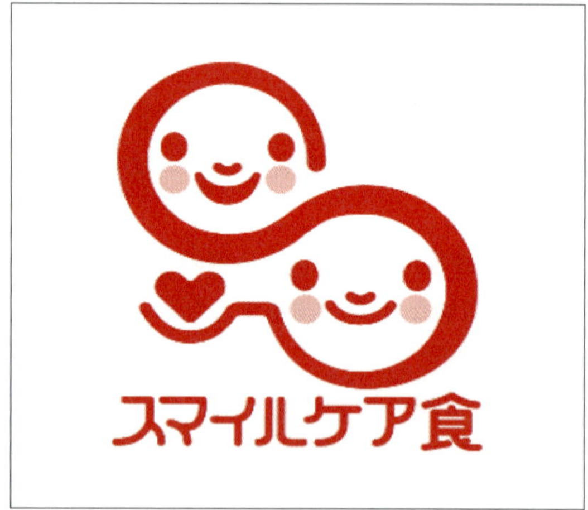

図1　スマイルケア食普及推進ロゴマーク

スマイルケア食の対象者は，原則，在宅の高齢者や障がい者であって，「噛むこと・飲み込むことに問題がある人」，「そうした問題はないが栄養状態が悪い人」とされているほか，「このような状態に移行する恐れのある人」も対象としている．

スマイルケア食の普及に当たっては，配慮すべき点として，低栄養の改善やQOLの向上だけでなく，おいしさ，見た目の美しさ，食べる楽しみや入手のしやすさなどがあげられている．また，治療食や病院食，形状がカプセル・錠剤のものは対象から外されている．

スマイルケア食の選び方

多様な介護食品が市場に出回っているなか，小売店等で商品を選択する際に，各個人それぞれの状態に応じて「スマイルケア食」を混乱なく選ぶことができるように，医療，介護関係者，食品メーカー，流通等の関係者による検討を経て，選び方の早見表が作成されている．

早見表は，**図2**のとおり，それぞれの利用者の状態に応じて，問いに答え，矢印にそって左から右に進んでいくと，適切なスマイルケア食が選べるという構造になっている．噛むこと・飲み込むことに問題はないものの，健康維持上栄養補給を必要とする方向けの食品，噛むことに問題がある方向けの食品，飲み込むことに問題がある方向けの食品の3種のカテゴリーが設けられ，それぞれ「青」，「黄」，「赤」のマークによって簡単に見分けられるよう表示が提案された．さらに，「黄」マーク表示の食品群は4段階，「赤」マークは3段階に分けられており，これらを直接の利用者だけでなく，スマイルケア食の選択に関係する誰もが利用しやすいよう配慮された制度が提案された．

マーク全体の考え方

スマイルケア食の分類マークについては，専門家からなるワーキンググループで運用ルール等について検討が行われ，平成27年12月に基本的な考え方が取りまとめられた．

利用者が病院，施設と在宅の間を行き来するような場合にも，混乱なくスマイルケア食を選べることや，日本摂食嚥下リハビリテーション学会の嚥下調整食分類2013や日本介護食品協議会の規格等の既存の分類と整合性を持たせることなどを考慮して制度のあり方が整理された結果，「青」マークは農林水産省の要領に基づいて自己適合宣言を行う仕組みの対象とされ，「黄」マーク5，4，3，2はJAS制度（そしゃく配慮食品の日本農林規格）の対象，「赤」マーク2，1，0は消費者庁の特別用途食品の表示許可制度（えん下困難者用食品）の対象として，農林水産省に対してマークの利用許諾を申請することとされた．「青」・「黄」・「赤」それぞれのマークの制度は次のとおりである．

■【青マーク】噛むこと・飲み込むことに問題はないものの，健康維持上栄養補給を必要とする方向けの食品（図3）

事業者の方が，自社商品はスマイルケア食の「青」マーク利用許諾ルールに適合していると「自己適合宣言」をしていただいたうえで，農林水産省に対してマークの利用を申請する仕組みで，平成28年2月より運用を開始している．

対象商品は，市販される加工食品（特別用途食品及び機能性表示食品を除く）のうち，経口タイプのもの（形状がカプセル・錠剤のものを除く）で，具体的には，食事の補助（おやつやデザート等）として利用することを想定した食品や，食事（主食，主菜，副菜）としての食品が想定される．

栄養素等基準として，次の基準が定められている．

①エネルギーおよびたんぱく質の基準

エネルギーおよびたんぱく質の量（食品表示基準（平成27年内閣府令第10号）第3条の表に規定する表示の方法に従い表示する場合における熱量およびたんぱく質の量をいう）が，次の基準を満たすものとする．

【エネルギー】100kcal以上（100gまたは100mL当たり）

【たんぱく質】100g（100mL）当たりのたんぱく質含有量が8.1g（4.1g）以上または，100kcal当たりのたんぱく質含有量が4.1g以上

※水や牛乳などを加えて，自ら調理して喫食する食品については，容器包装等に記載された調理方法に従って調理した後のエネルギーおよびたんぱく質の量も基準を満たしていることとする．

②その他

アミノ酸組成のバランスに配慮することや，

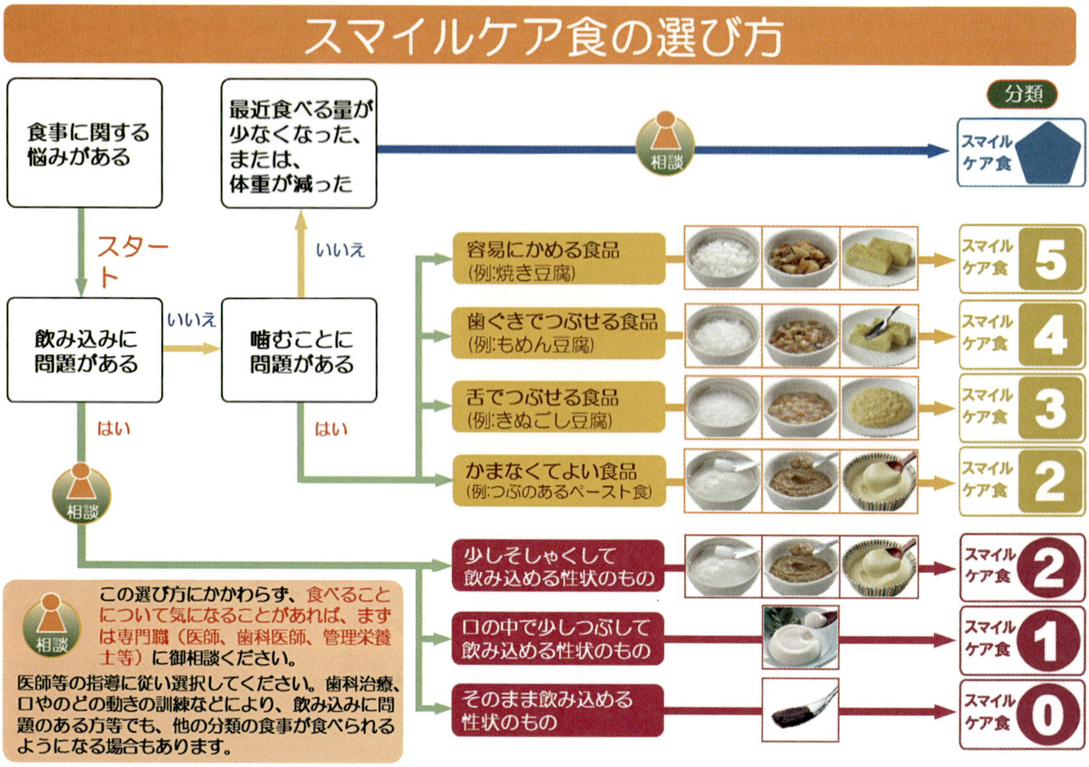

スマイルケア食の選び方

食事に関する悩みがある

スタート

飲み込みに問題がある

いいえ

噛むことに問題がある

いいえ

最近食べる量が少なくなった、または、体重が減った

相談

分類

スマイルケア食（青）

はい

容易にかめる食品（例:焼き豆腐） → スマイルケア食 5

歯ぐきでつぶせる食品（例:もめん豆腐） → スマイルケア食 4

舌でつぶせる食品（例:きぬごし豆腐） → スマイルケア食 3

かまなくてよい食品（例:つぶのあるペースト食） → スマイルケア食 2

はい

相談

少しそしゃくして飲み込める性状のもの → スマイルケア食 2

口の中で少しつぶして飲み込める性状のもの → スマイルケア食 1

そのまま飲み込める性状のもの → スマイルケア食 0

相談　この選び方にかかわらず、食べることについて気になることがあれば、まずは専門職（医師、歯科医師、管理栄養士等）に御相談ください。

医師等の指導に従い選択してください。歯科治療、口やのどの動きの訓練などにより、飲み込みに問題のある方等でも、他の分類の食事が食べられるようになる場合もあります。

図 2　スマイルケア食の選び方

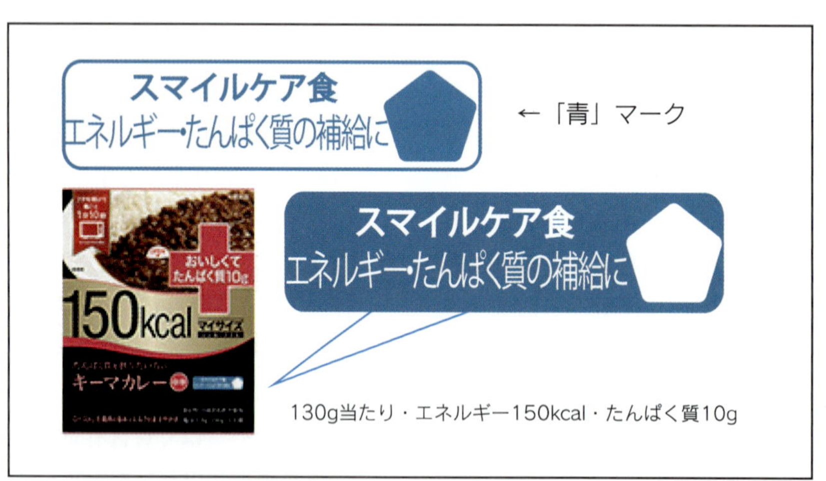

図 3　「青」マークおよび利用許諾商品の一例（画像提供：大塚食品株式会社）

飽和脂肪酸，ナトリウムなどの特定の栄養素の摂取量が，健康増進法（平成 14 年法律第 103 号）第 16 条の 2 第 1 項に規定する食事摂取基準で定められている目標量を上回るリスクが高くならないよう配慮することが定められている．

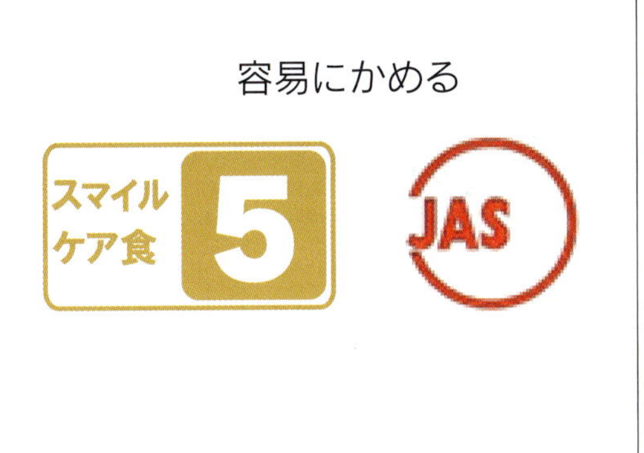

図 4 「黄」マーク想定表示

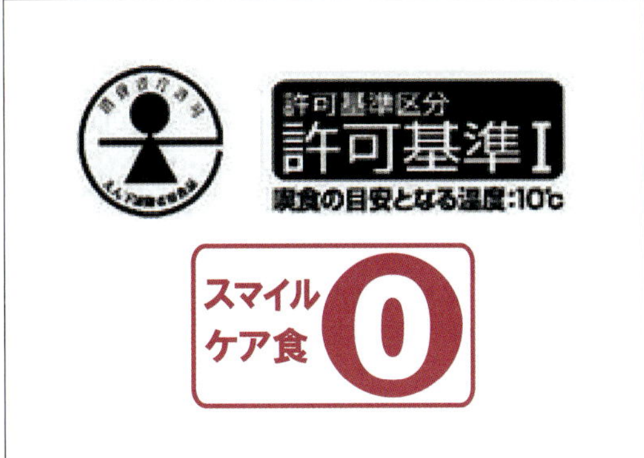

図 5 「赤」マーク想定表示

■【黄マーク】噛むことに問題がある方向けの食品（図 4）

JAS 法に基づいて，そしゃく配慮食品の日本農林規格（JAS 規格）が定められており，事業者の方が，JAS 規格の格付け対象商品であることを示して，農林水産省に対して「黄」マークの利用を申請する仕組みになっている．

そしゃく配慮食品とは，通常の食品に比してそしゃくに要する負担が小さい性状，硬さその他の品質を備えた加工食品（乳児用のものを除く）をいう．JAS 規格では，内容物の硬さについて事業者が内部規程を具体的，体系的に定めていることや，測定機器の設置，官能評価担当者の配置などを要求しており，これによって製品の品質管理を実施することとされている．

また，「黄」マークと JAS 規格との対応関係は次のとおりである．

「黄 5」容易に噛める食品：そしゃく配慮食品のうち，その硬さが，容易に噛み切り，噛み砕きまたはすりつぶせる程度のもの（適度な噛みごたえを有するものに限る）．

「黄 4」歯ぐきでつぶせる食品：そしゃく配慮食品のうち，その硬さが，容易に噛める食品と舌でつぶせる食品の中間程度のもの．

「黄 3」舌でつぶせる食品：そしゃく配慮食品のうち，その硬さが，舌と口蓋の間で押しつぶせる程度のもの．

「黄 2」噛まなくてよい食品：そしゃく配慮食品のうち，その硬さが，噛まずに飲み込める程度のもの．

■【赤マーク】飲み込むことに問題がある方向けの食品（図 5）

事業者の方が，消費者庁の所管する特別用途食品の「えん下困難者用食品」（えん下を容易ならしめ，かつ，誤えんおよび窒息を防ぐことを目的とするもの）として許可された商品であることを示して，農林水産省に対して，マークの利用を申請する仕組みになっている．

えん下困難者用食品たる表示の許可基準は，次の基準に適合したものであることとされており，「赤」マークとの関係では，許可基準Ⅰが「赤 0」，許可基準Ⅱが「赤 1」，許可基準Ⅲが「赤 2」にそれぞれ対応するものとされている．

（1）基本的許可基準

ア　医学的，栄養学的見地から見てえん下困難者が摂取するのに適した食品であること．

イ　えん下困難者により摂取されている実績があること．

ウ　特別の用途を示す表示が，えん下困難者用の食品としてふさわしいものであること．

表　特別用途食品（えん下困難者用食品）規格基準

規格※1	許可基準Ⅰ※2	許可基準Ⅱ※3	許可基準Ⅲ※4
硬さ（一定速度で圧縮したときの抵抗）（N /m²）	2.5×10^3 〜 1×10^4	1×10^3 〜 1.5×10^4	3×10^2 〜 2×10^4
付着性（J /m³）	4×10^2 以下	1×10^3 以下	1.5×10^3 以下
凝集性	0.2 〜 0.6	0.2 〜 0.9	−

※1　常温および喫食の目安となる温度のいずれの条件であっても規格基準の範囲内であること.

※2　均質なもの（たとえば，ゼリー状の食品）.

※3　均質なもの（たとえば，ゼリー状またはムース状等の食品）．ただし，許可基準Ⅰを満たすものを除く.

※4　不均質なものも含む（たとえば，まとまりのよいおかゆ，やわらかいペースト状またはゼリー寄せ等の食品）．ただし，許可基準Ⅰまたは許可基準Ⅱを満たすものを除く.

（令和元年7月1日消食表第144号「特別用途食品の表示許可基準」より抜粋）

・最新の情報は消費者庁ホームページでご確認ください.

エ　使用方法が簡明であること.

オ　品質が通常の食品に劣らないものであること.

カ　適正な試験法によって成分または特性が確認されるものであること.

（2）規格基準

表に示す規格を満たすものとされている．なお，温める等の簡易な調理を要するものにあっては，その指示どおりに調理した後の状態で当該規格を満たせばよいものとされている.

今後の展開

スマイルケア食の利用は，「青」マークが35社149商品，「黄」マークが1社2商品，「赤」マークが1社13商品となっている（令和元年6月現在）．今後，スマイルケア食のさらなる普及拡大に努めていく.

農林水産省としては，今後，厚生労働省や消費者庁等と連携しつつ，医療，介護関係者，食品メーカー，流通等の関係者の協力を得て，実際にスマイルケア食が選ばれやすいような環境を整備することを通じて，利用者の皆さんが，食を通じたQOLを高められるよう，努めていく予定である.

今後，世界の多くの地域が超高齢社会に直面する．日本は先に超高齢社会に直面しているという意味で課題先進国である．農林水産省ではこうした強みを活かして，日本市場で育てられた商品を海外に売り込むことを検討してきた．その結果として，平成30年11月に「スマイルケア食海外展開プロジェクト実行計画」を公表した．この実行計画では，アジアで急増する新たな富裕層をターゲットに据え，商品と介護食品規格（JASおよびその他の規格を含む）について海外展開を行っていくことを記載している．日本のスマイルケア食の規格が，アジアの各国における介護食品の規格として採用されるよう取り組むとともに，実際に商品を知ってもらい，食してもらい，買ってもらう取組みについても進めていく.

読者の皆さんにおかれては，スマイルケア食の仕組みを知っていただき，青・黄・赤マークの表示がされた商品を手に取っていただくよう，よろしくお願いします.

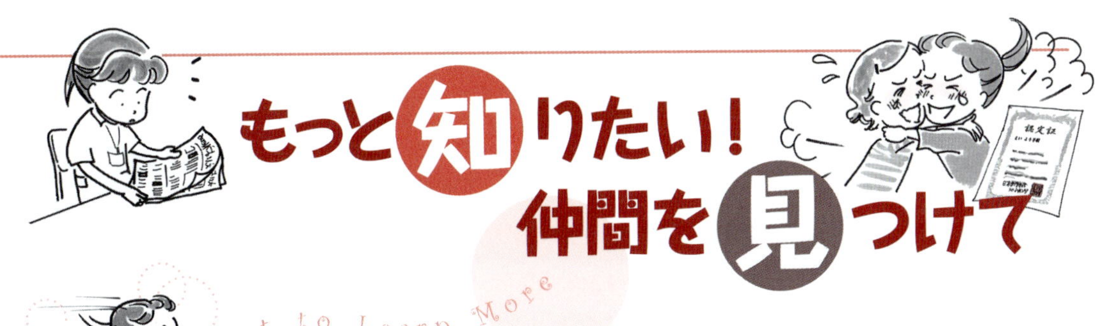

もっと知りたい！仲間を見つけて

Want to Learn More

知らないことがまだまだたくさんあることに気づくと，もっと知りたくなって，もっと面白くなる．たとえば，「嚥下」ってどうしてこんなむずかしい漢字なんだろうとか….

食べたり，飲んだりできるようになると，顔の表情が同じ人とは思えないほど明るくなって，声もしっかりしてきて週明けの月曜日にびっくりさせられることがあります．

そんなときいつも思うのは，その人らしく生活できたらいいな．そのために，私はどうしたらいいの？　社会のために，もっと私にできることはあるかしら．

1人で悩むことはありません．仲間を見つけましょう．

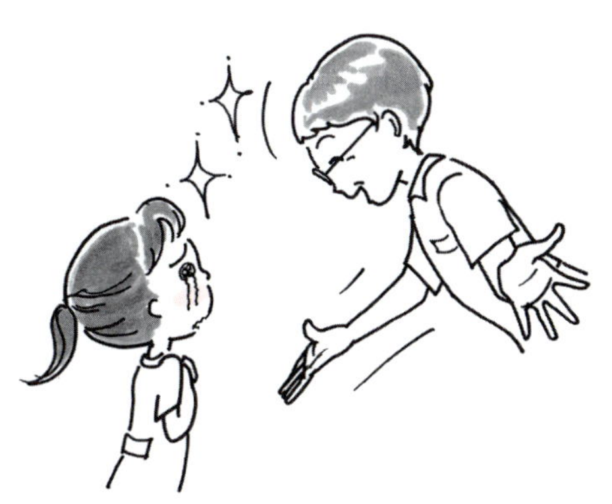

まず，リハビリさんと仲よくなろう

①摂食嚥下障害にかかわるリハビリさんは誰かな

どんな人かな．何をしている人かな．自分を知ってもらい，相手を知ろう．

リハビリさんと連絡を取り合うと，NST 依頼や栄養食事指導依頼が必要な症例が見えてきます．

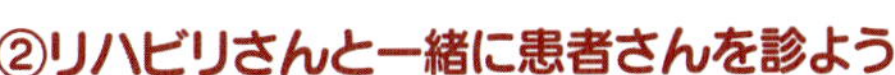

②リハビリさんと一緒に患者さんを診よう

カッコよく言えばミールラウンドですが，食事ではないリハビリさんの嚥下訓練を見学するのでもいいでしょう．大事なことは，一緒に患者さんを診た後で，患者さん抜きで，質問や相談タイムを取ること．そして，次に自分が何をするのか（患者さんの食事のどこを変えるのか，あるいは，どんな栄養食事指導をするのか）を明確にしましょう．

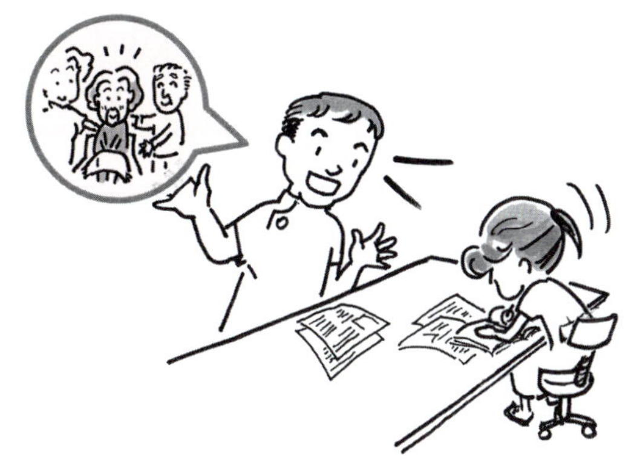

事前に集めた情報とリハビリを開始してからの新たな情報をもとに，食事の内容・量・形態・とろみ加減などの情報をリハビリさんと共有できるとわかりやすいですし，退院後のケアプランも立てやすくなります．

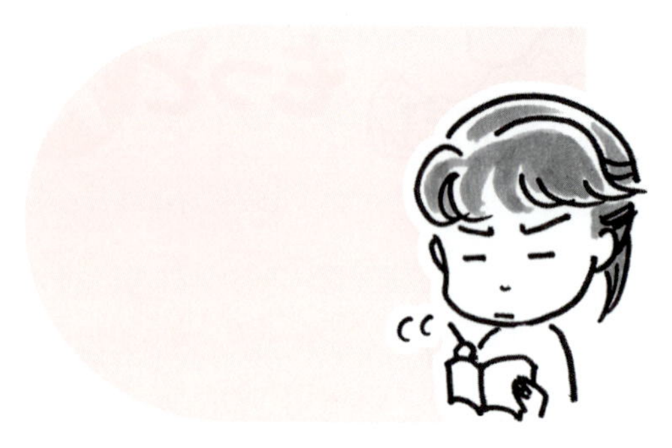

検査の見学をしてみよう

嚥下造影，嚥下内視鏡を，あなたの施設でやっていますか？　実施していればぜひ，その検査に同席してみましょう．嚥下のメカニズム，また当該患者さんの障害の状況を理解するのに役立ちます．同席のポイントは，ちょっと早く行って，「どんな患者さんで，いま何を食べていて，今日の検査では何を見るつもり」を聞いておくことです．また，検査の後には，「何がわかったか，どうすればいいか，何が今回ではわからなかったか，次の検査はどんなタイミングですればいいのか」を押さえましょう．

さまざまな食材や，造影剤を入れた検査食品などを栄養科で提供するような連携ができてくれれば，検査サイドも助かりますし，提供する食事を考えるうえでも役に立ちます．

退院前ケアカンファレンスに参加してみる

病院では退院前ケアカンファレンスという，退院後の主治医・ケアマネジャー・訪問看護ステーションの看護師さんを交えての話し合いをしています．管理栄養士さんはその会議に呼ばれることはあまりありませんが，一度，嚥下障害の患者さんのときに，看護師さんに日程を聞いて，参加してみましょう．

地域の訪問看護師さんやケアマネさんがどんな方々なのか，よくわかります．また，栄養や嚥下，食事作りについて，どんな退院時指導や資料が必要なのかもわかります．

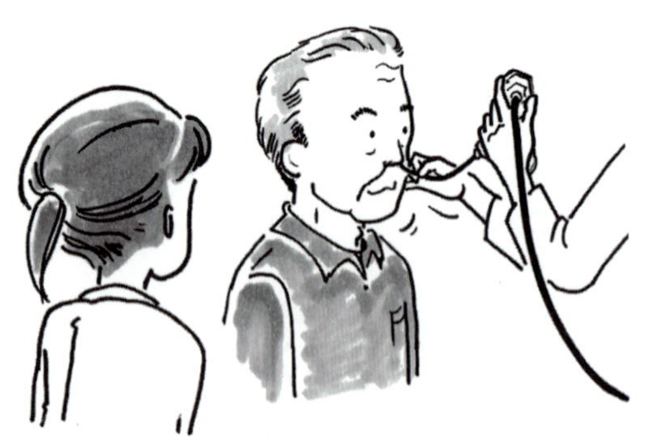

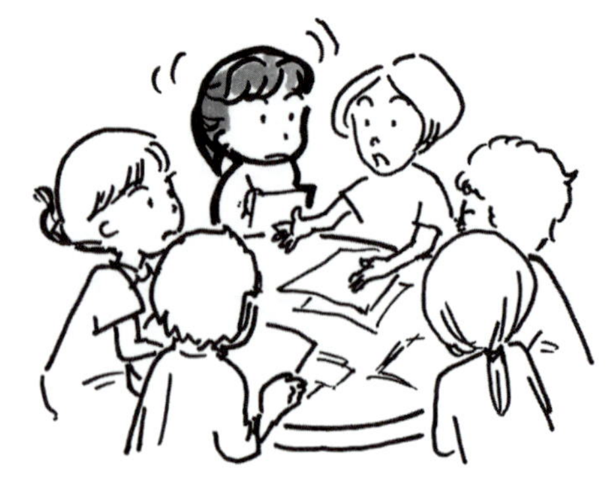

地域の研究会・勉強会の開催情報を探して，参加してみよう

タイミングがあえば，主催者や講演者とお話ししてみると，さらに情報が広がります．

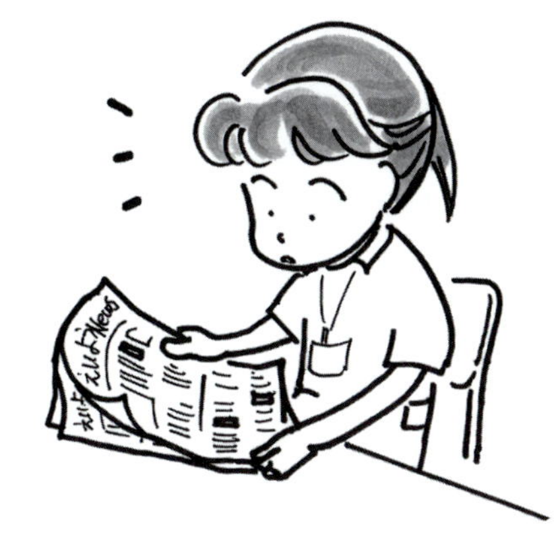

①区や市の広報誌を見てみよう

区（市）民公開講座やセミナーが，コミュニティーセンター，保健福祉センター，区（市）民センター，大学などで開催されています．

②ネット検索

「摂食嚥下障害＿研究会」「嚥下障害＿研究会」「嚥下障害＿講演会」などのキーワードで検索すると，たくさんの情報を見ることができます．役立つ情報の多いホームページは「お気に入り」に登録しておきましょう． 特に日本栄養士会と日本摂食嚥下リハビリテーション学会のホームページは必見です．

③メーカーさんに直接聞いてみると…

厨房機器メーカー，ガスメーカーが，定期的に開催しているクッキングライブ，メニューコンテストやケータリングショーは，あらかじめテーマを伝えておくと探して紹介してくれます．また，同じテーマを希望する声があちこちから出てくると，企画もしてくれます．知りたいことを声に出して伝えると，メーカー側も商品開発のヒントとなり，私たちだけでなく，お互いにメリットとなります．

④学会誌や栄養関係の雑誌を見てみよう

「日本摂食嚥下リハビリテーション学会誌」，「臨床栄養」，「ヘルスケア・レストラン」，「栄養経営エキスパート」，「栄養と料理」などがスタンダードです．施設で定期購読はしていませんか？ 自分ではじめて買う場合には，特集記事でまず気になる号を買う，学会のときの書籍販売で確認してから買う，などがお勧めです．自分に合った雑誌を利用するとよいでしょう．

日本摂食嚥下リハビリテーション学会の学会員になると，学会誌は定期的に届きます．

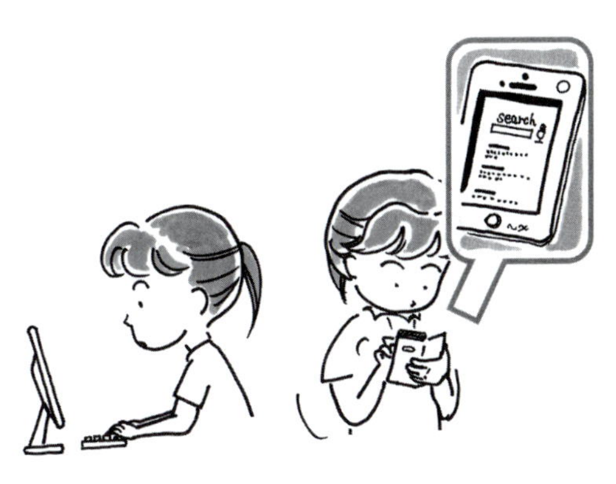

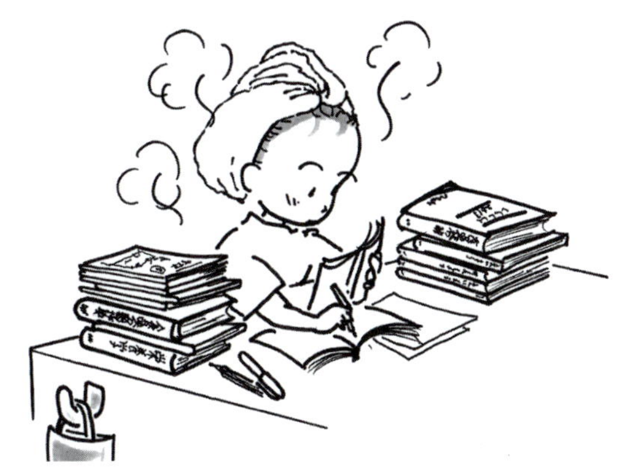

地域の情報を知ろう

患者さんが退院した後の地域で，どんな栄養関係のサービスがあるのか，また，どんなものがどこで市販されているのか，知っておきましょう.

①地域連携室に聞いてみる

訪問栄養士のいるステーション情報などを地域連携室に聞いてみましょう．あるいは,「こんな患者さんの退院にあたって，どこか紹介できることある?」と個別に聞いてみるのもよいでしょう.

②地域のドラッグストアや メディカル介護用品ショップに行ってみる

どんな品ぞろえがあるのか，どんな冊子・カタログが置いてあるのか，実際に行って見てきましょう．そのほうが患者さんにも具体的な説明ができます.

メディカル介護用品ショップは規模にもよりますが，利用者用にいろいろなカタログをそろえていますので,目的の情報が直接はなくても，食器・器具や食事の際の姿勢にかかわる椅子やテーブルなど，広く食環境に関連する情報をキャッチできます.

もちろん覆面調査ではなく，お店の人がお手すきであれば,名前を名乗って,挨拶しましょう．薬剤師や管理栄養士の方から地域の利用者が必要としている情報を聞くことができるかもしれません.

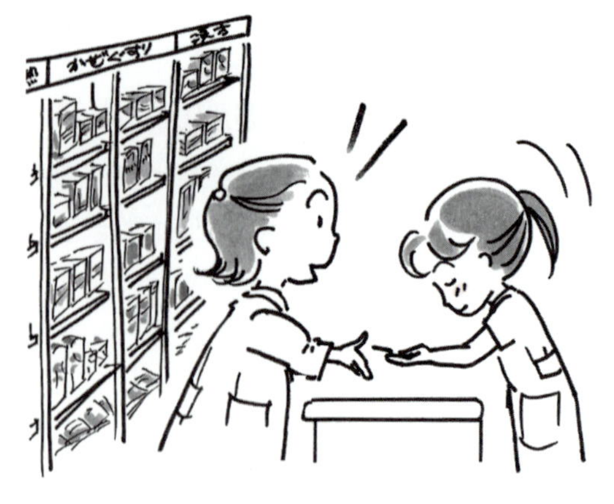

ほかの施設を見学に行く

勉強会で親しくなったり，何回か連携した施設には，お願いして見学に行きましょう．施設によって，スペース，調理設備，作業人員数，食事の提供数・種類数は異なります．いずれの施設も限られた機器を時間差で利用したり，動線の短いレイアウトで少数のスタッフが効率的に作業をしています.

その工夫のなかにこそ「へェー」や「ホォー」が見つかることがあります．百聞は一見にしかず．それどころか，目からうろこがたくさん落ちるかも….

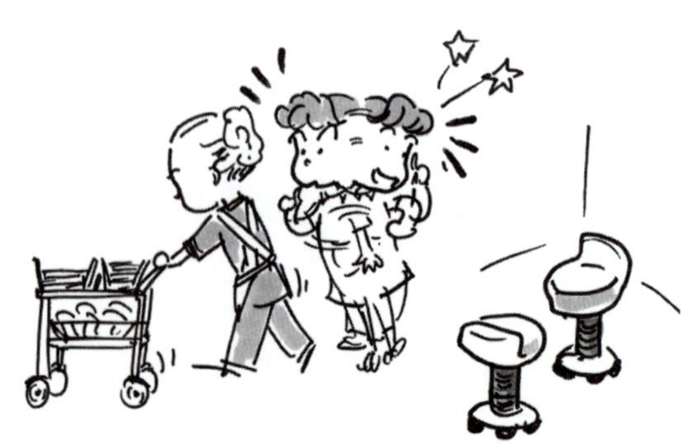

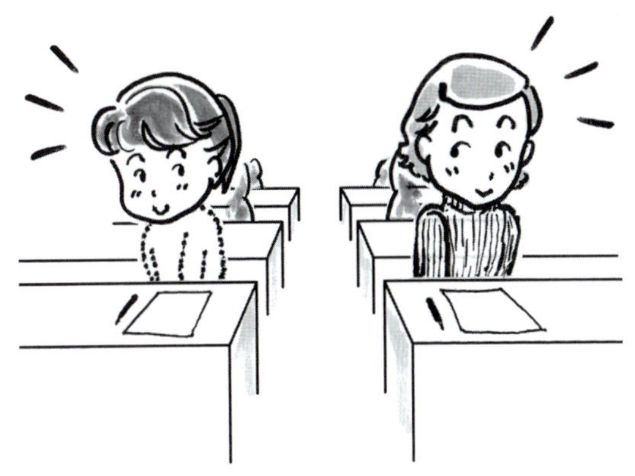

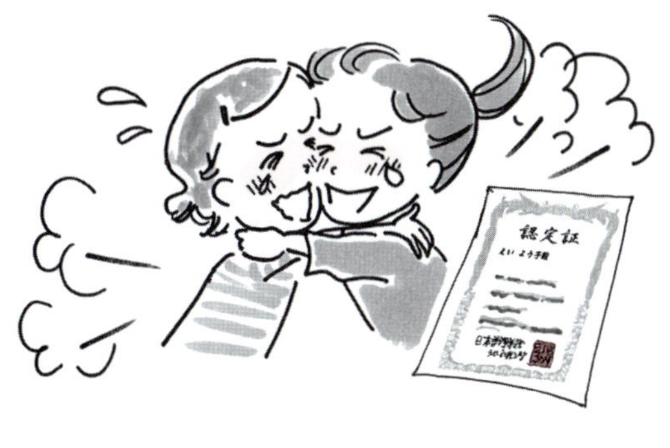

スキルアップや資格取得

食のプロとして，管理栄養士は摂食嚥下リハビリテーションに関する基本的な事項と必要な技能を明確化し，修得していく必要があると思っている方は多いと思います．そう思ったら，できるところから実行に移す足がかりにするために，資格の取得を目指すといいでしょう．

①日本摂食嚥下リハビリテーション学会認定士を取ろう！

日本摂食嚥下リハビリテーション学会には，e ラーニング（インターネット学習プログラム）があります．これは臨床が忙しく学会や教育セミナーに参加しにくい環境にいる会員が，積極的に活動できるように公開されているものです．受講資格は日本摂食嚥下リハビリテーション学会会員であることのみです．ホームページにアクセスすれば，24 時間いつでも勉強できます．スライドとその横に表記されている解説文を読み進め，最後の確認問題を行って 1 コンテンツが終了します．すべてを受講すると修了証が発行されます．

日本摂食嚥下リハビリテーション学会認定士試験は，この修了証と，経験年数などの所定の資格があれば受験できます．毎年，申し込みが 8 月，試験が 12 月，合否発表が1月です．ぜひ，同僚と誘い合って受験しましょう（参照→P206）．

②摂食嚥下リハビリテーション栄養専門管理栄養士

日本栄養士会では，日本摂食嚥下リハビリテーション学会と共同して，「摂食嚥下リハビリテーション栄養専門管理栄養士」の認定制度事業をスタートしました（参照→P206）．本事業は，摂食嚥下リハビリテーション分野における管理栄養士に必要とされる卓越した専門的知識と技能，指導・研究能力を修得し，医療機関や介護（福祉）施設，地域（在宅）において患者さんや家族への食支援を連携して行うことができる「摂食嚥下リハビリテーション栄養専門管理栄養士」の育成を目的としています．

まずは①の「日本摂食嚥下リハビリテーション学会認定士」の取得が条件となります．詳しくは日本栄養士会ホームページをご覧ください．

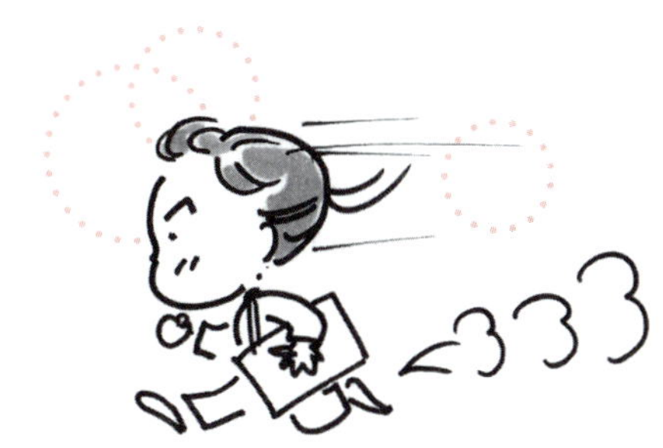

学会や研究会に行ってみよう

①計画的に巡る

学会って多くの人が参加していて，その数だけテーマがあります．複数のプログラムが同じ時間帯に並行して行われることもあるので，あらかじめ知りたいテーマを絞り込み，会場や時間を確認しておくといいでしょう．会場間が離れているときもあるので，建物と移動経路を確認しておきましょう．

いつも困っている，自分の仕事に直結するテーマを聞くのもいいですし，この際だから，日頃はお目にかからない疾患の教育講演などを聞いてみるのも，意外にお勧めです（本を読んでも頭に入らなくても，スライドとトークで頭に入ります）．

②１人よりも複数で

１人で見るのもマイペースで動けていいけれど，複数で行ったほうが見方や考え方が広がって面白いですよ．気を使いすぎないように，フリータイムを設けるのがコツ．

食事は１人より仲間と一緒のほうが情報交換ができて有意義な時間となります．昔の同級生とか，違う職場の人と会うのも楽しいです．

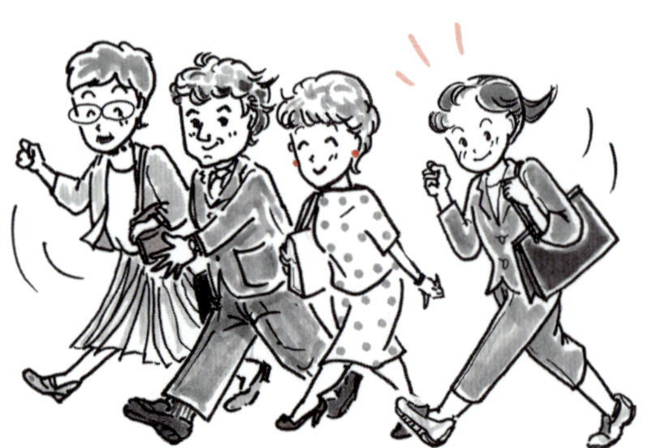

③他職種と一緒に

他職種と一緒に参加するのも，コミュニケーションがよりとりやすくなるのでお勧めです．リハビリさんや，NSTで仲よくしている看護師さん，医師と行ってみましょう．違った視点での情報が盛りだくさんあって，ディスカッションのしがいがあります．

④言葉にして伝える

大事なことは，行ってきたこと，感じたことを，その後に職場で言葉にして伝えることです．経験すると気がつきますが，講演や発表を聞いていたときは理解できたと思っていても，それを人に伝え，理解してもらうことはむずかしいものです．参加できなかった職場の人にもわかるように伝えようと思うと，聞き方も変わってきます．ぜひ，知りえた情報を職場で共有するために，言葉にして伝えてみましょう．

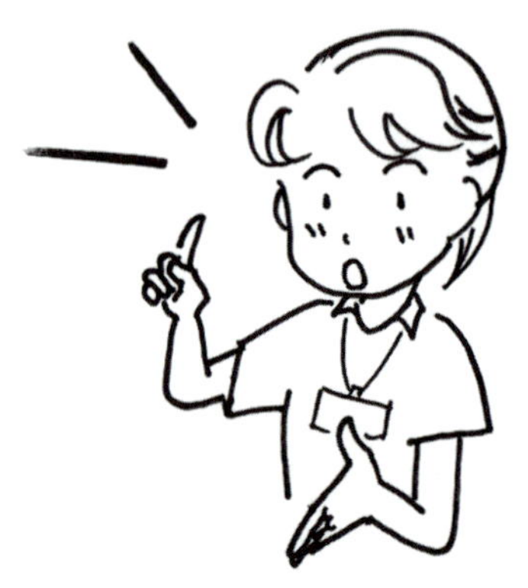

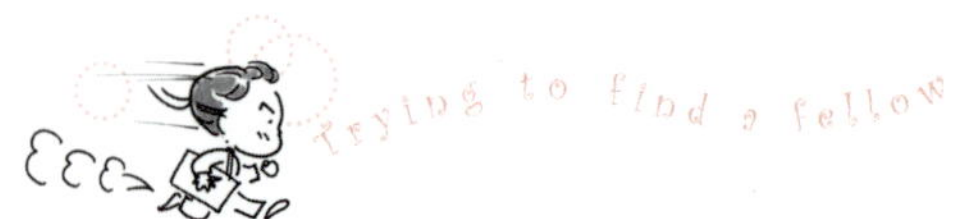

日本摂食・嚥下リハビリテーション学会嚥下調整食分類2013

日本摂食・嚥下リハビリテーション学会医療検討委員会

医療検討委員会 嚥下調整食特別委員会
藤谷 順子，宇山 理紗，大越 ひろ，栢下 淳，小城 明子，高橋 浩二，
前田 広士，藤島 一郎（委員長），植田耕一郎（外部委員）

2010年4月に発足した医療検討委員会の嚥下調整食特別委員会では，これまで「嚥下調整食5段階（嚥下調整食特別委員会試案）」（日摂食嚥下リハ会誌，15(2)：220-221，2011），「嚥下調整食学会基準案2012」（日摂食嚥下リハ会誌，16(3)：315-321，2012）を作成し，紙上およびHPにて発表してきました．会員からパブリックコメントをいただきながら委員会で議論を重ね，「日本摂食・嚥下リハビリテーション学会嚥下調整食分類2013」を完成いたしました．

完成を受けて，特別委員会としての活動は終了といたします．今後，さらなるご意見がある場合の対応や分類の見直しの必要性などに関しては，理事会にて審議することになります．

Ⅰ．概説・総論

1．名　称

名称は，「日本摂食・嚥下リハビリテーション学会嚥下調整食分類2013」とし，以下本文では，略称として，「学会分類2013」と表記する．学会分類2013は，食事の分類およびとろみの分類を示したもので，それぞれ学会分類2013（食事），学会分類2013（とろみ）とする．簡便のため，学会分類2013（食事）早見表および，学会分類2013（とろみ）早見表をつくったが，解説文を熟読したうえで活用していただくことを目的としている．

なお，学会分類2013でも，嚥下調整食学会基準案2012に引き続き，従来流布している嚥下障害食といわれる用語を，「障害」という語を用いず，嚥下機能障害に配慮して調整した（ととのえた・用意した・手を加えた）意味で，嚥下調整食という名称を採用している．この用語に関しては，これまでの報告で異論は出ておらず，学会の共通認識になりつつある．

2．作成の目的

本邦においては従来，米国のNational Dysphagia Diet（2002）[1]のような統一された嚥下調整食の段階が存在せず，地域や施設ごとに多くの名称や段階が混在している．急性期病院から回復期病院，あるいは病院から施設・在宅およびその逆などの連携が普及している今日，統一基準や統一名称がないことは，摂食・嚥下障害者および関係者の不利益となっている．

また，診療報酬収載が遅れていることについても，コンセンサスを得た分類がないことが要因のひとつとなっていることは否めない．

そこで，この学会分類2013は，国内の病院・施設・在宅医療および福祉関係者が共通して使用できることを目的とし，食事（嚥下調整食）およびとろみについて，段階分類を示した．

また，学会分類2013（食事）では，分類に嚥下調整「食」を用いている．これは基本的に，食事として提供することを想定した名称である．しかし，最も難易度の低いもの（重度の機能障害にも対応するもの）（コード0）に対しては，食事場面での利用ではなく，訓練場面における導入目的であると考え，名称を嚥下訓練「食品」とした．

なお，簡便のために早見表を示したが，表に示しきれない内容もあるので，必ず本解説を熟読のうえ，利用していただきたい．

3. 対象とする嚥下機能障害者の範囲

嚥下調整食学会基準案2012と比べて，学会分類2013（食事）では，より幅広い成人の中途障害による嚥下障害症例に対応できるように，コード0に，ゼリーを意味する0jととろみを意味する0tを設けた．主な例外は，器質的な狭窄による嚥下障害症例であり，また，小児の嚥下障害における発達過程を考慮した嚥下調整食とも一致してはいない．このような例外はあるが，「コード番号＝改善過程（ないし重症度）に対応した食事」と考えず，個々の症例で適切な食形態を選んだうえで，連携の共通言語として本分類を利用することができる．

4. 量・栄養成分の規定の非表示

学会分類2013（食事）では，原則的に段階を形態のみで示し，量や栄養成分については設定していない．従来からある肝臓食や腎臓食・糖尿食などの治療食（いわゆる特別食）の分類は，栄養素の種類や量によるものであり，それら栄養素による分類を縦軸とすると，嚥下機能に合わせた形態の調整は横軸のようなものであるからである．

実際，脳血管疾患による摂食・嚥下障害の回復期などでは，難易度の低い食事段階を摂食しているときにはその持久力も低く，摂取できる量も少ない．回復に応じて，形態も量も，ともに許容範囲が改善する場合が多い．そのため各施設で，基本となる量を段階的に設定することは，しばしば起こりうることと考える．

しかしながら，難易度の高い形態は摂取困難でも，難易度の低い形態であれば，量的にたくさん摂取できる場合もあり，形態と量は，個々に設定するべきものである．

以上より，学会分類2013では，形態のみを示し，栄養量については示していない．例外は，コード0である．ここでは，嚥下「訓練食品」としての位置づけであるため，名称を変えてある．また，誤嚥時のリスク管理のために「たんぱく質の含有量が少ないものであることが望ましい」と記載しているが，この名称は，量的にもそれだけで食事として成立するものではないことを同時に意味している．

なお，栄養必要量に対して摂取量が不足する場合には，経管栄養法などにより補給を行うことが重要である．

5. 物性測定値の非表示と形態の日本語表記

学会分類2013（食事）では，段階の分類規定に物性測定値を表記しなかった．その理由の第一は，目的のところで述べたように，学会分類2013は，国内における多くの施設で利用可能な分類となることを目指しているが，物性に関する測定を行える機関は多くないからである．理由の第二は，不均質な食品の物性測定方法はまだ確立されておらず，その値と医学的効果についての研究の蓄積が少ないからである．

しかしながら，学会分類2013（食事）では，対応する既存の段階的分類を明示しており，それらの中には物性測定値で基準を示しているものもあるため，物性測定値についてはそれらを参考とすることができる．

学会分類2013（食事）では，形態・性状について，平易な日本語での表記を行っている．食形態の日本語から想起するイメージについては個人差が大きいため，本分類では多くの文献を参照し，最大公約数的表現をこころがけた．早見表の形態の欄の用語だけでなく，総合的に表を見ると共に，必ずこの解説文を読んで理解していただきたい．

学会分類2013（食事）で「ゼリー」という際には，ゼリー状の形態を指し，菓子のゼリーを指すものではない．学会分類2013（食事）はあくまでも形態を主体に段階分けを行ったものであり，実際には，各摂食・嚥下障害者の疾患・病態と嗜好に合わせた対応が望まれる．

6. 段階数

学会分類2013（食事）では，段階を大きく5段階とし，これにより既存の分類との整合性を取り，多くの施設で基本的に使用できることを目指した．各施設・地域で，より細かい区分を作成・利用することは可能である．

7. 既存のさまざまな案との対応

学会分類2013（食事）では，既存のさまざまな嚥下調整食の分類との対応も示した．これらの既存の分類は，それぞれ，脳血管疾患回復期を主な対象とした経験から考案されたり，高齢者施設での経験をもとに考案されたりするなど，開発の経緯が異なり，必ずしも学会分類2013（食事）との整合性や相互の対応が完全に一致するわけではない．しかしながら，ここで，対応する主な段階を示すことにより，互換性が了解され，本分類への理解が深まることを期待している．

8. コード番号と名称

学会分類2013（食事）では，コード番号をもって，段階名とする．

その理由は，ピューレやペースト等の食形態の名称については，個人や経歴によって想起する食形態が異なり，共通認識が得られにくいことが，既存の文献でも，またパブリックコメントでも明らかとなったためである．

学会分類2013（食事）の段階は，コード0j，コード0t，コード1j, コード2-1，コード2-2，コード3，コード4より成る．詳細はⅡ章を参照されたい．

コード番号は必ずしも，すべての症例で難易度と一致するものではない．コードの数字の大小を参考に，個々の症例でその時点での最も適切な食形態を検討されたい．

9. 液体のとろみについて

嚥下障害者にとっては，固形物の形態だけでなく，液体のとろみの程度も重要であるため，学会分類2013（とろみ）を示した（Ⅲ章参照）．

分類の段階は，「段階1　薄いとろみ」「段階2　中間のとろみ」「段階3　濃いとろみ」である．それぞれについて，性状の観察所見（日本語表記）および，物性測定値を併記している．

とろみを付ける際には，市販のとろみ調整食品を利用する．とろみ剤，増粘剤といわれることもあるが，学会分類2013ではとろみ調整食品と表記する．

なお，学会分類2013（食事）では，早見表中には，液体摂取の際にとろみを付けるかどうかを表記していないが，原則として，汁物を含む水分にはとろみ付けをすることを想定している．

10. 嚥下調整食と咀嚼能力について

学会分類2013（食事）では，早見表に「必要な咀嚼能力」の欄を設けている．「嚥下」調整食とはいえ，臨床的に，軽度の障害の場合の食事（普通食に近い食事）を用意する場合には，それなりの咀嚼能力も必要だからである．

咀嚼とは，食べ物を噛み切り（咬断），噛み砕き（粉砕），すりつぶし（臼磨）を行いながら唾液と混ぜ合わせ，嚥下しうる形態，すなわち食塊を形成する過程をいう．今回用いている「咀嚼能力」という用語は，歯や補綴物を利用する場合だけでなく，上下顎の歯槽堤（歯茎）や舌と口蓋間で押しつぶす能力も含めた広い意味で用いた．

そのような咀嚼能力の必要がないものでも，食塊の形状調整能力や，食塊の保持能力あるいは食塊の送り込み能力は必要であり，厳密には「咀嚼能力」ではないが，「必要な咀嚼能力」の欄の（　）内に記載した．

もちろん，高い咀嚼能力があっても嚥下ができない場合（ワレンベルグ症候群）や，咀嚼能力は低くてもかなりのものを嚥下できる場合（末端肥大症で反対咬合や開咬の場合）もある．表の「必要な咀嚼能力」は，その能力があれば嚥下が可能ということではないことに留意されたい．

Ⅱ．学会分類2013（食事）

1. 全体像

学会分類2013では，コード0，コード1，コード2，コード3，コード4の5段階を分類として設定した．いずれもコード表示が基本であり，「コード 3」あるいは，本分類によるコード 3 であることを明らかにした記載「コード 3（学会分類 2013）」のように表示する．

早見表では，コードおよび名称，形態の説明，目的・特色，主食の例，必要な咀嚼能力，他の分類との対応を示している．必ず下記の解説文を読んだうえで，早見表を利用されたい．

2. コード 0 と 1 における j と t

コード 0 と 1 では，細分類として，j と t を設定した．j はゼリー状，t はとろみ状の略である．設定した理由は，ゼリー状食品から開始したい症例と，とろみ状食品から開始したい症例に対応するためである．ゼリー状食品を中心に設定していた学会基準案 2012 では，とろみ状食品が適している症例には不適切であるとのパブリックコメントが多かった．ゼリー状のコード番号が低く，とろみ状のコード番号が高い設定では，初心者に「すべての症例にゼリー状のほうが適している」との誤解を招きやすいとの指摘である．学会基準案 2012 でも，コード番号は難易度ではないとの説明を入れてあったが，それでもなお，誤解を受けやすいとの指摘があり，改訂版である学会分類2013（食事）では，ゼリー状で開始する症例と，とろみ状で開始する症例を，治療者が選択できるように設定した（下図）．

コード 0j の次の段階として，ゼリー・プリン状の食品である 1j を設けた．0t の次の段階としては，ペースト・ミキサー状の食品としてのコード 2-1 となる．

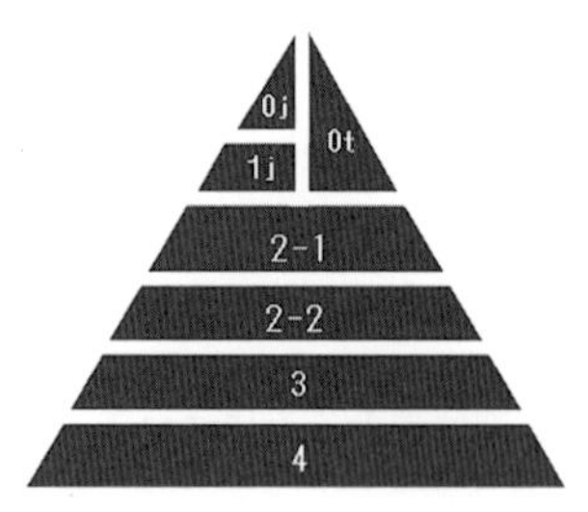

0j と 1j があるのは，従来，ゼリー状の食品における嚥下の難易度は検討されており，特別用途食品えん下困難者用食品の許可基準ⅠとⅡのように数値での定義もされていることと，訓練用の少量のものと，食事としての量もたんぱく質も多いものとしての区別も，従来から行われているからである．

一方，0t のとろみ水の次の段階に 1t をつくると，それはペースト状のなめらかな食品となり，1j の次の段階である食品群と共通する．そのため，1t は設けなかった．なお，ペースト状の食品であるコード 2 の食品の種類は多いため，不均質さによって，2-1 と 2-2 との細分類を行っている．

実際は，0j で開始した症例は，少量の 1j に進む．そこで量と共に品数が増えるようになると，2 に進む．0t で開始した症例は，2 を食べる前後には，1j についても食べられるようになっていると想定している．

3. コード 0j（嚥下訓練食品 0j）

嚥下訓練食品の位置づけである．均質で，付着性が低く，凝集性が高く，硬さがやわらかく，離水が少ないゼリー．スライス状にすくうことが容易で，スプーンですくった時点で適切な食塊状となっているもの．

量や形に配慮してスプーンですくい（例：スライス状），そのまま口の中に運び咀嚼に関連する運動は行わず嚥下すること（丸呑みすること）を目的とする．残留した場合にも吸引が容易である物性（やわらかさ）であることが条件である．

誤嚥した際の組織反応や感染を考慮して，たんぱく質含有量が少ないものであることが望ましい．また，かたさ・付着性・凝集性の値としては，特別用途食品えん下困難者用食品許可基準Ⅰのものが参考値となる．

嚥下造影や嚥下内視鏡で最も飲みこみやすい検査食の候補として，このコード 0j かコード 0t のものを用意しておくことが望ましい．物性に配慮したお茶ゼリーや果汁ゼリー，市販されている嚥下訓練用のゼリーがこれに該当する．

この段階の食品摂取にあたっては体幹や頸部の姿勢も重要であり，スライス状など，すくい方や口への入れ方にも配慮が必要である．

注：ゼラチンを使用したゼリーは，口腔内や咽頭で数秒以上停滞した場合，体温で溶けて液状となる点に注意が必要である．しかし，液状となり誤嚥につながるリスクはあるが，唾液や分泌物とともに誤嚥時の喀出や吸引が可能という逆の利点もある．

4. コード 0t（嚥下訓練食品 0t）

これも嚥下訓練食品の位置づけである．均質で，付着性が低く，粘度が適切で，凝集性が高いとろみの形態．スプーンですくった時点で適切な食塊状となっているもの．

学会分類2013（食事）早見表

コード【I-8項】		名称	形態	目的・特色	主食の例	必要な咀嚼能力【I-10項】	他の分類との対応【I-7項】
0	j	嚥下訓練食品0j	均質で，付着性・凝集性・かたさに配慮したゼリー 離水が少なく，スライス状にすくうことが可能なもの	重度の症例に対する評価・訓練用 少量をすくってそのまま丸呑み可能 残留した場合にも吸引が容易 たんぱく質含有量が少ない		（若干の送り込み能力）	嚥下食ピラミッドL0 えん下困難者用食品許可基準 I
	t	嚥下訓練食品0t	均質で，付着性・凝集性・かたさに配慮したとろみ水 （原則的には，中間のとろみあるいは濃いとろみ*のどちらかが適している）	重度の症例に対する評価・訓練用 少量ずつ飲むことを想定 ゼリー丸呑みで誤嚥したりゼリーが口中で溶けてしまう場合 たんぱく質含有量が少ない		（若干の送り込み能力）	嚥下食ピラミッドL3の一部 （とろみ水）
1	j	嚥下調整食1j	均質で，付着性，凝集性，かたさ，離水に配慮したゼリー・プリン・ムース状のもの	口腔外で既に適切な食塊状となっている（少量をすくってそのまま丸呑み可能） 送り込む際に多少意識して口蓋に舌を押しつける必要がある 0jに比し表面のざらつきあり	おもゆゼリー，ミキサー粥のゼリー　など	（若干の食塊保持と送り込み能力）	嚥下食ピラミッドL1・L2 えん下困難者用食品許可基準 II UDF区分4（ゼリー状） （UDF：ユニバーサルデザインフード）
2	1	嚥下調整食2-1	ピューレ・ペースト・ミキサー食など，均質でなめらかで，べたつかず，まとまりやすいもの スプーンですくって食べることが可能なもの	口腔内の簡単な操作で食塊状となるもの（咽頭では残留，誤嚥をしにくいように配慮したもの）	粒がなく，付着性の低いペースト状のおもゆや粥	（下顎と舌の運動による食塊形成能力および食塊保持能力）	嚥下食ピラミッドL3 えん下困難者用食品許可基準 II・III UDF区分4
	2	嚥下調整食2-2	ピューレ・ペースト・ミキサー食などで，べたつかず，まとまりやすいもので不均質なものも含む スプーンですくって食べることが可能なもの		やや不均質（粒がある）でもやわらかく，離水もなく付着性も低い粥類	（下顎と舌の運動による食塊形成能力および食塊保持能力）	嚥下食ピラミッドL3 えん下困難者用食品許可基準 II・III UDF区分4
3		嚥下調整食3	形はあるが，押しつぶしが容易，食塊形成や移送が容易，咽頭でばらけず嚥下しやすいように配慮されたもの 多量の離水がない	舌と口蓋間で押しつぶしが可能なもの 押しつぶしや送り込みの口腔操作を要し（あるいそれらの機能を賦活し），かつ誤嚥のリスク軽減に配慮がなされているもの	離水に配慮した粥　など	舌と口蓋間の押しつぶし能力以上	嚥下食ピラミッドL4 高齢者ソフト食 UDF区分3
4		嚥下調整食4	かたさ・ばらけやすさ・貼りつきやすさなどのないもの 箸やスプーンで切れるやわらかさ	誤嚥と窒息のリスクを配慮して素材と調理方法を選んだもの 歯がなくても対応可能だが，上下の歯槽提間で押しつぶすあるいはすりつぶすことが必要で舌と口蓋間で押しつぶすことは困難	軟飯・全粥　など	上下の歯槽提間の押しつぶし能力　以上	嚥下食ピラミッドL4 高齢者ソフト食 UDF区分2およびUDF区分1の一部

学会分類2013は，概説・総論，学会分類2013（食事），学会分類2013（とろみ）から成り，それぞれの分類には早見表を作成した．
本表は学会分類2013（食事）の早見表である．本表を使用するにあたっては必ず「嚥下調整食学会分類2013」の本文を熟読されたい．
なお，本表中の【　】表示は，本文中の該当箇所を指す．
*上記0tの「中間のとろみ・濃いとろみ」については，学会分類2013（とろみ）を参照されたい．
本表に該当する食事において，汁物を含む水分には原則とろみを付ける．【 I -9項】
ただし，個別に水分の嚥下評価を行ってとろみ付けが不要と判断された場合には，その原則は解除できる．
他の分類との対応については，学会分類2013との整合性や相互の対応が完全に一致するわけではない．【I-7項】

コード 0j と並び，最重度の嚥下障害者に評価も含めて訓練する段階において推奨する形態のひとつである．咀嚼能力が低く（自ら食塊を形成する能力が低く），嚥下時の圧バランスが不十分（咽頭部の圧形成が不足・食道入口部の開大が不足）で残留や誤嚥をしやすいなど，嚥下可能な食塊の範囲も限られている人にも適用可能である．量にも配慮して，スプーンですくい，そのまま口の中に運び咀嚼を要さずに嚥下すること（丸呑みすること）を目的とする．ゼリー丸呑みで誤嚥する場合や，ゼリーが口中で溶けてしまう場合は，0j よりも 0t が適している．

誤嚥した際の組織反応や感染を考慮して，たんぱく質含有量が少ないものであることが望ましい．

とろみの程度としては，原則的に，中間のとろみあるいは濃いとろみのどちらかが適している（Ⅲ章参照）．

繰り返しになるが，嚥下造影や嚥下内視鏡で最も飲みこみやすい検査食の候補としては，このコード 0t かコード 0j のものを用意しておくことが望ましい．

お茶や果汁にとろみ調整食品でとろみをつけたものが該当する．なお，たんぱく質を含んだり，食品をペースト状にしたりしたものは，コード 2 となる．口の中で広がりやすいもの，離水しやすいものは難易度が高くコード 4 の一部に含まれる．

5. コード 1j（嚥下調整食 1j）

咀嚼に関連する能力は不要で，スプーンですくった時点で適切な食塊状となっている，均質でなめらかな離水が少ないゼリー・プリン・ムース状の食品である．送り込む際に，多少意識して口蓋に舌を押しつける必要があるものも含む．コード 0j よりも物性は広い範囲に及ぶが，付着性や凝集性への配慮は必要である．コード 0j と異なり，たんぱく質含有量の多少は問わない．

対象者としては，咀嚼・食塊形成能力が低く，また嚥下時の誤嚥のリスクもあるが，咽頭通過に適した物性の食塊であれば嚥下可能である状態を想定している．口に入れる際には厳密に毎回スライス状とするほどの配慮を要しない程度を想定している．

物性値の範囲としては，特別用途食品えん下困難者用食品許可基準Ⅱや，嚥下食ピラミッド L1 および L2 のものが参考値となる．一般食品の卵豆腐や，おもゆやミキサー粥の物性に配慮したゼリー，介護食として市販されているゼリーやムースが該当する．ただし，市販されているものの一部には，かたさがあって舌と口蓋で押しつぶす必要があるものもあり，これらはコード 3 となるので注意が必要である．また，口腔内で多量に離水するものは，コード 4 となる．

スキルとしてこの段階の嚥下が可能でも，持久力や疲労については配慮する必要があることが多いので，嚥下調整食として提供する場合の量については，各施設で複数段階設定するなどが想定される．補助栄養についても配慮されたい．

コード 1j に該当するさまざまな食品の中には，崩してかき混ぜるとコード 2-1 となるような移行的なものもありうる．
注：ゼラチンを使用したゼリーのリスクおよび利点については，3 項の注を参照．

6. コード 2（嚥下調整食 2）（コード 2-1 およびコード 2-2）

スプーンですくって，口腔内の簡単な操作により適切な食塊にまとめられるもので，送り込む際に多少意識して口蓋に舌を押しつける必要があるもの．一般にはミキサー食，ピューレ食，ペースト食と呼ばれていることが多い．コード 0t よりも物性は広い範囲に及ぶが，付着性や凝集性への配慮は必要である．コード 0t と異なり，たんぱく質含有量の多少は問わない．

コード 2 の中で，なめらかで均質なものを 2-1，やわらかい粒などを含む不均質なものを 2-2 とする．

対象者としては，咀嚼能力としては不要でも，口に入れたものを広げずに送り込むような能力をある程度有し，若干の付着性の幅に対応可能な嚥下機能を有する人を想定している．

調整方法としては，食品をミキサーにかけてなめらかにし，かつ，凝集性を付加したようなものである．管を通すような液体状のもの，「drink」と形容されるような摂取形態をとるようなもの（すなわち，咽頭通過時のばらけやすさや，嚥下前や嚥下中誤嚥をきたすような速すぎる通過速度をもたらすもの）は含まれない．ミキサー食と呼ばれるものでも，管を通して胃に注入するようなミキサー食ではなく，スプーンですくうようなものを想定している．

主食の例としては，とろみ調整食品でとろみ付けしたおもゆ，付着性が高くならないように処理をしたミキサー粥などが代表例となる．ミキサー粥の場合には，粒が残れば2-2である．介護食として市販されているミキサー食の多くが，コード2に該当する．その中で，ざらつきや不均質を感じるものが2-2となる．

スキルとしてこの段階の嚥下が可能でも，持久力や疲労については配慮する必要があることが多いので，嚥下調整食として提供する場合の量については，各施設で複数段階設定する必要性などが想定される．補助栄養についても配慮されたい．

注：粥をミキサーにかけただけの調理では時間と共に粘度が増し，いわゆる「糊状」となってしまい，コード2に適した食品にはならない．特殊な酵素などで処理することによって，時間と共に粘度が増したり，付着性が高くなったりしないように調整することができる（Ⅳ章のQ＆A参照）．

7. コード3（嚥下調整食3）

形はあるが，歯や補綴物がなくても押しつぶしが可能で，食塊形成が容易であり，口腔内操作時に多量の離水がなく，一定の凝集性があって咽頭通過時のばらけやすさがないもの．やわらか食，ソフト食などといわれていることが多い．

対象としては，舌と口蓋間の押しつぶしが可能で，つぶしたものを再びある程度まとめ（食塊形成），送り込むことができる（舌による搬送）能力のある状態で，嚥下機能についてもコード2よりもさらに，誤嚥せず嚥下できる物性の幅が広い状態の者を想定している．

咀嚼に関連する能力では舌と口蓋間の押しつぶし能力以上が求められるが，高い咀嚼能力を有していても，嚥下障害のためにコード3の嚥下調整食が必要な症例はある．

コード1j，2までは，肉や野菜などの固形材料については，いったんミキサーにかけたりすりつぶしたりしてから再成型したものを想定しているが，コード3では，粉砕再成型と均一さは必須ではない．条件を満たしていれば，つなぎを工夫したやわらかいハンバーグの煮込みや，あんかけをした大根や瓜のやわらかい煮物，やわらかく仕上げた卵料理など，一般の料理でも素材の選択や調理方法に配慮されたものが含まれる．

かたさなどの物性は，コード1j，2よりも幅が広い．ゼリーであってもかたさがあれば，コード1jではなくコード3となる．

市販の肉・魚や野菜類をさまざまな技術を用いて軟化させた製品の多くも，この段階に含まれる．

主食の例としては，水分がサラサラの液体でないように配慮した三分粥，五分粥，全粥などである．

8. コード4（嚥下調整食4）

誤嚥や窒息のリスクのある嚥下機能および咀嚼機能の軽度低下のある人を想定して，素材と調理方法を選択した嚥下調整食である．かたすぎず，ばらけにくく，貼りつきにくいもので，箸やスプーンで切れるやわらかさをもつ．咀嚼に関する能力のうち歯や補綴物の存在は必須ではないが，上下の歯槽堤間の押しつぶし能力以上は必要で，舌と口蓋間での押しつぶしだけでは困難である．

一方，流動性が高いために，コード2に含まれないようなもの（とろみが付いていてもゆるく，drinkするもの）もコード4に該当する．

主食の例としては，全粥や軟飯などである．

しばしば，軟菜食，移行食と呼ばれるようなものがここに含まれる．素材に配慮された和洋中の煮込み料理，卵料理など，一般食でもこの段階に入るものも多数ある．

標準的な，要介護高齢者や消化器疾患（およびその術後）などの人への食事配慮とかなり共通する内容であるが，歯や補綴物がない場合や消化だけではなく，誤嚥や窒息に特に配慮した内容である必要がある．対象者に適した食事の提供をすることが業務として通常行われている病院・施設では，標準的に対応すべき範囲の内容である．

9. 学会分類2013（食事）のコード番号が重症度に適合しない主な病態

口腔や食道の器質的通過障害（口腔外傷，口腔外科・耳鼻咽喉科・頭頸部外科術後，食道狭窄など）が主で，誤嚥のリスクが少ない場合には，液状に近いもの（コード4の一部）あるいは液体が最も適切であることが多い．

乳幼児の発達段階に応じた食事の難易度としては4段階のもの[2)]がすでに広く普及しているので，そちらも参照されたい．発達段階の障害の場合にも，専用の嚥下調整食段階表が報告[3]されている．

すべての症例において，食形態が嚥下障害に適しているだけではなく，外観や味・好みや摂食時の環境が重要であることは論を待たないが，特に認知症では，その点に配慮する必要がある．また，認知症症例では，表面形態による口に入れたときの刺激があったほうが，食思を増す（均質・単調な食形態が負に作用する）場合がある．

10. 学会分類2013（食事）における液体へのとろみ付けの考え方

原則として，学会分類2013（食事）で示す食事の際には，液体にはとろみを付けることとしている．

しかしながら，コード0j，コード1jのみしか嚥下できない場合は，とろみ付きであっても液体の摂取は危険である可能性が高い．コード0t，コード2以降を食べている場合は，とろみ付き液体であれば摂取は可能と想定している．コード4では，液体にとろみが必要な場合と不要な場合がありうる．

とろみの有無と程度については，個々の嚥下障害者ごとに評価決定されるべきものである．Ⅲ章の学会分類2013（とろみ），およびⅣ章のQ＆Aも参照されたい．

ドリンクゼリーについても，Ⅲ章を参照されたい．

11. 学会分類2013（食事）と栄養量の関係，嚥下障害の臨床経過の考え方

学会分類2013（食事）は，形態を分類したものであるが，中途障害の嚥下障害では，少量のコード0（jないしt）からスタートし，コード1，2，3，4のように嚥下機能が改善すると共に，経口摂取できる量（嚥下動作の耐久性）も改善してくることが一般的である（量もピラミッド型となる場合）．しかしながら，2や3などのスキルにとどまる場合もあり，そのコードでの，量の増加，が必要な場合もある．

一方，加齢や認知症，筋萎縮性側索硬化症（ALS）やパーキンソン病などの進行性の病態では，コード数が減少する方向で，食形態を選択していくことになる．また，食思や持久力の障害を主とした病態で，難易度としては高い食形態を楽しむが，経口摂取量は少ない，という臨床型もありうる．

各症例において，食形態と量の指導，補助栄養の選択は，個別に検討すべきである．

Ⅲ．学会分類2013（とろみ）

1. 全体像

学会分類2013（とろみ）では，嚥下障害者のためのとろみ付き液体を，薄いとろみ，中間のとろみ，濃いとろみの3段階に分けて表示している．これに該当しない，薄すぎるとろみや，濃すぎるとろみは推奨できない．なお，それぞれ段階1，段階2，段階3としている．段階の番号は，とろみ調整食品の使用量の少ない順である．難易度ではない．

とろみについては，性状を日本語で表現し，かつ，粘度計で測定した粘度，および，ラインスプレッドテスト（Line Spread Test；LST）の値を示している．

学会分類2013（食事）と同様，測定機器をもたない利用者のために，性状を日本語表記した．一方，市販のとろみ調整食品の説明書と比較して，市販品を利用できるように，粘度を明示した．粘度測定装置がなくても可能な簡便な試験方法として，LSTの値を示した（粘度測定およびLSTの方法については，5項および6項参照）．

以下，とろみの基本と考えられる中間のとろみを説明した後に，薄いとろみ，濃いとろみの順に解説する．

2. 段階2　中間のとろみ

中間のとろみとは，脳卒中後の嚥下障害などで基本的にまず試されるとろみの程度を想定している．明らかにとろみがあることを感じるが，「drink」するという表現が適切なとろみの程度である．口腔内での動態は，ゆっくりですぐには広がらず，舌の上でまとめやすい．

スプーンで混ぜると，少しだけ表面に混ぜ跡が残る．スプーンですくってもあまりこぼれないが，フォークでは歯の間から落ちてすくえない．コップから飲むこともできるが，細いストローで吸うには力が必要なため，ストローで飲む場合には太いものを用意しなければならない．

嚥下造影検査や嚥下内視鏡検査でのとろみ付き液体としては，基本的に用意しておきたいとろみ程度である．嚥下

学会分類 2013（とろみ）早見表

	段 階 1 薄いとろみ 【Ⅲ-3 項】	段 階 2 中間のとろみ 【Ⅲ-2 項】	段 階 3 濃いとろみ 【Ⅲ-4 項】
英語表記	Mildly thick	Moderately thick	Extremely thick
性状の説明 （飲んだとき）	「drink」するという表現が適切なとろみの程度 口に入れると口腔内に広がる液体の種類・味や温度によっては，とろみが付いていることがあまり気にならない場合もある 飲み込む際に大きな力を要しない ストローで容易に吸うことができる	明らかにとろみがあることを感じがありかつ，「drink」するという表現が適切なとろみの程度 口腔内での動態はゆっくりですぐには広がらない 舌の上でまとめやすい ストローで吸うのは抵抗がある	明らかにとろみが付いていて，まとまりがよい 送り込むのに力が必要 スプーンで「eat」するという表現が適切なとろみの程度 ストローで吸うことは困難
性状の説明 （見たとき）	スプーンを傾けるとすっと流れ落ちる フォークの歯の間から素早く流れ落ちる カップを傾け，流れ出た後には，うっすらと跡が残る程度の付着	スプーンを傾けるととろとろと流れる フォークの歯の間からゆっくりと流れ落ちる カップを傾け，流れ出た後には，全体にコーテイングしたように付着	スプーンを傾けても，形状がある程度保たれ，流れにくい フォークの歯の間から流れ出ない カップを傾けても流れ出ない（ゆっくりと塊となって落ちる）
粘度（mPa･s） 【Ⅲ-5 項】	50–150	150–300	300–500
LST 値（mm） 【Ⅲ-6 項】	36–43	32–36	30–32

学会分類 2013 は，概説・総論，学会分類 2013（食事），学会分類 2013（とろみ）から成り，それぞれの分類には早見表を作成した．
本表は学会分類 2013（とろみ）の早見表である．本表を使用するにあたっては必ず「嚥下調整食学会分類 2013」の本文を熟読されたい．
なお，本表中の【 】表示は，本文中の該当箇所を指す．
粘度：コーンプレート型回転粘度計を用い，測定温度 20℃，ずり速度 50 s^{-1} における 1 分後の粘度測定結果【Ⅲ-5 項】．
LST 値：ラインスプレッドテスト用プラスチック測定板を用いて内径 30 mm の金属製リングに試料を 20 ml 注入し，30 秒後にリングを持ち上げ，30 秒後に試料の広がり距離を 6 点測定し，その平均値を LST 値とする【Ⅲ-6 項】．
注 1．LST 値と粘度は完全には相関しない．そのため，特に境界値付近においては注意が必要である．
注 2．ニュートン流体では LST 値が高く出る傾向があるため注意が必要である．

障害評価や治療開始時，学会分類 2013（食事）の 0t として摂取する場合には，スプーンを用いることが想定される．
粘度は 150–300 mPa･s，LST 値は 32–36 mm である（粘度および LST 値については，5 項および 6 項参照）．

3. 段階 1　薄いとろみ

薄いとろみとは，中間のとろみほどのとろみの程度がなくても誤嚥しない症例（嚥下障害がより軽度の症例）を対象としている．「drink」するという表現が適切なとろみの程度であり，口に入れると口腔内に広がる．飲み込む際に大きな力を要しない．

コップを傾けると落ちるのが少し遅いと感じるが，コップからの移し替えは容易である．細いストローでも十分に吸える．

中間のとろみよりもとろみの程度が軽いため，コンプライアンスには優れる．液体の種類・味や温度によっては，とろみが付いていることがあまり気にならない場合もある．中間のとろみを適用している症例では，適宜，薄いとろみでも安全に飲める症例かどうかの評価を行うことを推奨する．

嚥下造影検査や嚥下内視鏡検査でのとろみ付き液体として，用意しておきたいとろみ程度である．

粘度は 50–150 mPa･s，LST 値は 36–43 mm である（粘度および LST 値については，5 項および 6 項参照）．

4. 段階3　濃いとろみ

濃いとろみとは，重度の嚥下障害の症例を対象としたとろみの程度である．中間のとろみで誤嚥のリスクがある症例でも，安全に飲める可能性がある．明らかにとろみが付いており，まとまりがよく，送り込むのに力が必要である．スプーンで「eat」するという表現が適切で，ストローの使用は適していない．コップを傾けてもすぐに縁までは落ちてこない．フォークの歯でも少しはすくえる．

学会分類2013（食事）の0tとして使用できる．

濃いとろみをとろみ調整食品で調整する場合，とろみ調整食品の種類によっては，付着性などが増強して，かえって嚥下しにくくなることがある．そのため，単に粘度のみを評価するのではなく，試飲して確認したうえで，とろみ調整食品を選択することが必要である．

嚥下造影検査や嚥下内視鏡検査でのとろみ付き液体としては，用意しておきたいとろみ程度である．

粘度は300–500 mPa･s，LST値は30–32 mmである（粘度およびLST値については，5項および6項参照）．

5. 粘度測定方法について

粘度は，コーンプレート型粘度計（E型粘度計）を用い，1分かけてずり速度50 s^{-1}にし，その回転数を維持して1分後の値である．それぞれの段階を範囲で示しているが，例えば「50–150」は50 mPa･s以上150 mPa･s未満を示す．なお，この粘度は，キサンタンガムをベースとしたとろみ調整食品で水をとろみ付けした試料から検討した値である．キサンタンガム系と挙動の異なるとろみ調整食品によりとろみ付けしたものや，学会分類2013（食事）のコード2-1に該当するミキサーをかけた食品などでは検討を行っていないため，それらの値の取り扱いに注意をされたい．

6. ラインスプレッドテストについて

ラインスプレッドテスト（Line Spread Test；LST）は，以下の方法を用いている．目盛のついたシートを用い，直径30 mmのリングに20 mlの測定したい溶液を入れる．リングに溶液を注入した後は，リング内で液体の流動を止めるため30秒間待つ．リングを持ち上げ，30秒後に，溶液の広がりを計測する．シートには6方向に目盛がついているので，その6点の値を読み，平均値を算出する．なお，液体の広がりを計測するので，水平な場所で測定することが重要である．

それぞれの段階を範囲で示しているが，例えば「36–43」は，36 mm以上43 mm未満を示す．このLST値は，キサンタンガムをベースとしたとろみ調整食品で水にとろみ付けした試料から検討した値である．キサンタンガムと挙動の異なるとろみ調整食品によりとろみ付けしたものや，学会分類2013（食事）のコード2-1に該当するミキサーをかけた食品などでは検討を行っていないため，それらの値の取り扱いに注意をされたい．

7. とろみ付き液体および市販のとろみ調整食品の臨床面での使用留意点

とろみを付けることは，摂食・嚥下障害者に安全に液体を摂取してもらうための対応ではあるが，とろみの付いていない液体に比べ，腹部膨満感を誘発したり，飲む際のさっぱり感が少ないため，摂取量が少なくなったりする場合が多いとの報告[4]がある．このように水分摂取量が少なくなることがあるため，脱水予防のためには，摂取量の把握が必要である．

とろみ調整食品は，とろみが付くまでに数十秒を要する場合が多いので，混ぜながらとろみの加減をみるのではなく，所定の量を，よく溶けるように十分混ぜながら加え，時間がたってから，とろみの程度を評価して，適切かどうか判断する必要がある．液体の温度やとろみ調整食品の種類によっても，粘度の付き方が異なる場合はある．

市販のとろみ調整食品でとろみを付けることにより，味や香りが劣化することはある．また，液体のたんぱく質含有量等が多いと，とろみ調整食品の種類によっては多量に必要となる場合やとろみが付くのに時間を要する場合があるので，素材にあったとろみ調整食品の選択が必要である．とろみ調整食品にはエネルギーがあるので，糖尿病の患者に大量に使用する場合はエネルギー計算が必要である．

とろみ調整食品の種類によって，粘度以外の特性（付着性など）が異なるため，使用にあたっては試飲を心がけたい．

8. ゼリー飲料（いわゆるドリンクゼリー）について

嚥下機能の低下した症例において，とろみ付き液体ばかりでなく，ゼリー飲料（いわゆるドリンクゼリー）が利用される場合がある．摂食・嚥下機能障害者を対象として，ゼリー飲料や，あるいは溶かすとゼリー飲料となる商品が市販されているばかりではなく，一般消費者向けに市販されているゼリー飲料が嚥下機能障害者に利用されることもある．ゼリー飲料は，サラサラの液体よりも誤嚥しにくい場合が多い．食感としても，とろみ付き液体とはまた異なるので，選択肢を多くするうえでも，また好みに配慮する点でも，積極的に導入を検討してよい．しかしながら，一般消費者を対象とした市販のゼリー飲料の中には，離水量が多いもの，離水した液体の粘性が低くサラサラしすぎるものが含まれている．そのため，ゼリー飲料全般についての難易度や危険性については，おおむね薄いとろみに近いものとして扱うこととするが，臨床適用にあたっては個別の検討が必要である．ゼリー飲料については，物性の測定方法や，その嚥下難易度についての知見が蓄積されていないため，今後の研究が待たれる．

Ⅳ．Q & A

このＱ＆Ａは，会員からの質問についてお答えするものです．

1．付着性が高くないミキサー粥とはどういうことですか？

粥をミキサーにかけると，糊状となり，時間と共に付着性が増します．このようなミキサー粥は送り込みづらいだけでなく，咽頭に残留するなど嚥下しにくく，難易度が高いため，嚥下調整食としては適切ではありません．

この付着性は粥のでんぷんによるものですので，でんぷん分解酵素（α-アミラーゼ）を粥に作用させて，粥のでんぷんを分解してから，ミキサーにかけると付着性が高くなりません．

ただし，酵素を作用させてミキサーにかけるだけではサラサラの液状になってしまいますので，ゼリー状にする製品（例えば市販のゲル化剤）を用いて，適切な状態に調整する必要があります．

酵素単体だけでなく，酵素を含んだゲル化剤も市販されています．添加量などの使用方法は，各社の説明書にしたがってください．

2．離水のない粥とはどういう意味でしょうか？

食べ始めには遊離した水分がない全粥でも，食事中に離水してくることがあります．これは唾液中に含まれているでんぷん分解酵素のα-アミラーゼが，スプーンなどの食具を介して粥に作用するためです．摂食に時間がかかる場合には，この離水が進み，コード２からコード４まで変化します．そのようなときには，粥を少しずつ取り分けて，粥に唾液が混じらないようにする工夫が必要です．

あるいは，粥にとろみ調整剤を添加しておくと，唾液の混入により離水した水分にもとろみが付き，大きな性状の変化はみられません．また，市販されているでんぷん分解酵素をあらかじめ粥に作用させてでんぷんを分解し，ゼリー状にする製品（例えば市販のゲル化剤）を用いて適切な状態に調整しておくと，食事中の離水を防ぐことができます．

3．刻み食にあんかけしたものは，どの段階に入りますか？

十分にやわらかいものを小さく刻んだりほぐしたりしたものに，中間のとろみあるいは濃いとろみ程度のあんをかけたものは，コード３あるいは４に該当します．刻んだものが舌と口蓋で押しつぶすことができるものはコード３，上下の歯槽堤間で押しつぶすことができるものはコード４です．なお，刻んだものが上下の歯槽堤間で押しつぶすことができないほどかたいものや，あんのとろみの程度が薄いものは，嚥下調整食としては適切ではありません．

本来，「刻み」や「ミキサー」という呼称は，調理手技に過ぎません．あくまでも，できあがったものの物性で判断すべきであると考えております．

4．水分のとろみは濃いほうがいいのでしょうか？

とろみの程度が強いと，味が劣化して嫌がられたり，全体の摂取量は少なくなったりします．また，使用したとろみ調整食品の種類によっては，べたつきが強くなり，飲み込みにくくなることもあります．その症例に適した，とろみの程度を選択するようにしてください[6]．

また，食事の際の汁物のとろみは，機能回復の比較的後の段階まで必要であることが多いですが，食間の飲水については，より早期にとろみなしを許可できる可能性もあります[7]．

なお，とろみを付けても汁物が危険な人の場合でも，経口からの摂取が不可欠な内服薬の服薬のための少量のとろみ水は，注意深い場面での摂取が可能であること，少量であるため，誤嚥した場合に肺炎の惹起因子となりうる栄養成分が少ないことなどから，許可される場合があります．

5．ドリンクゼリーで，とろみ付き液体（薄めのとろみ）の中にゼリーが混ざっているものはどう考えたらよいでしょうか？

あえて表記すれば，0jt とすることもできるかもしれません．ゼリー飲料（ドリンクゼリー）は，嚥下障害者用の商品から一般的消費者を対象とした商品まで幅が広く，離水の量やゼリーのかたさ，離水部分の粘度にもさまざまな商品があります．したがって，解説文では，「ゼリー飲料全般についての難易度や危険性については，おおむね薄いとろみに近いものとして扱うこととする」としています．解説文に記載してあるように，「臨床適用にあたっては個別の検討が必要」です．物性によっては，中間のとろみに該当するものもあり，学会分類 2013（食事）のコード 0t やコード 1t，コード 2-1 に用いることができるものがあります．

ゼリー飲料については，物性の測定方法やその嚥下難易度についての知見が蓄積されていないため，今後の研究が待たれるところです．

6．お薬はどうやって飲めばいいでしょうか？

お薬を水で内服する，という動作は，サラサラの水と小さい錠剤という違う物性のものを同時に操作しようとしますので，難しい課題ですし，両者とも難しい課題でもあります．また，つい，顎を上げて飲もうとする（頸部伸展位）など，誤嚥しやすい条件がそろっています．

基本的な注意点としては，あらかじめ口腔内を湿潤させる，顎を上げない，複数の（剤形の）薬を同時に飲まない，などがあります．

サラサラの水と一緒に飲むのが難しい症例では，飲み込みやすいものにくるんで内服するという手法があります．古くは粥など，あるいはヨーグルトなどですが，専用に嚥下補助ゼリーとして市販されているものもあります．水にとろみを付ける，オブラートに包んでからその包み全体を濡らす（ゼリー状になる），などの方法もあります．

一方で，薬剤自体の飲み込みやすさについても再検討の余地があります．大きいものよりも小さい剤形，あるいは飲みにくいからといって粉砕するとかえって操作しにくいので，割錠程度がよいこともあります．あえて何かと飲み込まなくてもよいように，口腔内崩壊，シロップ（液剤），ドロップ・チュアブルタイプ，より嚥下障害者に適したゼリー型製剤，などの選択肢もあります．さらには，貼付剤や坐薬への変更という手段もあります．

経管栄養のチューブから薬を入れる場合には，単に粉末にするよりも，溶けやすい顆粒状を選択したり，錠剤やカプセルのままお湯に溶かす，簡易懸濁法[5]があります．

以上の本文のほか，2 つの早見表（別紙）をもって，「日本摂食・嚥下リハビリテーション学会嚥下調整食分類 2013」とします．

文　献

1) National Dysphagia Diet Task Force: National dysphagia diet, Standardization for optimal care, American Dietetic Association, Chicago, 2002.

2) 厚生労働省：「授乳・離乳の支援ガイド」3：離乳編，厚生労働省，http://www.mhlw.go.jp/shingi/2007/03/dl/s0314-17c.pdf，参照日 2013. 9. 13.

3) 永井　徹，小原　仁，大塚義顕：重症心身障害児（者）における摂食機能療法の普及推進のための研究．調理形態・形状・名称の統一化に関するプロジェクト，大塚義顕主任研究者，NHO ネットワーク共同研究事業，平成 23 年度研究成果報告書，171–174，2012.

4) Murray J, Miller M, Doeltgen S, et al: Intake of thickened liquids by hospitalized adults with dysphagia after stroke, Int J Speech

Lang Pathol, 2013. [Epub ahead of print]

5) 昭和大学薬学部薬剤学教室「簡易懸濁法」, http://www10.showa-u.ac.jp/~biopharm/kurata/book/index.html, 参照日 2013. 9. 13.

6) Leder SB, Judson BL, Sliwinski E, et al: Promoting safe swallowing when puree is swallowed without aspiration but thin liquid is aspirated: Nectar is enough, Dysphagia, 28(1): 58–62, 2013.

7) Carlaw C, Finlayson H, Beggs K, et al: Outcomes of a pilot water protocol project in a rehabilitation setting, Dysphagia, 27(3): 297–306.

索引

INDEX INDEX INDEX

【編者略歴】

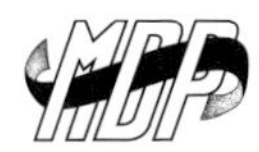

藤谷　順子（ふじたに　じゅんこ）

1987年　筑波大学医学専門学群卒
東京医科歯科大学医学部附属病院神経内科，東京大学医学部附属病院リハビリテーション部，国立療養所東京病院理学診療科，埼玉医科大学附属病院リハビリテーション科，東京都リハビリテーション病院，東京大学医学部附属病院リハビリテーション部，東京都リハビリテーション病院を経る
2002年　国立国際医療センター病院リハビリテーション科医長
施設の改組改名を経て，現在，国立研究開発法人国立国際医療研究センター病院リハビリテーション科医長

小城　明子（こじょう　あきこ）

2000年　国家公務員共済組合連合会東海病院・介護老人保健施設ちよだ　栄養士
2002年　管理栄養士
2006年　東京医科歯科大学大学院　医歯学総合研究科　高齢者歯科学分野（博士課程）修了．博士（学術）
東京医科歯科大学大学院　医歯学総合研究科　高齢者歯科学分野　助教
2008年　神奈川歯科大学　生体機能学講座　生理学分野　助教（～2010年3月）・講師（2010年4月～）
2011年　東京医療保健大学　医療保健学部　医療栄養学科　准教授
2015年　同大学同学部同学科　教授

摂食嚥下障害の栄養食事指導マニュアル
嚥下調整食 学会分類2013に基づく
コード別解説　ISBN978-4-263-70745-6

2019年9月10日　第1版第1刷発行

編　者　藤　谷　順　子
小　城　明　子
発行者　白　石　泰　夫
発行所　**医歯薬出版株式会社**
〒113-8612　東京都文京区本駒込1-7-10
TEL.(03)5395-7626(編集)・7616(販売)
FAX.(03)5395-7624(編集)・8563(販売)
https://www.ishiyaku.co.jp/
郵便振替番号00190-5-13816

乱丁，落丁の際はお取り替えいたします　印刷・壮光舎印刷／製本・皆川製本所

嚥下調整食 学会分類2013に基づく

市販食品300

2018年データ更新版

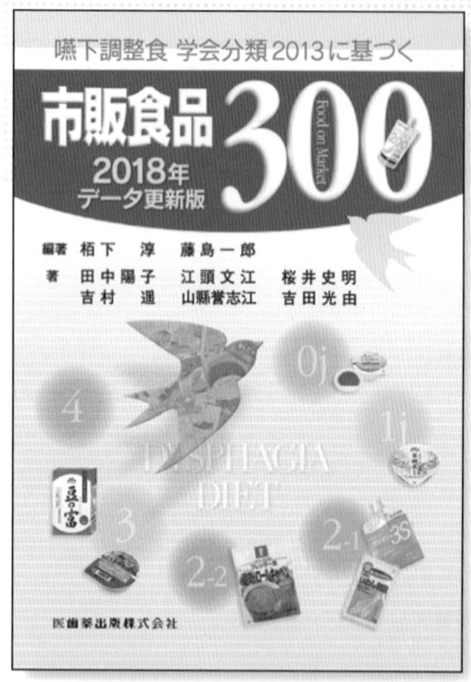

栢下 淳・藤島一郎 編著
B5判 140頁 定価(本体3,000円＋税)
ISBN978-4-263-70732-6

●咀嚼・嚥下機能が低下した方向けの市販食品300超を，適切な選択・紹介のために分類！
●栄養食事指導の要件になった日本摂食嚥下リハビリテーション学会の分類に対応！
●新規製品の追加，終売製品の削除，物性・栄養成分値変更，製品名変更など，のべ100以上の製品情報をアップデート！

目次＆本文サンプルはこちらから！

QRコードを読み取ると▶
詳しい情報がご覧いただけます

栄養指導に！ 在宅患者訪問に！
適切な嚥下調整食を選択・紹介するための“使える”一冊！

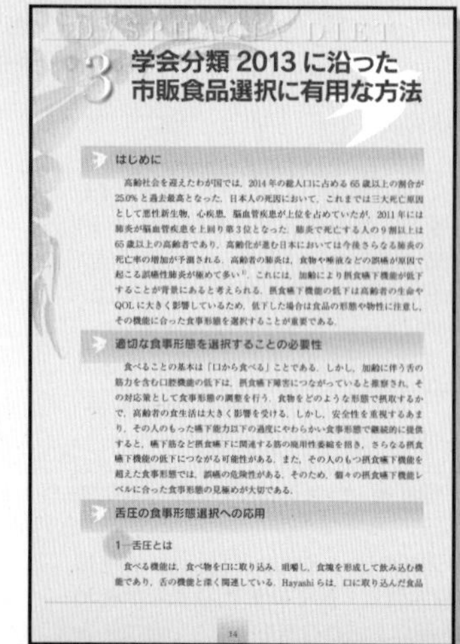

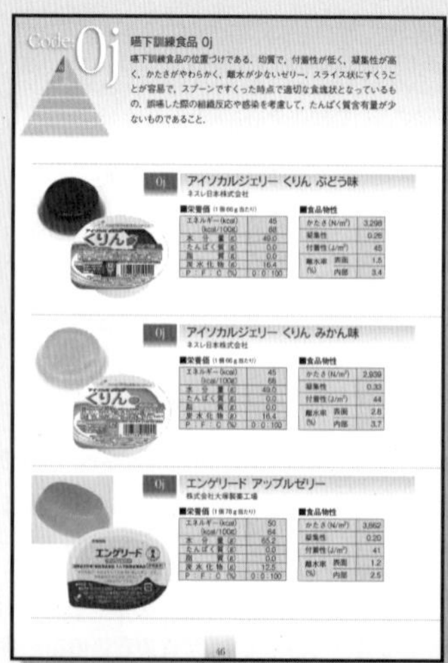

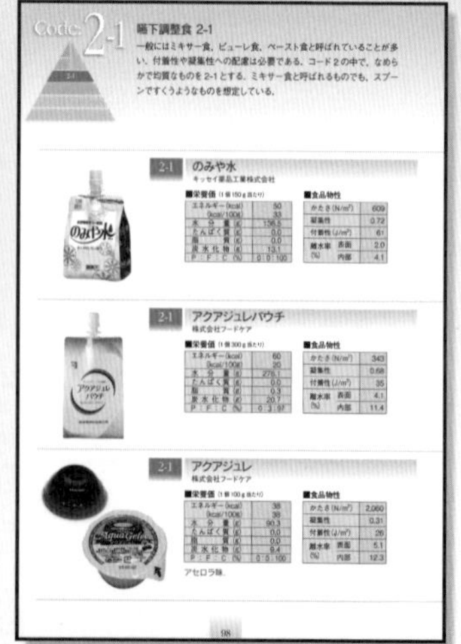

医歯薬出版株式会社 〒113-8612 東京都文京区本駒込1-7-10 TEL03-5395-7610 FAX03-5395-7611 https://www.ishiyaku.co.jp/